PRÉCIS D'HISTOIRE

DE

LA MÉDECINE

POITIERS. — TYPOGRAPHIE OUDIN.

PRÉCIS D'HISTOIRE

DE

LA MÉDECINE

PAR

J. BOUILLET

DOCTEUR EN MÉDECINE DE LA FACULTÉ DE PARIS

AVEC UNE INTRODUCTION

PAR

A. LABOULBÈNE

PROFESSEUR D'HISTOIRE DE LA MÉDECINE A LA FACULTÉ DE MÉDECINE DE PARIS

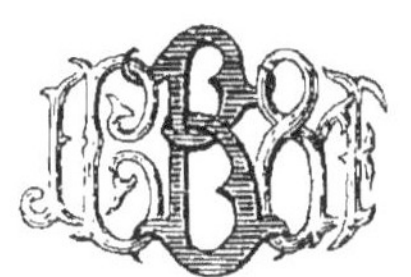

PARIS

LIBRAIRIE J.-B. BAILLIÈRE ET FILS

19, Rue Hautefeuille, près du boulevard Saint-Germain.

—

1883

Tous droits réservés.

INTRODUCTION

Nous acceptons l'offre qui nous a été faite de présenter au public le *Précis d'Histoire de la Médecine* de M. le docteur Bouillet.

Nous considérons, en effet, qu'il y a dans la conception de ce livre une idée utile, et nous ne pouvons qu'applaudir à la pensée qui l'a inspiré. La Médecine n'est pas une science née d'hier, elle a de profondes racines dans l'histoire des peuples, elle a ses héros et ses grands hommes, ses apôtres et ses martyrs ; ses archives sont presque aussi anciennes que l'esprit humain. Il était intéressant, dans notre siècle travailleur et curieux, d'en rechercher les origines, de rétablir la longue chaine des traditions, et de présenter le tableau de l'évolution des doctrines médicales.

L'Histoire de la Médecine est à la fois une œuvre de gratitude et de justice pour nos ancêtres, et un enseignement pour nos contemporains : c'est le résumé d'un glorieux passé, c'est la base indispensable et solide des travaux de l'avenir.

M. Bouillet a su réaliser la tâche qu'il s'était imposée.

D'autres ont pu, avant lui, écrire de gros et savants volumes sur le même sujet : ils ont entassé les textes, analysé les commentateurs, mais aussi surchargé trop souvent la mémoire du plus patient lecteur sous le poids des citations, des noms propres et des dates.

M. Bouillet ne s'est pas contenté de compiler les travaux de ses devanciers ; il a voulu présenter un résumé, un précis des idées qui ont gouverné la science médicale depuis son apparition jusqu'à nos jours. Il a fait revivre les doctrines, les hommes et les faits ; il a principalement insisté sur la période contemporaine, si pleine d'activité, si féconde en luttes et en triomphes.

Dans un style simple mais attachant, l'auteur s'est efforcé de vulgariser des notions qui ne doivent pas être réservées seulement pour les savants de profession, mais qui sont également indispensables aux médecins praticiens.

Bien des points obscurs dans la pathologie contemporaine peuvent être éclaircis par la lecture de Galien ou d'Avicenne, de Fernel ou de Boerhaave. N'est-ce pas dans Hippocrate qu'un des chercheurs les plus infatigables de ce temps, Emile Littré, a trouvé la confirmation et l'explication des faits patiemment observés par nos contemporains, mais qu'on n'avait pas su rattacher à leurs sources véritables ? N'est-ce pas dans Sanctorius que se montrent les premières indications des instruments de précision que met chaque jour en œuvre l'ingéniosité de nos physiologistes et dont profitent les plus habiles cliniciens ? Et si on poursuit dans cette voie les recherches qui ont toujours été fructueuses, on mettra sûrement en lumière de nouveaux perfectionnements.

L'Histoire de la Médecine, après une interruption regrettable, a définitivement repris dans l'enseignement officiel sa place légitime : le cours de la Faculté de Médecine de Paris, savamment inauguré par Daremberg, dignement continué par P. Lorain et J. Parrot, m'est échu en partage, et j'estime fort l'honneur qui m'a été fait, lorsque j'ai été appelé à recueillir l'héritage de ces illustres devanciers. C'est une raison de plus pour moi d'apprécier l'utilité que présente une revue méthodique et synthétique des conquêtes de la Médecine.

Je nourris l'espoir de réunir un jour l'ensemble des leçons que j'ai professées ; mais, en attendant qu'il me soit donné de réaliser cette pensée, je suis heureux de savoir que mes auditeurs pourront trouver, sous une forme agréable et instructive, un résumé de ce que je considère comme indispensable à toute éducation complète de médecine.

J'aurais peut-être à signaler divers points de détails sur lesquels je ne serais pas absolument d'accord avec mon cher confrère de Béziers ; mais je ne veux voir dans son œuvre que la sûreté des recherches, la précision dans la méthode, le charme du style et la clarté des conclusions.

C'est un livre qui, je l'espère, exercera, à tous égards, la plus heureuse influence sur le développement des études historiques et sur l'enseignement scientifique de la Médecine en France

A. LABOULBÈNE.

16 août 1882.

PRÉFACE

Comme la plupart des autres histoires, celle de la médecine offre divers points de vue à l'observateur. Quelle complexité pour quiconque s'efforce d'en mesurer l'étendue ! N'est-elle pas intimement liée aux autres branches de l'art de guérir, bien que conservant son autonomie propre ? — Comment adopter d'ailleurs une doctrine médicale dont on ignorerait les principes [1], et quel moyen d'arriver à les connaitre, sans recourir aux lumières de cette science officiellement enseignée au Collège de France dans les célèbres leçons de l'illustre Daremberg [2], et à la Faculté de Médecine d'abord par le professeur Andral [3], plus tard par Daremberg encore, ainsi que par le savant et regretté Lorain, par J. Parrot, aujourd'hui par le professeur Laboulbène ? Quel tribut de reconnaissance ne devons nous pas à ces hommes qui ont tâché de nous éclairer sur nos glorieux ancêtres, sur les diverses maladies que ces derniers avaient observées, sur la manière dont ils les avaient traitées, et principalement sur les

---

1. Il est utile, nécessaire même au praticien d'avoir une doctrine médicale. S'il est indécis sur celle qu'il choisira, il n'en doit pas moins s'évertuer à adopter la plus rationnelle.

2. Voir Daremberg, *Histoire des sciences médicales*. Paris, 1870, 2 vol.

3. Andral, *Leçons* recueillies par Tartivel (*Union médicale*, 1852-1854).

conclusions qu'ils avaient tirées de leurs observa·
tions, je veux dire sur cette philosophie médicale,
dont le professeur Rostan se plaisait à faire l'éloge en
ces termes : « Une bonne philosophie médicale, disait-
il, est un véritable fil d'Ariane qui nous guide et nous
conduit dans la pratique ». En répétant cet éloge de
l'éminent professeur au sujet de la Philosophie médicale, n'est-ce pas aussi une louange que j'adresse moi-
même à l'histoire de la médecine, dont cette science
représente une partie essentielle, lorsqu'il s'agit d'exa-
miner, d'étudier, d'approfondir et de réunir ensuite
par une scrupuleuse synthèse les diverses théories, ·
les divers systèmes, les différentes écoles qui ont
régné en médecine, pour porter plus tard un jugement
que nous ne puissions jamais dénier ?

Les noms de Daremberg, d'Andral, de Lorain et de
Laboulbène sont venus tout à l'heure sous notre
plume, et nous avons eu le plaisir de les citer avec honneur. Il serait pourtant injuste de croire que ces vaillants champions de la science ont été les seuls à s'occuper d'histoire de la médecine; le remarquable Traité
de Daniel Leclerc [1] en France, ceux de Schulze [2] en Allemagne et de J. Freind [3] en Angleterre, l'histoire de
Renouard [4], les mémorables écrits de Malgaigne [5] et
de Bouchut [6], seront toujours pour les siècles futurs

---

1. Daniel Leclerc, *Histoire de la médecine*. Amsterdam, MDCCII; Genève,
1696.

2. Schulze, *Historia medicinæ*, etc... Lipsiæ, 1728, in-4.

3. Freind, *Histoire de la médecine depuis Galien jusqu'au XVIᵉ siècle*.
Traduction française, 1728.

4. Renouard, *Histoire de la médecine depuis son origine jusqu'au XIXᵉ
siècle*. Paris, 1846.

5. Malgaigne, *Lettres sur l'histoire de la chirurgie*, Gazette des hôpitaux, 1842.

6. Bouchut, *Histoire de la médecine et des doctrines médicales*. Paris, 1864.

des monuments précieux. Ces illustrations médicales ont été d'ailleurs généreusement suivies dans la voie féconde qu'elles avaient tracée ; chacun a voulu porter sa pierre à l'édifice, et la plupart de nos nosographes comptent au nombre des historiens de la Médecine.

Mais ce n'est pas seulement avec la Philosophie médicale que cette histoire a des rapports étroits, les mêmes liaisons existent encore avec l'Anatomie, la Physiologie, la Thérapeutique, la Pathologie. Nous sommes ici sur un terrain facile et où toute démonstration serait superflue ; qu'il nous suffise donc de rappeler que si, comme personne n'en doute, les divers progrès de ces sciences se sont effectués à travers les âges, c'est à la tradition médicale, c'est aux annales de la médecine que nous devons la connaissance de leurs parties constitutives.

Puisqu'elle embrasse dans sa complexité toutes les autres sciences médicales, combien son étendue doit-elle être considérable ! Et c'est avec raison que l'éminent professeur chargé de son enseignement à la Faculté de Paris, M. Laboulbène, disait naguère « que la vie d'un homme ne suffirait pas à l'approfondir ».

En nous efforçant de montrer l'union qui existe entre l'histoire de la médecine et l'ensemble des connaissances qui se rattachent à l'art de guérir, nous croyons faire ressortir suffisamment l'utilité de cette histoire. Au reste, dès 1829, Littré, dont la compétence est si connue en pareille matière, écrivait : « La science de la médecine, si elle ne veut pas être rabaissée au rang de métier, doit s'occuper de son histoire et soigner les vieux monuments que les temps passés lui ont légués ». Que dire d'une personne qui, sachant qu'elle descend d'un savant illustre, ne remonterait pas tous les degrés qui la séparent du grand homme ? — Nous la taxerions, sans nul doute, de coupable indifférence. Et nous, médecins, qui ne devons former qu'une seule famille, et dont la noblesse scientifique trouve quelque nouveau titre de gloire à chaque génération, n'aurions-nous pas aussi le courage d'interroger notre histoire propre, ne nous arrêterions-nous pas à chaque étape, ignorerions-nous que si le xixe siècle a eu son Laennec[1] et son Claude Bernard, le xviiie a été illustré par des hommes tels que Stahl, Barthez, l'immortel Bichat, et que le xviie a vu surgir Harvey, Willis, Sydenham, Boerhaave ? — « Vésale, Harvey, Laennec méritent-ils moins l'immortalité que Galilée, Képler ou Newton[2] ? » Voudrions-nous renoncer à ce noble héritage, laisserions-nous éteindre cette race divine ? — Non, il n'en sera rien, et puisque l'État lui-même, en créant des chaires d'histoire de la médecine, a reconnu son étude indispensable au médecin éclairé et instruit, chacun en possédera au moins les premiers rudiments.

Notre entreprise est hérissée de difficultés nombreuses, et nous sommes loin de nous les dissimuler. Après longue et mûre réflexion, nous croyons devoir suivre l'ordre chronologique, à l'exemple de Daniel Le Clerc, de Renouard, d'Andral lui-même, etc. Malgré les reproches adressés à cette méthode par plusieurs auteurs, et notamment par M. Bouchut, elle nous a paru plus propre à faire saisir l'enchaînement

---

1. Quoique né en 1781, Laennec appartient plutôt au XIXe qu'au XVIIIe siècle, et M. Petei déclarait naguère que notre époque pourrait être appelée dans l'histoire équitable « siècle de Laennec ».
2. Discours du Dr Foissac (*Union médicale*, 1853).

des faits et à aider le lecteur, en lui facilitant le souvenir des événements qu'a vu éclater tel ou tel siècle. Ceci ne nous oblige pas sans doute à nous occuper de ceux « qui, grands de leur temps, ont été classés par la postérité au rang d'hommes secondaires; non plus qu'à mentionner une foule de faits stériles et inutiles à la science [1] ».

Nous nous efforcerons, au contraire, de ne fixer l'attention que sur des hommes qui par leur notabilité ont éclairé de leurs reflets les siècles suivants ou ont tout au moins exercé une influence capitale sur l'époque où ils ont vécu. Sans rompre d'ailleurs sensiblement avec les lois de la chronologie, nous anticiperons parfois sur la suite des temps, lorsqu'il s'agira d'exposer quelque innovation considérable, afin de ne point en venir à des répétitions ennuyeuses pour le lecteur et l'écrivain.

Quant à la classification, la plus simple nous a paru la meilleure et nous distinguerons conséquemment dans l'histoire de la médecine sept grandes périodes formant tout autant de livres subdivisés eux-mêmes en plusieurs chapitres.

La première comprendra l'Histoire de la Médecine *depuis son origine jusqu'à Hippocrate* ;

Dans la seconde nous étudierons l'*Œuvre d'Hippocrate et de ses successeurs jusqu'à la fondation de l'Ecole d'Alexandrie ;*

La troisième embrassera l'espace de temps qui s'est écoulé *de la fondation de l'Ecole d'Alexandrie à la médecine arabe ;*

---

1. Bouchut, *Histoire de la médecine et des doct. méd.*, 1864, page 4.

La quatrième s'étendra *de la médecine arabe à la Renaissance ;*

La cinquième, *de la Renaissance au XVIIe siècle ;*

La sixième, *du XVIIe au XIXe siècle.*

La septième enfin sera consacrée à l'étude de l'époque contemporaine.

J. BOUILLET.

Beziers (Hérault), 1er *juillet* 1882.

TABLE DES MATIÈRES

LIVRE QUATRIÈME.

DE LA MÉDECINE ARABE A LA RENAISSANCE.

LIVRE CINQUIÈME.

DE LA RENAISSANCE AU XVII⁰ SIÈCLE.

LIVRE SIXIÈME.

DU XVII⁰ AU XIX⁰ SIÈCLE.

LIVRE SEPTIÈME.

LA MÉDECINE CONTEMPORAINE.

LIVRE PREMIER

DEPUIS L'ORIGINE DE LA MÉDECINE
JUSQU'A HIPPOCRATE.

Origine de la Médecine. — Médecine des Babyloniens, des Perses. — Médecine des Egyptiens. — Médecine des Hébreux. — Médecine des Indiens. — Médecine des Chinois. — Médecine des Gaulois. — Médecine des Grecs avant Hippocrate.

CHAPITRE I

ORIGINE DE LA MÉDECINE.

La médecine est aussi ancienne que le genre humain lui-même ; elle a pour base l'instinct de conservation. Les premiers hommes se sentant malades durent naturellement chercher à se soulager ; c'est à eux que remonte l'origine de notre histoire ; ils furent les premiers médecins. « Il est une médecine populaire, dit Bordeu [1], et née, pour ainsi dire, avec les hommes : ils l'ont toujours portée partout, et partout cultivée avec un soin égal ; la nécessité la leur a dictée, comme elle leur apprit à se préparer divers aliments et diverses boissons. » Le besoin de remédier à ses souffrances étant une des premières néces-

---

1. Théophile Bordeu, *Recherches sur l'histoire de la médecine.*

sités de l'homme, la médecine, suivant Houdart [1], naquit du sein même de nos infirmités et fut, par cette raison, une des premières conquêtes de l'esprit humain.

Mais, comme celui de beaucoup d'histoires, son berceau se perd dans la nuit des temps fabuleux, et chez les païens les noms des créateurs de notre art ont été consacrés par des apothéoses. Ils ne pouvaient se figurer, nous dit Quintilien [2], que le génie de l'homme ait pu inventer la médecine, et Cicéron lui-même s'exprime en ces termes : « *Deorum immortalium inventioni consecrata est ars medica* [3] ». Pline ne nous enseigne-t-il pas, d'ailleurs, qu'on rendit à Hippocrate les mêmes honneurs qu'à Hercule, et le vieillard de Cos n'a-t-il pas été convaincu de l'origine mystérieuse et en quelque sorte divine de notre art ? — « Ceux qui ont trouvé les premiers la manière de guérir les maladies, écrivit-il [4], ont jugé que c'était un genre de connaissances qui méritait que l'on en attribuât l'invention à Dieu ; ce qui est, ajoute-t-il, le sentiment commun. » — Enfin, les docteurs juifs, se basant sur le récit de la Genèse, crurent que le Seigneur, après avoir appelé tous les animaux devant Adam pour leur donner des noms, avait inculqué au premier homme la notion de leurs qualités et celle de toutes les créatures.

Mais ne nous arrêtons pas plus longtemps à des données aussi incertaines ; il y a eu avant tout une médecine instinctive : le premier homme, nous l'avons dit, a été le premier médecin, et la médecine est née en même temps que la maladie. « Les grossières mais judicieuses indications

---

1. Houdart, *Etudes historiques et critiques sur la vie et la doctrine d'Hippocrate et sur l'état de la médecine avant lui.* Paris, 1840.
2. Credebant eam vix humanis potuisse ingeniis inveniri.
3. Cicero, *Tuscul.* Liber 3. — Et ailleurs (*pro Marcello*) : « Homines ad deos nullâ re propius accedunt quam salutem hominibus dando ».
4. *De priscâ medicinâ.*

du bon sens vulgaire, dit Aug. Comte, sont le véritable
point de départ éternel de toute sage spéculation scientifique. »

D'une simplicité toute empirique dès son origine, la
médecine ne s'est imprégnée que peu à peu, dans sa marche progressive à travers les siècles, de ce caractère scientifique qu'elle possède si éminemment aujourd'hui, et qui
la dirige si sûrement dans la voie du progrès.

CHAPITRE II

MÉDECINE DES BABYLONIENS, DES PERSES.

Les Babyloniens passent pour avoir eu des connaissances mathématiques et astronomiques assez complètes.
Diodore de Sicile rapporte qu'ils plaçaient à la tête de leurs
dieux le Soleil et la Lune; l'importance qu'ils accordèrent
à l'inspection sidérale nous rend compte de ce fait.

Le même auteur nous dit [1] : « Les Chaldéens sont les
plus anciens des Babyloniens ; ils forment dans l'Etat une
classe semblable à celle des prêtres en Egypte. Institués
pour exercer le culte des dieux, ils passent toute leur vie
à méditer des questions philosophiques, et se sont acquis
une grande réputation dans l'astrologie. Ils se livrent à la
science divinatoire et font des prédictions sur l'avenir ; ils
essayent de détourner le mal et de procurer le bien, soit
par des purifications, soit par des sacrifices ou par des en-
chantements. Ils sont versés dans l'art de prédire l'avenir
par le vol des oiseaux ; ils expliquent les songes et les

---

1. Diodore de Sicile, Livre Iı, ch. XXIX.

prodiges. Expérimentés dans l'inspection des entrailles des victimes, ils passent pour saisir exactement la vérité... La philosophie des Chaldéens est une tradition de famille ; le fils qui en hérite de son père est exempté de toute charge publique. Ayant pour précepteurs leurs parents, ils ont le double avantage d'apprendre toutes ces connaissances sans réserve et d'ajouter plus de foi aux paroles de leurs maîtres. Habitués à l'étude dès leur enfance, ils font de grands progrès dans l'astrologie, soit à cause de la facilité avec laquelle on apprend dans cet âge, soit parce que leur instruction dure plus longtemps. »

Si nous en croyons Hérodote [1], « les Babyloniens transportent les malades à la place publique ; chacun d'eux s'en approche, et s'il a eu la même maladie ou s'il a vu quelqu'un qui l'ait eue, il aide le malade de ses conseils et l'exhorte à faire ce qu'il a fait lui-même ou ce qu'il a vu faire à d'autres pour se tirer d'une semblable maladie. Il n'est point permis de passer auprès d'un malade sans lui demander quel est son mal [2] ».

La médecine chez les Babyloniens était donc entre les mains des prêtres [3] ; ces derniers n'en monopolisèrent cependant pas absolument l'exercice, et chacun put être

----

1. Hérodote, Livre I, ch. cxcvii.

2. « Il faudrait de même, dit à ce propos Plutarque, découvrir à tout le monde les maux de la vie et les passions de l'âme, afin que chacun, après les avoir attentivement examinés, pût nous dire : Vous êtes sujet à la colère, évitez ce qui vous y conduit ; l'envie vous tourmente, usez de tel remède ; vous êtes amoureux, je l'ai été autrefois, mais je m'en suis corrigé. Pour ceux qui nient leurs vices, qui les cachent ou les déguisent, ils ne font que s'y plonger de plus en plus. » (Plutarque. *Œuvres*, traduites du grec par Ricard. Tome v, page 276.) — Pitton de Tournefort retrouva en Grèce cette pratique d'exposition des malades, lorsqu'il y fut envoyé, en 1700, par Louis XIV.

3. A croire Hérodote, les Babyloniens eurent une loi qui forçait chaque femme à aller une fois dans sa vie au temple de Vénus et à s'y livrer à un étranger. (1, cxcix.)

appelé, un moment ou l'autre, à fournir les conseils que lui dicta sa propre expérience.

Nous sommes encore redevables au père de l'histoire de curieux détails concernant la médecine des Perses :

« Un citoyen infecté de la lèpre proprement dite, nous dit-il [1], ou de l'espèce de lèpre appelée *Leucé* [2], ne peut entrer dans la ville, ni avoir aucune communication avec le reste des Perses ; c'est, selon eux, une preuve qu'il a péché contre le soleil. Tout étranger attaqué de ces maladies est chassé du pays ; et, par la même raison, ils n'y veulent point souffrir de pigeons blancs. Ils n'urinent ni ne crachent dans les rivières ; ils ne s'y lavent pas même les mains, et ne permettent pas que personne y fasse rien de semblable ; car ils rendent un culte aux fleuves...

« Les Perses se portent avec ardeur aux plaisirs de tout genre dont ils entendent parler, rapporte ailleurs Hérodote, et ils ont emprunté des Grecs l'amour des garçons. Ils épousent chacun plusieurs jeunes vierges, mais ils ont encore un plus grand nombre de concubines. »

L'histoire que nous a laissée de ce peuple Ctésias le Cnidien [3] est plutôt un amas de faits qu'un recueil intéressant et instructif ; signalons aussi pour mémoire les documents légués par Pline l'Ancien [4] sur les cures merveilleuses attribuées aux mages.

La religion persane est, au reste, tout entière inspirée des livres sacrés de l'Inde ; les Dews jouissent de la plus grande considération, et on attache un grand prix à se les rendre

---

1. Hérodote, Livre I, ch. CXXXVIII.

2. Aristote déclare la Leucé plus fréquente chez l'homme que chez la femme ou l'enfant ; Galien l'attribue à l'afflux d'un sang pituiteux et glutineux dans une partie, afflux de sang qui rend la chair semblable à celle des crâbes ou des huîtres. On pourrait peut-être considérer la Leucé comme la première période de l'Elephantiasis des Grecs.

3. Ctésias, *Hist. de Perse* (Extraits donnés par Photius).

4. Pline l'Ancien, *Hist. naturelle*.

favorables; de là des prières sans fin, des cérémonies bizarres. Durant longues années, les sacrifices ne s'offrirent point dans les temples, mais dans des endroits solitaires ou sur des montagnes élevées. Le soleil, la lune, la terre et les vents furent honorés comme des divinités, et plus tard à leur culte se joignit celui de Vénus sous le nom de *Mitra* [1].

Il existait chez les Perses une sorte de taxe médicale intéressante à connaître : un prêtre avait droit aux soins du médecin pour une bénédiction, tandis qu'un chef de province devait pour lui un attelage de quatre bœufs et pour sa femme un chameau [2].

Le *Zend-Avesta* [3] nous dévoile encore une singulière coutume : si le flux menstruel se prolongeait au delà de neuf jours, on rouait de coups la patiente pour chasser le démon qui entretenait chez elle cet état anormal.

Notons enfin le fréquent usage que faisait ce peuple d'une plante appelée le *Hom;* il la croyait propre à guérir les maladies, à éloigner la mort, et à rendre ses prières et ses sacrifices plus agréables aux dieux qu'il voulait conjurer.

CHAPITRE III

MÉDECINE DES EGYPTIENS.

L'antiquité de la médecine en Egypte repose sur des documents assez autorisés, et il est écrit dans la Genèse

---

1. Les Assyriens l'appellent *Mylitta*, les Arabes *Alitta*.
2. Extrait du *Vendidad*, partie du Zend-Avesta.
3. Livre écrit par Zoroastre, sous la dictée d'Ormudz.

« que Joseph ordonna aux médecins d'embaumer le corps de son père Jacob [1] ».

« Les Egyptiens, dit Bossuet [2], étaient grands observateurs de la nature qui, dans un air si serein et sous un soleil si ardent, était forte et féconde parmi eux. C'est aussi ce qui leur a fait inventer ou perfectionner la médecine. »

Mais leur doctrine toute théurgique ne nous paraît aucunement avoir revêtu le noble caractère que nous lui reconnaîtrons chez les Grecs, et les prêtres ne se livraient guère qu'à de superstitieuses pratiques, où il serait difficile de découvrir quelque côté véritablement scientifique.

Ils considéraient Thoth (Hermès) comme l'auteur de la médecine, et Clément d'Alexandrie nous affirme que Moïse a été instruit dans cet art au pays des Pharaons [3]. Le même auteur ajoute que le fameux Hermès composa 42 livres saints, et que les six derniers d'entre eux concernent notre profession ; ils traitaient spécialement de la structure du corps humain en général, de celle des yeux, des instruments nécessaires pour les opérations chirurgicales, des maladies des femmes et des accidents que ces maladies sont susceptibles de provoquer. Malheureusement Clément d'Alexandrie est à peu près le seul à nous parler de ces écrits ; Sprengel considère cette encyclopédie comme apocryphe, et d'autres auteurs l'attribuent aux prêtres égyptiens.

Ceux-ci, naturellement nombreux dans une nation où, comme on l'a si bien dit, « tout était dieu », jouirent des plus grands privilèges. Ils formaient un corps à part dans l'État, et pour soutenir la dignité de leur ministère, on leur avait donné le tiers des revenus du pays. Le sacerdoce

---

1. *Genèse*, ch. L.
2. Bossuet, *Discours sur l'hist. universelle*.
3. Eruditus est Moyses omni sapientiâ Ægyptiorum. (*Actor*, 7, 22.)

était en outre héréditaire, et les embaumeurs [1] formaient une catégorie à part dans la caste sacerdotale.

« Chacun sait combien curieusement les Egyptiens conservaient les corps morts, dit encore l'Evêque de Meaux dans son Discours sur l'histoire universelle. Ainsi leur reconnaissance envers leurs parents était immortelle : les enfants, en voyant les corps de leurs ancêtres, se souvenaient de leurs vertus, que le public avait reconnues, et s'excitaient à aimer les lois qu'ils leur avaient laissées. »

Les embaumements furent fort en honneur, et l'idée primitive semble en avoir été suggérée à ce peuple par des

---

[1]. Voici, tel que nous le transmet Diodore de Sicile, le récit des embaumements en Egypte :

« Ceux qui sont chargés du soin des funérailles appartiennent à une pro-
« fession qui se transmet de père en fils. Ils présentent aux parents des
« morts une note écrite de chacun des modes d'embaumement et leur de-
« mandent de désigner celui qui leur convient. Les conventions arrêtées, ils
« reçoivent le corps et le remettent à ceux qui président à ces sortes d'o-
« pérations. Le premier est celui qui s'appelle le Grammate (scribe) : il
« circonscrit dans le flanc gauche du cadavre couché par terre l'incision
« qu'il faut pratiquer. Ensuite vient le Paraschiste (inciseur) qui, tenant à
« la main une pierre éthiopienne, fait l'incision de la grandeur déterminée.
« Cela fait, il se sauve en toute hâte, poursuivi par les assistants qui lui
« lancent des pierres et profèrent des imprécations, comme pour attirer sur
« lui la vengeance de ce crime..... Les embaumeurs s'étant ensuite réunis
« autour du corps, l'un d'eux introduit par l'ouverture de l'incision prati-
« quée la main dans l'intérieur. Il en extrait tout ce qui s'y trouve, à l'ex-
« ception des reins et du cœur ; un autre nettoie les viscères en les lavant
« avec du vin de palmier et des essences. Enfin, pendant plus de trente
« jours, ils traitent ce corps, d'abord par de l'huile de cèdre et d'autres ma-
« tières de ce genre, puis par la myrrhe, le cinnamomum, et d'autres essen-
« ces odoriférantes propres à la conservation. Ils rendent ainsi le cadavre
« dans un état d'intégrité si parfait que les poils des sourcils et des cils res-
« tent intacts, et que l'aspect du corps est si peu changé qu'il est facile de
« reconnaître la figure de la personne... » (Diod. de Sic. Livre I, ch. xci.)

Hérodote nous a laissé des embaumements une description non moins complète ; elle se rappoche en tout point de la précédente :

« D'abord ils tirent la cervelle par les narines en partie avec un instru-
« ment en fer recourbé, en partie par le moyen de drogues qu'ils introdui-
« sent dans la tête ; ils font ensuite une incision dans le flanc avec une

motifs religieux ; il nous paraîtrait aujourd'hui étrange de les voir faire partie intégrante de notre profession.

« L'art des embaumements, écrit Dezeimeris [1], si perfectionné chez les anciens Egyptiens, ne prouve en aucune manière qu'ils eussent des notions raisonnées sur l'organisation animale. Bien plus, lorsqu'on examine dans tous ses détails cette pratique à la fois hygiénique et religieuse, on y voit la preuve d'une ignorance absolue des procédés anatomiques. D'ailleurs, la vénération que ces peuples avaient pour les morts leur eût fait regarder comme une profanation toute espèce d'investigation sur le cadavre. »

« pierre d'Ethiopie tranchante, ils tirent les intestins par cette ouverture,
« les nettoient et les passent au vin de palmier ; ils les passent encore dans
« des aromates broyés ; ensuite ils remplissent le ventre de myrrhe pure
« broyée, de cannelle et d'autres parfums, l'encens excepté ; puis ils le
« recousent. Lorsque cela est fini, ils salent le corps en le couvrant de natrum
« et le laissent pendant soixante-dix jours. Il n'est point permis de le
« laisser séjourner plus longtemps dans le sel ; les soixante-dix jours
« écoulés, ils le lavent et l'enveloppent entièrement de bandes de toile de
« coton enduites de commi dont les Égyptiens se servent habituellement
« comme de colle... Ceux qui veulent éviter la dépense choisissent cette
« autre sorte. On remplit des seringues d'une liqueur onctueuse qu'on a
« tirée du cèdre ; on en injecte le ventre du mort sans y faire aucune inci-
« sion et sans en tirer les intestins. Quand on a introduit cette liqueur par
« le fondement, on le bouche pour empêcher la liqueur injectée de sortir ;
« ensuite on sale le corps pendant le temps prescrit. Le dernier jour, on fait
« sortir du ventre la liqueur injectée ; elle a tant de force qu'elle dissout
« le ventricule et les entrailles et les entraîne avec elle. Le natrum conserve
« les chairs, et il ne reste du corps que la peau et les os... La troisième espèce
« d'embaumements n'est que pour les plus pauvres. On injecte le corps avec la
« liqueur nommée *surmaia* ; on met le corps dans le natrum pendant soi-
« xante-dix jours et on le rend ensuite à ceux qui l'ont apporté... Quant aux
« femmes de qualité, lorsqu'elles sont mortes, on ne les confie pas sur-le-champ
« aux embaumeurs, non plus que celles qui sont belles et qui ont été en grande
« considération, mais seulement trois ou quatre jours après la mort. On
« prend cette précaution de peur que les embaumeurs n'abusent du corps
« qu'on leur confie. On rapporte qu'on en prit un sur le fait avec une femme
« morte récemment, et cela sur l'accusation d'un de ses camarades. » (Hérodote. Livre II, ch. LXXXVI, LXXXVII, LXXXVIII, LXXXIX.)

1 Dezeimeris, *Dict. hist. de la médecine ancienne et moderne.* Tome I,
art. *Anatomie.*

Il y eut en Egypte des spécialités médicales, et elles s'y soutinrent même avec un exclusivisme remarquable, ainsi que nous l'enseigne Hérodote : « La médecine est si sage ment distribuée qu'un médecin ne se mêle que d'une seule espèce de maladies et non de plusieurs. Tout y est plein de médecins. Les uns sont pour les yeux, les autres pour la tête ; ceux-là pour les maux de ventre et les parties voisines ; d'autres enfin pour les maladies internes. »

Le nombre des médecins s'explique assez aisément par celui des prêtres que renfermait l'Egypte ; la médecine était presque exclusivement exercée par eux [1], et on procédait, paraît-il, d'une façon bizarre pour régler les honoraires de ces pastophores : la personne guérie était rasée, ses cheveux placés sur une balance, et il fallait égaliser leur poids avec l'argent qui constituait la rémunération [2]. Diodore de Sicile nous apprend que les malades étaient soignés gratis pendant la guerre et dans les voyages [3].

Les prêtres, selon Hérodote, ne passaient pas trois jours sans se raser le corps, pour prévenir la vermine et les corpuscules empestés qui pouvaient s'exhaler des malades qu'ils approchaient ; ils étaient vêtus, dans les fonctions de leur ministère, d'une toile fine et blanche.

Relativement à l'anatomie , Eusèbe [4] nous cite un écrivain égyptien qui attribuait plusieurs traités au roi Athotis [5] ; or, d'après la chronologie du pays, Athotis

---

1. Les historiens grecs nous apprennent qu'il y avait aussi quelques médecins laïques.

2. Cet argent devait être employé à l'entretien du culte.

3. In expeditione bellicâ, aut extra patriæ fines peregrinatione, absque mercede curantur (Diod.).

4. Si Eusèbe eût été d'accord avec Jules l'Africain pour la durée des dynasties, le royaume d'Egypte, d'après le calcul hébraïque qu'il adopta, aurait commencé 401 ans avant la création du monde.

5. *De Athotis, Thosarthri et antiquissimorum Ægyptorum anatomiâ fabulosâ.* Helmstadii, 1739.

aurait vécu longtemps avant la création d'Adam, à une de ces époques où la mythologie engendre un si ténébreux chaos que l'œil humain ne saurait y pénétrer. Malgré la fausseté probable de cette date, sachons que l'anatomie fut assez anciennement étudiée en Egypte, mais qu'elle n'y fit aucun progrès.

D'après Diogène Laërce, on considérait les animaux comme formés de quatre éléments. Le corps de l'homme était envisagé lui-même comme composé de trente-six parties vouées à un nombre égal de dieux, auteurs de la santé et de la maladie. De là de superstitieuses pratiques de la part des Egyptiens envers ces dieux ou ces génies.

De nouvelles trouvailles archéologiques ont inspiré à M. le docteur Brugsch un savant article [1], qui vient encore corroborer l'insuffisance des connaissances anatomiques de ce peuple.

La pathologie découle elle-même d'une sorte de théocratie mystique. Suivant quelques auteurs néanmoins, les prêtres, éclairés par la vue intérieure des cadavres qu'ils étaient obligés d'ouvrir pour les embaumer, accordèrent une certaine importance à la qualité et à la quantité des aliments comme causes des affections qu'ils observèrent, et ce serait ainsi qu'ils auraient été portés à conseiller l'usage des vomitifs, des purgatifs, des clystères [2]... « Après les Lybiens, dit Hérodote [3], il n'y a point

---

1. Brugsch, *Ueber die medizinischen Kenntnisse der alten Aegypter, etc.*, (*Allgemeine Monatsschr, f. Wissensch. und Literat*, 1853.)

Voy. aussi : Uhlemann, *Thoth oder die Wissensch. der alten Aegypter, nach, etc.* Gœttingen, 1855.

2. Si l'on en croit Pline et Elien, l'usage des clystères vint aux Egyptiens de l'Ibis et de la Cigogne, qui introduisent leur bec dans l'anus et insinuent dans l'intestin un liquide destiné à le lubrifier.

3. Hérodote, Livre II, ch. LXXVII.

d'hommes si sains et d'un meilleur tempérament que les Egyptiens ; je crois, ajoute-t-il, qu'il faut attribuer cet avantage aux saisons qui ne varient point dans ce pays. » Et ailleurs [1] le même auteur enseigne que les Phéniciens et les Tyriens de la Palestine avouent eux-mêmes avoir appris la circoncision des Egyptiens. Quoi qu'il en soit, cette pratique ne fut jamais érigée en règle générale : les prêtres, géomètres, astronomes et savants y furent seuls astreints.

Aristote fait mention d'une antique loi défendant aux médecins de remuer les humeurs avant le quatrième jour d'une maladie, à moins qu'ils ne voulussent le faire à leurs risques et périls. « In Ægypto post diem quartum movere non licet medicis : quod si ante tempus facere conentur, suo periculo faciunt. » Ce précepte faisait probablement partie du code médical désigné par Diodore sous le nom de *Livre sacré*, et ce code est sans doute celui que Clément d'Alexandrie attribue à Hermès, et sur lequel devaient se régler les pastophores dans l'exercice de la médecine ; s'ils s'en écartaient et ne guérissaient point leurs malades, ils étaient punis de mort.

Deux genres d'affections prédominaient au pays des Pharaons : les maux d'yeux et les maladies de peau [2].

Enfin le fameux papyrus découvert par le docteur Ebers renferme encore des notions sur les maladies des femmes.

En résumé, donc la médecine était à son enfance ; confiée aux prêtres qui l'entouraient du mysticisme le plus secret et le plus ténébreux, elle se transmettait par eux à leurs descendants, obligés d'en dévoiler eux-mêmes les arcanes à leurs successeurs.

---

1. Herodote, Livre II, ch. CIV.
2. La chaleur du climat nous explique la prédisposition qu'eurent pour elles les Egyptiens.

Les notions anatomiques des Egyptiens furent, nous l'avons vu, fort obscures et très restreintes.

Leurs connaissances pathologiques paraissent être le fruit d'un certain degré d'observation, mais la grossière magie et l'immixtion de l'astrologie en médecine, auxquelles vinrent se surajouter plus tard les incantations et les charmes, tendirent à ruiner de plus en plus ces notions primitives, et c'est bien le cas de répéter ici une parole célèbre de Zimmermann : L'esprit d'observation souffre énormément de la superstition en fait de physique et de médecine. .

La thérapeutique fut surtout préventive et hygiénique. C'est ainsi que les médecins préconisèrent la frugalité des repas, l'abstention de certains aliments et de certaines boissons (abstention un peu forcée peut-être en ce qui concernait le vin, puisqu'on n'en récoltait que fort peu en Egypte [1], les lavements fréquents), etc.

Ils eurent cependant quelques notions de matière médicale : la Mercuriale leur était connue, et ils l'employèrent comme de nos jours. Il en fut de même de l'Ellébore, dont ils firent un fréquent usage contre la folie. Les Egyptiens possédaient en outre un médicament dans lequel ils parurent avoir une généreuse confiance, et que Diodore de Sicile a dénommé « l'antidote de la colère et du chagrin ». On a longuement discuté sur la nature de ce remède, et un auteur peu connu, Olaus Borrichius, pense qu'il ne fut autre chose qu'un mélange d'opium et de stramoine. Le vin de palmier, le vinaigre, le lait de femme, les produits des excrétions animales jouirent également de la plus grande faveur. Pas plus d'ailleurs en thérapeutique qu'en

---

1. Les prêtres, qui auraient dû prêcher par l'exemple, buvaient de grandes quantités de vin que leur fournissait l'Etat. Ils emportaient en outre des autels du bœuf et des oies (Hérodote).

pathologie, la superstition ne fit défaut ; l'assistance divine était envisagée comme une condition essentielle au traitement. Des prières devaient donc être faites pendant la préparation du médicament, et le malade en récitait lui-même en prenant ses remèdes. « De même que chaque partie du corps, chaque plante était gouvernée par un corps céleste ; le siège d'une maladie étant connu, il suffisait de chercher la plante corrélative soumise à la même influence [1]. »

Contrairement enfin à l'opinion de Sprengel, renouvelée par Littré, Champollion a fait voir que les exercices gymnastiques furent fort en honneur dans l'ancienne Egypte ; il les a représentés en plus de deux cents tableaux, où sont retracées les diverses attitudes des lutteurs [2].

Mystérieux sanctuaire de la civilisation antique, l'Egypte nous offre le type le plus parfait d'une médecine surchargée de dogmes et de pratiques qui ont entravé chez elle le progrès véritable.

CHAPITRE IV

MÉDECINE DES HÉBREUX.

La *Bible* et le *Thalmud* [3] offrent au médecin historiographe deux sources fécondes où il puisera assurément des renseignements utiles, en ce qui concerne la médecine hébraïque. Nous **recourrons** à l'une et à l'autre, puissam-

---

1. Villeneuve, *Essai sur l'histoire philosophique de la médecine dans l'antiquité*. Thèse de Paris (1865).
2. Champollion, 6ᵉ *lettre*, page 80.
3. Sorte de code civil et religieux qui complète la Bible. On distingue le *Thalmud de Jérusalem*, achevé dans le IVᵉ siècle, et le *Thalmud de Babylone*,

ment aidé dans nos investigations par les savantes études du docteur Rabbinowicz [1], dont les patientes recherches ont projeté un jour nouveau sur les connaissances médicales des Thalmudistes [2].

On lit dans la *Genèse :*

« L'enfant de huit jours sera circoncis parmi vous. Dans la suite de toutes les générations, tous les enfants mâles, tant les esclaves qui seront nés dans votre maison que tous ceux que vous aurez achetés et qui ne seront point de votre race, seront circoncis [3]. »

Cette pratique de la circoncision, sur laquelle l'Écriture revient si souvent, paraît avoir été pour la première fois mise en usage par le patriarche Abraham qui, après s'être circoncis lui-même, malgré sa vieillesse, opéra de la même façon son fils Ismaël, âgé de treize ans [4], et ses esclaves. Elle fut chez les Juifs un précepte rigoureux en même temps qu'une marque distinctive, par laquelle le peuple de Dieu fut séparé des nations infidèles, appelées par opposition les *incirconcis.*

Nous ne connaissons guère d'autres détails sur la méthode usitée parmi les Hébreux en cette circonstance, sinon que la circoncision exige trois opérations distinctes :

---

rédigé au ve. Ce dernier, le seul dont il s'agisse ici, a été publié pour la première fois par Bomberg, Venise, 1520, 12 fol. in-fol., et réimprimé à Amsterdam en 1744, et à Paris, 1852 et suiv. Il a été traduit en français par l'abbé Chiarini, 1831.

1. Israël Michel Rabbinowicz, *La Médecine du Thalmud, ou tous les passages concernant la médecine extraits des* 21 *Traités du Thalmud de Babylone,* 1880.

2. Ces pieux docteurs ne se contentèrent pas, pour éclaircir leurs doutes, de consulter la tradition et l'expérience, ils se livrèrent encore à des dissections de cadavres humains, et même à des vivisections sur les animaux.

3. *Genèse,* ch. XVII, v. 12.

4. En souvenir d'Ismaël, dont ils se considèrent comme les descendants, les disciples de Mahomet renvoient ce baptême à la treizième année.

la première consiste à couper le prépuce ; la seconde, à en déchirer le reste, de manière à bien découvrir le gland ; la troisième enfin, à sucer le sang. Cette dernière partie sembla toujours indispensable aux docteurs du Thalmud, et Rab Papa s'exprime en ces termes :

« Si l'oumen (l'homme chargé des circoncisions) ne suce pas le sang, il expose l'enfant au danger de la mort, il faut donc le révoquer de ses fonctions [1]. »

La loi mosaïque ne fournit aucune prescription sur le mode opératoire et sur la qualité des ministres. Se servit-on, oui ou non, d'instruments métalliques ? la question reste fort obscure à élucider. Toujours est-il que les fidèles, sans aucune distinction de condition ou de sexe, furent autorisés à pratiquer la circoncision sur leurs enfants. L'exemple de Séphora l'atteste d'ailleurs suffisamment :

« Séphora prit aussitôt une pierre très aiguë et circoncit la chair de son fils ; et touchant les pieds (de Moïse), elle lui dit : Vous m'êtes un époux de sang [2]. »

C'est encore de couteaux de pierre que se servit Josué pour opérer dans le désert les Israélites :

« En ce temps-là, le Seigneur dit à Josué : Faites-vous des couteaux de pierre et circoncisez une seconde fois les enfants d'Israël [3]. »

Les Hébreux reconnurent la nécessité de garder le repos après avoir été circoncis, et les suites de l'opération furent même de leur part l'objet d'une observation des plus attentives :

« Après qu'ils eurent tous été circoncis, ils demeurè-

---

1. Traité *Schabbath*, fol. 133. — Sur l'avis du corps médical, le consistoire de Paris supprima la succion en France dès 1843. Cette pratique offrait en effet le grave inconvénient de pouvoir transmettre la syphilis.

2. *Exode*, ch. IV, v. 25.

3. *Josué*, ch. V, v. 2.

rent au même lieu sans décamper jusqu'à ce qu'ils fussent guéris [1]. »

« Mais le troisième jour d'après, lorsque la douleur des plaies de la circoncision est plus violente [2].... »

Le Lévitique renferme de précieux enseignements touchant les affections exanthématiques, si nombreuses parmi le peuple israélite, et le traité *Negaïm* du Thalmud se rapporte aux lois mosaïques concernant la lèpre. Le législateur hébreu désigne sous ce nom la plupart des maladies cutanées ; néanmoins, d'après la description qu'il nous en a laissée, on pourrait peut-être croire que c'est à la lèpre blanche de nos jours qu'il fait le plus souvent allusion.

Le chapitre XIII pourrait être cité en entier pour les renseignements qu'il nous donne sur les marques propres à faire reconnaître la lèpre des hommes et sur les cérémonies purificatoires qu'elle nécessite.

« L'homme dans la peau ou dans la chair duquel il se sera formé une diversité de couleur, ou une pustule, ou quelque chose de luisant qui paraisse la lèpre, sera amené au prêtre Aaron ou à quelqu'un de ses fils.

« Et s'il voit que la lèpre paraisse sur la peau, que le poil ait changé de couleur et soit devenu blanc [3], que les endroits où la lèpre paraît soient plus enfoncés que la peau et que le reste de la chair, il déclarera que c'est la plaie de la lèpre et le fera séparer de la compagnie des autres. »

C'est dans l'isolement, la séquestration, que réside le principe de la prophylaxie mosaïque [4]. En éloignant le lépreux, le législateur nous donne un grand et salutaire exem-

---

1. *Josué*, ch. V, v. 8.
2. *Genèse*, ch. XXXIV, v. 25.
3. La lèpre attaquait les parties molles plus profondément que les affections analogues, et la profondeur se reconnaissait à la coloration blanche des poils.
4. A l'époque Thalmudique, les docteurs conservèrent les lois de la lèpre

ple d'hygiène trop souvent méconnu par des hommes qui, sous de spécieux prétextes ou pour une prétendue commodité, demandent le maintien des hôpitaux au centre même des villes qu'ils ont mission d'assainir.

Comme sa personne, du reste, les habits et la maison du lépreux sont déclarés immondes ; la série des purifications commence, et le prêtre se livre, dans le but de désinfecter, à une foule de pratiques aussi fondées et aussi logiques que les quarantaines instituées de nos jours dans les cas d'épidémies.

« Mais comment s'expliquer, s'écrie Salvador [1], une « prétendue lèpre des vêtements et des maisons qui était « soumise à des formalités semblables ? Je me contenterai « d'un rapprochement avec le fait fourni par un auteur « arabe du xve siècle de notre ère :

« L'an 791 (de l'hégire) et les années suivantes, dit « l'écrivain El Makrisy, les vers qui attaquent les étoffes « de laine se multiplièrent d'une manière prodigieuse à « quelque distance du Caire. Un homme digne de foi « m'assura que ces animaux lui avaient rongé quinze cents « pièces d'étoffes. Etonné d'un fait si extraordinaire, je « pris, selon mon usage, toutes les précautions possibles « pour m'assurer de la vérité, et je reconnus de mes « propres yeux que les dommages occasionnés par les vers « n'avaient pas été exagérés…. Plus tard, ils attaquèrent « les murailles des maisons et rongèrent tellement les « solives qui formaient les planchers, qu'elles étaient « absolument creuses. Les propriétaires se hâtèrent de

---

par respect pour la parole Biblique, mais n'admirent plus la contagion de cette maladie.

Voir Salètes, *La lèpre dans l'antiquité et le moyen-âge*. Thèse de Paris, 1877.

1. Salvador, *Histoire des institutions de Moïse et du peuple hébreu.* Paris, 1862.

« démolir les bâtiments que les vers avaient épargnés, en
« sorte que ce quartier fut presque entièrement détruit [1]. »

« Qui sait donc, ajoute le savant Israélite, si ce fléau
« d'Egypte n'arriva pas à la fois par un concours de cir-
« constances générales, et en partant d'un foyer primitif?
« Qui sait s'il n'existait pas à l'origine quelques rapports
« entre ces foyers rongeurs, les diverses taches que Moïse
« voulait effacer, et la manifestation prochaine des grandes
« plaies? »

La lèpre du cuir chevelu et du menton se trouve nettement distinguée dans l'Ecriture de celle qui attaque les
autres parties du corps ; elle est désignée sous le nom de
Nethek[2], et paraît être d'une nature spéciale. La *Mischnah*
nous apprend qu'elle peut présenter toutes les couleurs
morbides possibles, tandis que la lèpre des autres régions
ne doit offrir qu'une des quatre nuances de la coloration blanche.

L'isolement prescrit aux lépreux est d'ailleurs rigoureu-
sement exigé aussi de la part de ceux qui sont atteints de
spermatorrhée ou de pertes séminales, et des femmes qui
éprouvent le flux menstruel.

La distinction admise par les médecins modernes entre
les pertes séminales et la spermatorrhée fut connue de
Moïse [3], et le *Thalmud* lui-même [4] établit une différence

---

1. El Makrisy. Traduction de M. Etienne Quatremère.

2. On l'appelle ainsi, parce qu'elle fait tomber les cheveux de la partie
malade.

Voy. Calmot, *Dissertatio de medicis et re medicâ Hebræorum*. Paris, 1714.
— Richter, *Medicina e Talmudicis illustrata*. Gœttingen, 1743. — Carcas-
sone, *Essai historique sur la médecine des Hébreux anciens et modernes*.
Paris, 1814.

3. Les commentateurs du *Lévitique* (ch. XV, v. 1 et 2) croient que l'E-
criture fait allusion à la blennorrhagie, mais le docteur Rabbinowicz pense
que c'est bien de la spermatorrhée qu'il s'agit ici.

4. Traité *Nidah*, fol. 35.

entre la sortie normale et l'écoulement morbide du sperme. Le traité *Zabim* prescrit un examen composé de sept questions différentes pour savoir si l'individu est réellement spermatorrhéique ; c'est ainsi qu'on doit s'enquérir de ce qu'il a bu, s'il a porté un fardeau, s'il a sauté, s'il est atteint d'une autre maladie, s'il a vu une femme, s'il a pensé à quelqu'une [1].

Quant au flux menstruel, il devint aussi l'objet de recommandations minutieuses :

« La femme qui souffre ce qui arrive chaque mois sera séparée pour sept jours [2]. »

Rabbi Eliézer nous enseigne que si une femme enceinte ou nourrice a constaté l'apparition des menstrues, elle n'est impure qu'à partir du moment de cette constatation [3]. Est encore impure celle qui éprouve des écoulements de sang en dehors de ses règles [4], et la séparation des époux aux époques menstruelles de la femme est un profond précepte d'hygiène.

« Vous ne vous approcherez point d'une femme qui souffre ce qui lui arrive tous les mois, et vous ne découvrirez point en elle ce qui n'est pas pur [5]. »

Comme le levain est bon pour la pâte, ainsi les menstrues sont bonnes pour la femme ; la femme qui a beaucoup de menstrues a beaucoup d'enfants [6].

Enfin, dans un remarquable travail qu'il a entrepris en 1846 sur le croup, M. le docteur Handvogel s'est décidé à interroger le Thalmud et croit y voir la diphthérie nette-

---

1. Traité *Zabim*, perek II.
2. *Lévitique*, ch. XV, v. 19.
3. Traité *Niduh*, fol. 7.
4. *Lévitique*, ch. XV, v. 25.
5. *Id*, ch. XVIII, v. 19.
6. Traité *Nidah*, fol. 8.

ment indiquée sous les dénominations d'*Askera* et de *Saranka* [1].

L'interdiction des mariages à divers degrés de parenté [2], la prohibition de la viande de porc [3], l'usage des ablutions fréquentes furent également des règles fécondes.

La *Genèse* mentionne le vice honteux de la masturbation [4], et le *Lévitique* flétrit, comme ils le méritent, les actes de pédérastie et de bestialité [5].

La première sage-femme que nomme la *Bible* est celle qui assista Rachel, femme de Jacob, dans un second accouchement [6], et l'*Exode* nous parle de Séphora et Phua, auxquelles Pharaon ordonna de tuer tous les nouveau-nés du sexe masculin [7]. Elles répondirent au roi :

« Les femmes des Hébreux ne sont pas comme celles d'Egypte, car elles savent elles-mêmes comment il faut accoucher, et avant que nous soyons venues les trouver, elles sont déjà accouchées. »

---

1. On ressentirait dans l'askera comme un câble à l'orifice du larynx. Il était permis de saigner le jour du sabbat un malade atteint de saranka, vu le péril que courait sa vie.

2. « Outre les mariages défendus avec certaines peuplades chananéennes, plusieurs interdictions étaient fondées sur la parenté du sang ou la parenté d'alliance. Le neveu, par exemple, ne pouvait épouser ni sa tante paternelle ou maternelle, ni la femme de son oncle ; mais le mariage de l'oncle avec la nièce était légal. L'homme ne pouvait épouser ni la sœur de sa femme, ni la femme de son frère. Toutefois, ce dernier cas donnait lieu à une grande exception, même à une institution toute particulière qu'on a désignée sous le nom de *lévirat*, dérivé du mot que les Latins employaient pour indiquer le frère du mari. » (Salvador, *loc. cit.*)

3. Le porc occasionne encore en Egypte les maladies lépreuses. — Pour les docteurs du Thalmud, il est non seulement défendu d'en manger, mais encore interdit de prendre du bouillon imprégné de cette viande.

4. *Genèse*, ch. XXXVIII, v. 9.

5. *Lévitique*, ch. XVIII, v. 22, 23 ; ch. XX, v. 13, 15.

6. *Genèse*, ch. XXXV, v. 16. — M. Kotelmann attribue l'extrême fécondité des femmes juives à ce que le rapprochement sexuel s'opérait aussitôt après la cessation des règles.

7. *Exode*, ch. I, v. 15.

Cette rapidité avec laquelle les femmes israélites faisaient leurs couches rendit fort rares sans doute parmi elles les cas de dystocie.

L'accouchement de Rébecca mérite pourtant d'être signalé : c'est un exemple de grossesse gémellaire avec procidence du bras [1].

MM. Kotelmann et Widal, et avec eux d'autres commentateurs, considèrent l'évolution accomplie par l'un des enfants dans l'accouchement de Thamar, comme une version spontanée [2].

Signalons encore l'embryotomie comme connue parmi les Thalmudistes [3], et deux cas remarquables de superfétation se trouvent enfin consignés dans leurs annales :

« Rab Aha raconte un fait où une femme fut accouchée d'un deuxième enfant 33 jours après l'accouchement du premier, et Rabbi Menachem en cite une autre qui mit au monde deux enfants à trois mois d'intervalle l'un de l'autre : ils se nomment Jehuda et Jecheskia, fils de Rabbi Jakia [4]. »

Les Hébreux n'ignorèrent pas l'influence des émotions morales sur l'accélération du travail : la femme de Phinéès, belle-fille d'Héli, accoucha prématurément en apprenant que l'arche de Dieu avait été prise et que son beau-père et son mari étaient morts [5].

Le traité *Jebamoth* nous fournit au contraire un cas

---

1. *Genèse*, ch. XXV, v. 22, 24, 25.
2. *Id.*, ch. XXXVIII, v. 27.
3. Traité *Oholoth*, perek VII.
4. Traité *Nidah*, folio 27 a. — Rapprochons de ces exemples de superfétation celui que nous rapporte un des commentateurs d'Hippocrate, du nom d'Asclepius. « J'ai vu, dit-il, une femme qui, étant enceinte, eut des rapports avec son mari au 6e mois de sa grossese ; au 9e mois elle accoucha d'un premier enfant, et six mois après, elle en mit un autre au monde. » (*Schol. in Hipp.* Tome II, page 470, Ed. Dietz.)
5. *Les Rois*, livre I, ch. IV, v. 19, 20, 21.

d'accouchement retardé ; il mentionne une femme qui a eu un enfant douze mois après le départ de son mari [1].

Les suites de couches sont l'objet de prescriptions purificatoires différentes, suivant que la nouvelle accouchée a donné le jour à un garçon ou à une fille [2], et cette distinction repose sans doute sur quelque idée physiologique erronée.

L'épreuve des femmes soupçonnées d'adultère [3], nous offre une curieuse instruction médico-légale. L'inculpée est conduite devant le prêtre qui, en lui présentant les eaux amères, prononce les paroles suivantes : « Si un homme étranger ne s'est point approché de vous et que vous ne vous soyez point souillée en quittant le lit de votre mari, ces eaux très amères que j'ai chargées de malédictions ne vous nuiront point. Mais si vous vous êtes retirée de votre mari et que vous vous soyez souillée en vous approchant d'un autre homme, ces malédictions tomberont sur vous ». C'est là le sacrifice de jalousie. Nous ne connaissons aucunement la composition du breuvage, mais, ainsi que le remarque M. le docteur Handvogel, toutes ces cérémonies ne pouvaient manquer de produire sur la femme soupçonnée un effet des plus fâcheux, qu'elle fût coupable ou non.

Le *Thalmud* est, paraît-il, à peu près muet sur la théra-

---

1. Traité *Jebamoth*, fol. 80.

2. *Lévitique*, ch. XIII, v. 2, 5. — Il paraîtrait que certains savants thaldudistes donneraient au verset 2 de ce chapitre le sens suivant : « Si c'est la femme qui jouit la première, elle enfantera un mâle. » — « Si la femme donne sa semence avant l'homme, le fœtus sera un garçon ; si c'est le mari qui donne d'abord sa semence, le fœtus sera une fille. Pour avoir des garçons, l'homme retardera son émission pour laisser la femme donner la semence avant lui. » (Traité *Nidah*, fol. 31.)

3. Un mari voulait-il s'assurer que la femme qu'il venait de prendre était vierge, on plaçait sous elle du vin, et si l'odeur ne s'en répandait pas à travers son corps, il n'y avait pas à douter de sa virginité. (Traité *Khétaboth*, fol. 10.)

peutique médicamenteuse ; il se borne à conseiller des pratiques d'hygiène. Citons cependant pour mémoire cet axiome de Rabbi Banaah, dont s'accommoderaient encore aujourd'hui beaucoup de nos contemporains :

« Le vin est le meilleur des remèdes, disait-il, et c'est dans l'endroit où il n'y a pas de vin qu'on a besoin de remèdes pharmaceutiques. »

Le grand roi Salomon posséda, dit-on, des connaissances assez variées. L'Écriture nous affirme qu'il connut depuis le cèdre du Liban jusqu'à l'humble hysope qui croît sur les murailles, et qu'il écrivit sur la plupart des animaux. Il enseigne au reste lui-même qu'il n'ignora point les différences des plantes et les propriétés des racines. D'après l'historien Josèphe, Salomon mit à profit la notion que Dieu lui avait donnée des végétaux, en composant pour l'homme divers remèdes.

———

CHAPITRE V

MÉDECINE DES INDIENS.

Pour scruter fructueusement les poudreux débris de la civilisation antique chez les Indiens, il faut de toute nécessité admettre, à l'exemple du docteur Liétard [1], deux phases distinctes dans son développement.

Durant la première, ou *période védique*, les invocations et les hymnes conjuratoires résument toute la médecine, et la littérature ne nous offre que les *védas* ou chants sacrés

---

1. Liétard, *Lettres historiques sur la médecine chez les Hindous*. Paris, 1863.

et médicaux à la fois, relatifs à la préservation des maléfices, des puissances occultes et nuisibles [1].

La seconde époque, ou *période Brahmanique*, rappelle le moment où l'art médical lui-même entre dans la voie du progrès ; les différentes notions qui s'y rapportent sont définitivement condensées dans un code spécial qui prend le nom d'*Ayurvéda* (science relative à la vie) [2], et les Brahmanes deviennent les médecins du pays.

Cette évolution civilisatrice se caractérise surtout par la diffusion dans la caste sacerdotale de connaissances péniblement acquises à travers les siècles précédents, par l'adoption de la langue sanscrite, la division du travail, en un mot par la régularisation plus complète de tous les éléments sociaux.

Plus tard les vaidyas, plus instruits et moins superstitieux que les Brahmanes, relèvent encore le niveau des études ; mais l'oppression musulmane ne tarde pas à venir y jeter le plus complet désarroi ; la médecine rationnelle se voit délaissée, l'âge de la décadence a commencé pour elle, et nous la rencontrons aujourd'hui plongée dans les ténèbres qui l'environnent dès ce moment. Les prêtres sont encore les médecins du pays, et le *Vagadastirum* renferme toutes leurs connaissances. Ce livre est considéré comme sacré ; il est écrit en langue sanscrite ; les Brahmanes seuls sont susceptibles de le comprendre. Ainsi, depuis des milliers d'années, la médecine des Indous est restée sta-

---

1. Consulter Daremberg, *Recherches sur l'état de la médecine durant la période primitive de l'histoire des Hindous.* Paris, 1867, in-8.

Jac. Bontius, *Medicina Indorum.* Lugd., Bat. 1718.

2. L'*Ayurvéda* a été écrit, dit-on, par Susruta, sous la dictée de Dhanvantari, dieu de la médecine. Liétard, contrairement à l'assertion du Dr Hessler, fait remonter ce livre aux environs du commencement de l'ère chrétienne.

tionnaire [1] et les idées médicales de ce peuple ne sont guère moins obscures aujourd'hui que celles des Egyptiens des premiers temps !

D'après les ouvrages de Susruta et de Charaka, l'anatomie servirait de base à la pratique indienne, et pas plus les autopsies que les dissections n'inspireraient d'horreur aux naturels du pays [2].

Les données physiologiques que nous révèle le système médical de l'Ayurvéda ne reposent guère que sur des hypothèses donnant lieu à des interprétations diverses : l'air, la bile, le phlegme sont nettement indiqués comme les trois humeurs radicales de l'économie, auxquelles viennent s'adjoindre les parties élémentaires (chyle, sang, sperme, urine, fèces, sueur, sang menstruel, lait) appelées à compléter la liste des sécrétions et excrétions organiques. Elles sont entretenues dans leur équilibre normal et régulier par un principe spécial, la force vitale, ou autrement dit l'âme, qui est une émanation divine, et dont la disparition provoque la mort.

La source du pouls réside à environ quatre doigts audessous du nombril et se divise en 72,000 artères, allant distribuer le sang aux diverses parties du corps ; la fécondation de l'homme s'opère dans le réservoir où est la source du pouls.

Comme en Egypte, d'ailleurs, il existe dans l'Inde des spécialistes, et les médecins sont distribués en sept ordres différents :

Le premier comprend ceux qui s'occupent des maladies des enfants ;

---

1. Ils croient la science venue du ciel et se garderaient d'altérer le précieux dépôt qu'ils ont reçu. Le Dr Wise ne rencontra dans toute une partie de l'Inde que quatre ou cinq Indous capables de lire les anciens ouvrages.

2. Les pratiques religieuses dont on environna ces sortes d'exercices empêchèrent toujours qu'ils ne devinssent profitables.

Le second, ceux qui guérissent de la morsure des animaux venimeux [1], et les Indous posséderaient, dit-on, sous ce rapport, un remède infaillible, mais complètement inconnu en Europe;

Les médecins de la troisième catégorie s'adonnent aux maladies mentales et chassent les démons;

Ceux de la quatrième s'occupent des affections des organes génitaux [2];

A ceux de la cinquième incombe la difficile tâche de prévenir la maladie;

La sixième comprend les chirurgiens;

La septième, ceux qui retardent les effets de la vieillesse [3], qui entretiennent les poils et les cheveux;

La huitième enfin, ceux qui s'occupent des maux de tête et des maladies des yeux [4].

Chacune des classes de médecins que nous venons de passer en revue a son dieu tutélaire, au nom duquel elle administre les médicaments et pratique les opérations.

Nous naissons tous avec le germe de trois maladies : les *vents* ou la *flatulence* (wodum), le *vertige* (bittum) et les *humeurs impures*; suivant sa prédisposition particulière, telle ou telle affection éclate de préférence chez tel ou tel

---

1. On connaissait, paraît-il, dans l'Inde 80 espèces de serpents venimeux. Le chiffre de la mortalité par la morsure de ces reptiles atteint encore aujourd'hui des proportions considérables : en 1866, d'après le Dr Schortt, il est mort, dans la seule présidence de Madras, jusqu'à 1,890 personnes par cette seule cause.

2. Contre ces affections on emploie la saignée locale du pénis et on cautérise les ulcérations au moyen du sulfate de cuivre ou du sulfate de fer. Les prières jouent aussi un grand rôle dans la cure de ces maladies.

3. On prétendait prolonger la vie 500 ans et même mille ans à l'aide d'élixirs merveilleux (Dr Handvogel). — Si l'on croit Ctésias, les Indiens atteindraient 120, 130, 150 ans, et ceux qui poussent le plus loin leur carrière vivraient 200 ans (*Hist. de l'Inde. Excerpta* Photii.)

4. Plusieurs auteurs attribuent à Susruta la connaissance de la cataracte (lingança) et de son traitement.

individu. Nous dispenserons le lecteur des fastidieuses divisions admises à propos des trois états morbides sus-énoncés, nous contentant de rapporter ici le chiffre fabuleux de 2887, qui indique la somme de toutes ces maladies, tant spirituelles que corporelles.

Deux ordres de causes paraissent les engendrer : les fautes commises dans une existence antérieure et les altérations humorales [1].

Le diagnostic pourrait être sérieux, si les premières notions de pathologie ne faisaient manifestement défaut aux Brahmanes. En effet, loin de se baser seulement sur l'état du pouls, à la façon des Chinois, ils poussent leurs investigations plus avant, et ne manquent jamais de se livrer à l'examen approfondi des diverses excrétions et à celui des urines. D'après d'anciens documents, les médecins reconnaîtraient au goût l'urine des diabétiques.

Pour ce qui est du pronostic, « c'est une chose importante, dit le docteur Handvogel [2], que de connaître l'individualité et le nom du messager expédié pour chercher le médecin, de savoir l'attitude dans laquelle l'envoyé a trouvé le docteur, lors de sa visite. Le pronostic serait favorable, si le messager avait rencontré le médecin assis sur la place publique, le visage tourné vers l'Orient ».

Les Brahmanes interrogent en outre les astres, le vol des oiseaux, etc... Leur reste-t-il encore quelque incertitude ? ils versent quelques gouttes d'huile dans l'eau ; si l'huile surnage, on en augure que le malade sera sauvé ; dans le cas contraire, il est fatalement voué à la mort. Aussi,

---

1. Les Indiens rangent dans la première catégorie les maladies en présence desquelles ils se trouvent impuissants ; la seconde, au contraire, comprend les affections qu'ils prétendent guérir.

2. Handvogel, *Aperçu historique de l'origine de la médecine.* Paris, 1877.

comme le fait spirituellement remarquer Renouard, on ne doit guère rencontrer de médecins pessimistes dans l'Inde.

Le récit de cette expérience suffit à faire comprendre combien sont peu étendues les notions chimiques de ce peuple ; elles se bornent à peu près aux compositions médicinales qui, pour la plupart, renferment de la fiente et de l'urine de vache.

Choisir son alimentation, accorder au sommeil de longues heures, mener enfin une vie sobre et réglée, tels sont, aux yeux des Indous, les trois grands moyens de prolonger l'existence.

Leurs médicaments se divisent en six classes qui correspondent aux six saveurs générales admises dans le pays, et se composent d'une multitude de drogues dont on accompagne l'administration de formules magiques et d'invocations mystérieuses [1]. La saignée se pratique au moyen d'un instrument assez analogue à notre lancette et appelé *Kutharica*.

Si l'on en croit quelques auteurs, la chirurgie aurait atteint dans l'Inde un assez haut degré de perfection [2], bien qu'elle soit soumise à de superstitieux procédés [3].

Les cautères occupent une large place dans l'arsenal des Indous ; l'usage du fer rouge est même poussé chez eux jusqu'à l'abus.

. L'opération du bec-de-lièvre, la taille, la laparotomie

---

1. Un malade ne doit pas faire de grimace en avalant un remède, car alors il ressemblerait à Brahma et à Shiva, et commettrait un grand péché. (Ouvrage de John Cooper sur les trois présidences de l'Inde.)

2. Voir Trendelemburg (Fr.), *De veterum Indorum chirurgiâ*. Berol, 1866, in-8.

3. Il faut choisir l'époque de l'opération, brûler certaines herbes pour chasser les diables et les mauvais esprits renfermés dans les blessures, et placer l'opérateur dans telle position, selon la nature de la cause de la plaie. (John Cooper, *loc. cit.*)

leur sont connues, et ils possèdent même, suivant la traduction du prétendu texte original de Susruta, quelques éléments d'autoplastie.

On rencontre dans le Rig–Véda, recueil d'hymnes sacrés, l'opinion que les enfants naissent à dix mois [1], et l'Ayur-véda, ultérieur de quelque cinq cents ans au précédent ouvrage, nous fournit des détails intéressants sur l'obstétrique [2].

Si la femme enceinte est d'une condition élevée, elle se rend, au neuvième mois de sa grossesse, dans un établissement particulier, où elle devient l'objet de soins spéciaux (lotions, frictions), et d'un examen approfondi. On hâte l'accouchement en faisant absorber à la patiente une quantité énorme d'eau de riz fermentée, et la délivrance s'opère par pression extérieure sur le ventre. La connaissance de la version et même celle de l'embryotomie sont encore attribuées plus ou moins gratuitement à Susruta.

CHAPITRE VI

MÉDECINE DES CHINOIS.

Les Chinois nous offrent le remarquable exemple d'un peuple dont les mœurs, la science, la religion se trouvent depuis plus de quatre mille ans immobilisés dans une torpeur sans égale. Pas plus que celle des Indiens, leur

---

1. *Rig-Véda.* Traduction Langlois. Paris, 1848-1851. Cet ouvrage remonte au moins à 1500 ans avant Jésus-Christ.
2. *Susruta-Ayurvéda. Id est medicinæ systema,* etc. Traduction latine par Fr. Hessler. Erlangen, 1844-1850, 3 vol.

médecine n'a progressé, et l'état actuel nous représente assez exactement l'histoire primitive.

L'isolement presque absolu où s'est volontairement confinée cette nation et la difficulté qu'éprouve le vulgaire à déchiffrer les écrits des Mandarins ou lettrés du pays sont autant de causes qui ont empêché le flambeau civilisateur de la science de pénétrer plus avant dans le Céleste-Empire.

Les Chinois font remonter leur monarchie à la plus haute antiquité et considèrent comme leur premier roi Fohi, à qui succéda Ciningo, célèbre, dit-on, par les expériences auxquelles il se livra pour constater la vertu des plantes. L'époque où vécurent ces deux souverains reste fort obscure, et c'est seulement à partir d'un de leurs successeurs nommé Yao que la chronologie revêt les caractères d'une probabilité voisine de la certitude [1].

Quoi qu'il en soit, la Chine possède quelques écrits fort anciens concernant la médecine, mais les Mandarins regardent comme son véritable fondateur Hoang-ti, auteur d'un ouvrage fort apprécié, *le Nuy-Kim*, composé 2706 ans avant l'ère chrétienne [2]. Ce livre s'occupe surtout d'anatomie et renferme des notions fort peu exactes. Il servit néanmoins de code médical aux Chinois pendant longues années, et nous nous rendons aisément compte de l'ignorance de ces derniers sur la structure du corps humain, en songeant à la défense expresse qui leur fut faite d'ouvrir

---

1. Des preuves sérieuses d'authenticité témoignent au reste en faveur de cette chronologie : les points de repère qui y sont indiqués (éclipses, règnes, révolutions, etc.) ont été admis par tous les peuples, et Confucius, cette autorité si compétente, ne l'a jamais révoquée en doute.

2. D'après de nouveaux documents, l'auteur du *Nuy-Kim* resterait inconnu, et cet ouvrage aurait été rédigé dans les premières années de l'ère chrétienne.

des cadavres : le respect dû aux morts motiva chez eux cette interdiction.

Au commencement du dernier siècle, un empereur du nom de Cang-hi fit traduire en langue du pays (tartare mantchoux) le Traité d'anatomie de Dionis ; mais pas plus cette traduction que l'autorisation accordée par le même souverain d'ouvrir quelques corps de suppliciés ne modifièrent les idées anatomiques des Chinois [1].

Ils admettent deux principes de vie : la chaleur vitale (yang) ; l'humide radical (yn). Les esprits et le sang servent de véhicule à ces deux principes. Quant au corps lui-même, ils le comparent, dans leur langage imagé, à une sorte de luth dont les artères, les veines et les nerfs représenteraient les cordes. Diverses relations existent entre le principe de vie et les différentes régions du corps. C'est ainsi que l'humide radical réside à gauche dans le cœur, la rate et le rein gauche, et à droite dans le poumon, le foie et le rein droit ; ce rein est considéré comme le réservoir de la semence. La chaleur vitale, à son tour, siège dans l'estomac, l'intestin, la vésicule du fiel, les uretères ; elle communique d'ailleurs avec l'humide radical par des canaux destinés à répandre une vigueur spéciale dans l'économie tout entière.

Ici, comme dans l'Inde, on attache la plus grande importance aux caractères du pouls, et le Père Duhalde ajoute même qu'on arrive parfois à des résultats surprenants [2].

Le principal traité que possèdent les Chinois sur ce sujet est attribué au médecin Ouang-chou-ho, qui a vécu quelques siècles avant l'ère chrétienne ; le Père Hervieux l'a traduit en notre langue, et A. Cleyer en a donné une

---

1. Voir, pour plus de renseignements : Licutaud, *Anatomie des Chinois.* (*Gazette des hôpitaux*, 1844.)
2. Père Duhalde, *Histoire générale de la Chine.*

traduction latine [1]. Essayons d'en résumer les principales maximes [2].

1° Chaque organe essentiel a un pouls contraire qui change avec les saisons et varie aussi suivant l'âge et le sexe de l'individu ;

2° Toute maladie a son pouls particulier, et les pouls irrupteurs avertissent le médecin des divers troubles survenus dans l'économie ;

3° Il existe sept pouls externes ou pouls de la chaleur innée, huit pouls internes ou pouls de l'humide radical, et neuf pouls des grandes voies de communication, annexes des pouls externes et des pouls internes ;

4° Il est des pouls dont le diagnostic est mortel ;

5° Le pouls sert à reconnaître les affections du cœur, du foie, de l'estomac, du poumon et des reins. Il peut aussi indiquer la joie, la compassion, la tristesse, l'inquiétude, la crainte, la frayeur, la colère. Celui des femmes enfin est caractéristique de leurs divers états physiologiques et morbides.

La carrière médicale n'exige aucune sorte d'examen, et jadis une seule personne exerçait à la fois toutes les branches de notre art. Mais il n'en est plus ainsi de nos jours, et les médecins (*phondo*) [3] sont distincts des chirurgiens

---

1. André Cleyer, *Specimen medicinæ sinicæ, sive opuscula medica*, etc. Francfurti, anno 1682, in-4°.

2. Consulter, pour plus amples détails à ce sujet : *La médecine chez les Chinois*, par le capitaine Dabry. Paris, 1863.

3. « Les médecins de la cour ont été institués par l'empereur Kang-Hi ; ils sont au nombre de 30 environ, 2 à boutons bleus, 6 ou 8 à boutons blancs, les autres à boutons dorés des deux classes ; ces derniers sont, à la vérité, des aides plutôt que des praticiens.... Les médecins à boutons bleus ont seuls le droit de visiter l'empereur malade, mais sous aucun prétexte ne doivent lui adresser la parole ; tout au plus ont-ils pu s'enquérir à l'avance des principaux symptômes auprès des eunuques de service. Assis sur un fauteuil ou couché sur un lit, le Fils du Ciel tend un bras à chaque médecin. Ceux-ci tâtent le pouls et, recueillis dans une profonde méditation, doivent, par

(*gecqua*), ainsi que des spécialistes pour les maladies des yeux (*ksieu-sinka*) ; la profession de pharmacien est à peu près inconnue.

Les honoraires sont peu élevés, et les pauvres ne payent que six sous sterling par visite (60 centimes de notre monnaie).

De plus, par une délicatesse digne de tout éloge, le médecin qui a vu une première fois un malade n'y retourne que si on le fait de nouveau appeler.

L'Étiologie et la Pathogénie sont fort peu avancées dans l'Extrême-Orient : le froid, le vent, l'humidité, telles sont à peu près les seules causes que l'on invoque.

Toute la symptomatologie doit être expliquée par le simple examen du pouls, et ce même examen doit permettre de porter le diagnostic de l'affection. Il est d'ailleurs intéressant de suivre le médecin dans une de ses visites [1]. Dès qu'il est appelé, l'homme de l'art se rend en toute hâte auprès du malade et fait d'ordinaire apporter par quelque serviteur une sorte d'armoire à plusieurs casiers, dans lesquels sont rangées avec ordre les diverses espèces de racines ou de pâtes dont il croit avoir besoin. S'approchant ensuite du malade, il l'engage à reposer son bras sur un coussin et lui tâte le pouls. C'est ici surtout que doit s'exercer la sagacité du praticien, car c'est à peu près le seul mode d'examen auquel il puisse procéder ; aussi assure-t-on qu'il n'y consacre jamais moins d'un quart d'heure. Cette première scène

---

ce seul examen, poser un diagnostic qui, sous les peines les plus sévères, ne saurait différer entre les deux. Pour l'impératrice et les princesses du sang, les choses se passent avec plus de rigueur encore. Le bras de la malade est passé au travers d'une tenture de soie, l'endroit seul où se tâte le pouls reste à découvert. » (Morache, *Dict. des sciences médic.*, art. CHINE.)

1. Nous avons emprunté d'intéressants détails sur cette question à l'excellente thèse de M. Lepage, *Recherches historiques sur la médecine des Chinois*. Paris, 1813.

terminée, il se lève et proclame d'un ton aussi emphatique que convaincu le siège et la nature de la maladie, les symptômes qu'éprouve le patient, l'époque précise à laquelle ils céderont et l'issue favorable ou funeste. C'est un diagnostic et même un pronostic des plus complets que doit établir dès sa première visite un médecin chinois.

La variole est connue, dit-on, depuis fort longtemps [1] ; on l'appelle *Tchou-hoa*, et le germe de cette maladie semble se développer dans certaines conditions atmosphériques, dont la détermination est difficile.

La vaccination, si l'on en croit certains auteurs, aurait même été pratiquée en Chine, bien avant qu'on l'expérimentât en Europe [2]. « La fatale nécessité d'avoir la petite vérole, ou dans l'enfance ou dans un âge plus avancé, nous dit le Père Cibot, fit imaginer à un médecin d'aller au-devant de ses coups, pour ainsi dire, par l'inoculation, afin de vaincre sa malignité en s'y préparant. Le premier succès de cette tentative singulière étonna la médecine et enthousiasma le public. On crut ici, sur la fin du dixième siècle, que l'inoculation qu'on venait d'imaginer pour le petit-fils du prince Tchin-siang allait fermer pour jamais tous les tombeaux que la petite vérole faisait ouvrir. Le secret s'en répandit rapidement dans toutes les provinces de l'empire et pénétra jusque dans les villages. Tout le

---

1. Les Chinois assignent l'an 1122 avant J.-C. comme date de l'apparition de la petite vérole dans le Céleste-Empire. Il a été publié par les membres du collège impérial de médecine un traité analytique de cette maladie, dont le Père Cibot a donné la traduction dans les mémoires rédigés par les missionnaires de Pékin. Plusieurs historiographes élèvent des doutes sur l'ancienneté de la variole dans l'Extrême-Orient, et Anglada croit entre autres que, « quelle que soit l'inviolabilité des barrières qui isolaient la Chine du reste du monde, on ne saurait comprendre qu'elles n'aient pas laissé passer le virus de cette affection, pendant cette longue série de siècles qui auraient précédé son invasion parmi nous ».

2. On la pratique en introduisant dans les narines du coton imbibé de virus vaccinal.

monde prétendait que quiconque avait été inoculé ne pouvait plus avoir la petite vérole, et tout le monde faisait semblant de le croire; mais cette opinion, si consolante pour les pères et mères, n'a pas pu se soutenir plus d'un demi-siècle. Les petites véroles épidémiques ont coulé à fond les systèmes et les raisonnements par des faits si décisifs et si multipliés qu'il a fallu se rendre. »

La chirurgie n'a guère plus progressé que la médecine.

On considère la cataracte comme étant sans remèdes.

Quelques topiques, quelques aiguilles à acupuncture [1], des moxas [2] forment à peu près tout l'arsenal chirurgical des Chinois.

Néanmoins, s'ils ne sont pas forts chirurgiens, il est une opération, paraît-il, dans laquelle ils excellent : je veux parler de la castration. Ils la pratiquent, dit-on, avec tellement d'habileté, que les malheureux patients peuvent reprendre presque aussitôt leurs occupations sans être trop incommodés [3].

---

1. « Pour faire l'opération de l'acupuncture, on se sert d'aiguilles fabriquées avec des métaux très flexibles, très durs, très ductiles, et autant que possible inoxydables ; l'or et l'argent doivent être employés de préférence. On fabrique également d'assez bons instruments avec l'acier bien trempé, recuit et parfaitement poli. » (Dabry, *loc. cit*)

2. C'est aux Chinois que nous devons l'usage des moxas ; on les emploie aussi fréquemment en Chine que rarement en Europe.

3. Les intéressants détails que nous donne M. Morache sur le manuel opératoire de la castration paraissent cependant témoigner contre cette prétendue innocuité : « Le patient, adulte ou enfant, affaibli par la misère, a besoin d'être préparé pendant quelque temps par un bon régime ; au jour dit, on le plonge dans un bain très chaud, et on exerce sur la verge et les bourses un massage gradué, afin d'engourdir probablement la sensibilité. Ramassant ensuite les deux organes en un seul paquet, on les enroule d'une petite bande en soie, régulièrement appliquée de l'extrémité vers la base ; on serre progressivement jusqu'à donner aux parties la forme d'une espèce de boudin allongé. A ce moment, l'opérateur, armé d'un couteau bien tranchant, sectionne d'un seul coup les organes au niveau du pubis, et son aide applique immédiatement sur la blessure la main remplie de poudre styptique.... Les eunuques assurent que l'hémorrhagie se produit rarement, avec

Les femmes s'occupent seules d'accouchements, tant est grande la fanatique exagération de la décence chez ce peuple, et l'instruction des matrones est loin de répondre à toutes les exigences de l'art [1]. « La plupart des Chinoises accouchent à genoux, les genoux pliés et écartés, les mains placées sur les cuisses, fournissant en avant un point d'appui au corps. Jamais un homme, pas même le mari, encore moins un médecin, n'est admis auprès de la parturiente. »

La thérapeutique et la matière médicale [2] sont peut-être un peu mieux connues que la pathologie ou l'obstétrique.

Les Chinois emploient surtout les substances sous forme de décoction, mais se servent aussi de potions, de pilules, d'infusions, etc...

La saignée est fort rarement usitée parmi eux, et il en est de même des lavements, qu'on désigne dans le Céleste-Em-

---

gravité du moins, mais l'accident à craindre est l'oblitération du canal de l'urèthre. Si, au bout de trois ou quatre jours, le patient n'a pas uriné, il est regardé comme perdu, et l'on ne s'en occupe plus ; dans le cas contraire, si les pièces de pansement sont souillées par l'urine, on lave la plaie avec soin, et le blessé peut être regardé comme hors de danger. Sur les enfants, l'opération paraît réussir deux fois sur trois ; sur les adultes, moitié moins. Comme résultat définitif, on constate une cicatrice, large de 3 centimètres à peine, les bords de la plaie ayant été rapprochés par le mode de pansement ; au centre est un infundibulum où aboutit le canal de l'urèthre. La miction s'exerce régulièrement et nécessite seulement la position accroupie. » (*Dict. encycl. des sciences médic.*, art. CHINE.)

1. « Le lit sur lequel doit avoir lieu l'accouchement ne doit être ni trop dur, ni trop mou. Deux personnes seules, l'accoucheuse et une aide, assisteront l'accouchée. Refuser impitoyablement l'entrée de la chambre à toute autre personne. Recommander aux gens de la maison de ne pas faire de bruit au moment de l'accouchement, et de veiller à ce que les portes ne battent pas, que les chaises ne tombent pas avec fracas, etc., de peur de nuire à la mère et à l'enfant. Acheter du vinaigre très fort, dont on se servira en cas de défaillance, et une certaine quantité de millet qui sera donné après l'accouchement. » (Dabry.)

2. Voir Debeaux, *Essai sur la pharmacie et la matière médicale des Chinois*, Paris, 1856, et Léon Soubeiran et Dabry, *Matière médicale chez les Chinois*, Paris, 1874.

pire sous le nom de *remède des barbares*, parce que les Chinois en tiennent le secret des Européens.

On use parfois de vomitifs et de purgatifs, et la plus grande confiance règne dans l'emploi des ventouses et des bains.

Il existe dans l'Extrême-Orient plusieurs sources d'eaux thermales et minérales.

Pour ce qui concerne les médicaments proprement dits, les Chinois possèdent un ouvrage intitulé *Herbier chinois* (peut-sao-cang), qui ne renferme pas moins de 60 volumes et est attribué au médecin Li-ché-tchi [1] ; le Père Duhalde en a donné un extrait, et on est étonné de voir le nombre des substances appartenant aux divers règnes de la nature, dont ils font un emploi journalier [2]. La réglisse, l'armoise, la sabine, le camphre, la myrrhe, les écorces de gingembre ont à peu près les mêmes usages qu'en Europe. Le quinquina a été importé en 1703 pour guérir un empereur atteint de fièvres tierces. Citons aussi parmi les végétaux le *Gin-seng*, que les Chinois regardent comme un puissant aphrodisiaque ; le *Gynocardia odorata,* dont ils préconisent les semences contre les dermatoses, et le *Pardanthus chinensis,* doué, dit-on, de propriétés excessivement remarquables. On prône encore les nids d'oiseaux, les ailerons de requin comme des moyens propres à rendre la virilité aux tabescents.

---

1. Le musée Britannique possède une copie de l'ouvrage de Pun-Tsaou, indiquant 1111 médicaments ou substances médicamenteuses (Handvogel).

2. « Ce qui frappe au premier abord, dit Gubler (*Rapport à l'Académie de médecine* sur l'ouvrage de MM. Soubeiran et Dabry), quand on parcourt du regard ce vaste tableau, c'est qu'il reproduit, dans son ensemble et même dans un grand nombre de détails, les traits que nous sommes habitués à retrouver dans les matières médicales européennes. On y voit avec étonnement figurer la majeure partie des substances usitées parmi nous, et ce n'est pas non plus sans quelque surprise que l'on vient à constater la similitude des indications, et jusqu'à un certain point l'analogie des idées théoriques qui président à leur emploi. »

Parmi les principes d'origine minérale , le nitre, l'alun, l'acide sulfurique , le cinabre, le borax, le mercure, etc., leur sont connus ; mais l'application journalière que l'on en fait laisse beaucoup à désirer.

On emploie enfin avec un certain succès le lait de femme contre l'ophthalmie des nouveau-nés, et pour joindre un peu de charlatanisme à la cure, nos antipodes prennent soin de laisser tremper des yeux d'éléphant dans le lait, avant de le faire boire. De même aussi ils attribuent au sang de cerf la propriété de guérir la phthisie, comme à celui de l'âne celle de combattre la folie et la manie. Les cendres de cigales sont, dit-on, souveraines contre la dysenterie [1].

Une femme est-elle en proie à un accouchement laborieux, celle qui l'assiste lui met dans la main un cheval marin, et la délivrance s'effectue aussitôt.

CHAPITRE VII

MÉDECINE DES GAULOIS.

Les Gaulois possédèrent de célèbres philosophes et théologiens connus sous le nom de *Druides ;* ceux-ci furent à la fois juges, sacrificateurs et médecins.

---

1. « Il existe en Chine un médicament appelé *Ling-pao-jou-y-ton*, c'est-à-dire trésor surnaturel pour tous les désirs. C'est un sudorifique très puissant. Il se vend au poids de l'argent et sous la forme de globules. — Un seul de ces petits globules longs, réduit en poudre, et mis dans le nez comme une prise de tabac, occasionne une si longue suite non interrompue de violents éternuments, que bientôt tout le corps entre en transpiration ; et lorsque enfin, après cette crise sternutatoire, on revient à soi, on se trouve comme inondé de sueur. On se sert encore de cette poudre pour voir si un malade

Pline nous enseigne que le gui de chêne [1] était fort en
honneur parmi eux, et on le considérait comme un excellent remède à la stérilité et aux morsures ; aussi la récolte
en fut-elle accompagnée de cérémonies bizarres. On fit
grand usage aussi d'un végétal, *selago*, offrant de grandes
analogies avec la sabine [2].

César, de son côté, nous apprend [3] que lorsque quelque
Gaulois se trouvait gravement malade, il formait le vœu
d'offrir un sacrifice humain, et les Druides consentaient à
devenir les instruments de ces horribles immolations, ce
qui a fait dire à Plutarque :

« N'eût-il pas mieux valu, pour les Gaulois, n'avoir jamais connu de dieux, que de croire qu'ils aimaient à se
repaître du sang des hommes, et de regarder les victimes
humaines comme le sacrifice le plus parfait qu'ils puissent
leur offrir ? »

---

est en danger prochain de mort : si une prise, disent les Chinois, est incapable de le faire éternuer, il mourra certainement dans la journée ; s'il
éternue une fois, il n'y a rien à craindre jusqu'au lendemain ; enfin l'espoir
augmente avec le nombre des éternuments. » (Huc.)

1. « Rien n'était plus sacré à leurs yeux que le gui excessivement rare qui
vient sur le rouvre, qu'ils appelaient d'un nom signifiant *remède universel*.
Quand on en avait découvert un, on le cueillait en grand appareil le 6e jour
de la lune. On préparait, sous le rouvre, selon les rites, des sacrifices et des
festins, et l'on y amenait deux taureaux blancs dont les cornes n'avaient
pas encore été attachées. Le prêtre, en vêtements blancs, montait sur
l'arbre, et avec une serpe d'or détachait le gui, que l'on recevait en bas sur
une soie blanche. Puis on immolait les victimes en implorant la faveur du
Dieu. » (*La Gaule et les Gaulois, d'après les écrivains grecs et latins.*
Paris.)

2. La verveine, le samolus furent encore, aux yeux des Gaulois, des plantes sacrées. (Voir Pline, L. XVI, 95 ; XXIV, 62, 63 ; LXII, LXIII.) — L'oursin
pétrifié fut considéré comme un précieux talisman.

3. César, *De bello gallico*, Livre VI. — Les victimes étaient ou frappées
par le glaive ou brûlées dans d'immenses mannequins d'osier. Un autre
genre de sacrifice consistait à acheter quelque misérable que l'on nourrissait
pendant une année entière aux frais du Trésor. Le jour de l'immolation
arrivé, il était promené dans la ville, puis conduit hors des murs et mis
à mort.

L'antiquité druidique remonte à une époque inconnue ; suivant Aventinus, il y avait eu un collège de Druides sous un certain Herman ou Hermion, roi des Allemands, que certains historiens prétendent avoir été contemporain lui-même du patriarche Jacob. La date qui rappelle la chute de leur ministère offre les caractères d'une certitude beaucoup plus grande : Pline [1] et Suétone [2] disent, en effet, que les empereurs Tibère et Claude rendirent contre eux de sévères édits qui les forcèrent à s'exiler ou à mourir.

A côté des Druides, les Gaulois, suivant Diodore de Sicile [3], ont aussi des devins qui jouissent de la plus grande vénération. Ces devins prédisent l'avenir par le vol des oiseaux et par l'inspection des entrailles des victimes. Lorsqu'ils veulent présager quelque grand événement, ils immolent un homme en le frappant à la région sus-dia-phragmatique, et rendent ensuite leurs oracles d'après la chute de la victime, les convulsions des membres et l'écoulement du sang, fidèles à la tradition antique et à la foi de leurs sacrifices.

Quoique rudes à la fatigue et d'un caractère hautain, les Gaulois s'adonnent à leurs appétits brutaux. Diodore ajoute que, « malgré la beauté de leurs femmes, ils ont très peu de commerce avec elles, mais se livrent à la passion la plus absurde pour le sexe masculin, et couchés à terre sur des peaux de bêtes sauvages, ils ont d'habitude, de chaque côté, un compagnon de lit. Mais ce qu'il y a de plus étrange, c'est qu'au mépris de toute pudeur naturelle, ils prostituent ainsi avec insouciance la fleur de la jeu-

---

1. « Tibère supprima les Druides et toute cette race de devins et de mé-decins. » (Pline.)

2. « Après lui, Claude abolit complètement, dit Suétone, cette religion si cruelle. »

3. Diod. Livre V, ch. XXXI.

nesse ; loin de trouver rien de honteux dans un pareil commerce, ils se croient déshonorés, si l'on refuse les faveurs qu'ils offrent [1] ».

CHAPITRE VIII

MÉDECINE DES GRECS AVANT HIPPOCRATE.

ARTICLE Ier.

TEMPS FABULEUX.

Quelques auteurs se sont épuisés en stériles recherches sur l'origine de la médecine grecque ; plusieurs même sont d'avis que de l'Egypte la médecine passa en Grèce [2] ; mais le professeur Andral s'est inscrit en faux contre une pareille assertion [3], et nous nous rangerons à l'avis de l'illustre

1. En repassant en esprit l'histoire des diverses nations qui ont fait jusqu'à présent l'objet de notre étude, nous voyons que partout, malgré les défectuosités sans nombre qui les déparent, il existe des germes de médecine, et nous pouvons à bon droit nous écrier avec Pline « que si on peut trouver un peuple sans médecins, il est impossible d'en découvrir un seul qui n'ait pas eu de médecine ».

2. « L'arbre de la science fut donc transplanté en Grèce, et quoique le sol fût moins fertile qu'en Egypte, il y porta de plus beaux fruits ; cela est hors de doute. Mais il n'en est pas moins vrai que les philosophes grecs allèrent presque tous sur les bords du Nil puiser à la source des arts et des sciences, et qu'ils devinrent comme autant de canaux par où s'écoulèrent en Grèce les richesses intellectuelles des Egyptiens. » (Houdart, *Etudes sur la vie d'Hippocrate*, 2e édition. Paris, 1840.)

3. « On a voulu trouver des rapports entre la médecine grecque et la médecine égyptienne, dit Andral, sous le spécieux prétexte que les peuples de la Grèce tirent leur origine d'une colonie égyptienne. Si cette origine est vraie, cette colonie, une fois transplantée sur le sol hellénique, s'y est transformée au point de ne conserver aucun trait de ressemblance avec la mère-patrie » (Andral, *Cours d'histoire de la médecine*.)

Telle est encore l'opinion de M. le professeur Laboulbène : « Les Egyptiens

pathologiste. Une trop grande différence existe en effet
entre les deux pays sous le rapport des institutions tant
politiques que sociales et religieuses, pour ne pas considérer cette idée de transmission comme un véritable
mythe : autant l'Egyptien est autoritaire, autant le Grec
se montre avide de liberté. Et puis, quelle distance n'existe-
t-il pas entre les notions médicales elles-mêmes de l'Egypte
et de la Grèce ? — Là tout n'est qu'empirisme ; ici, au contraire, nous voyons surgir à côté de lui une philosophie
véritable, qui atteint parfois les plus grandes hauteurs de la
spéculation scientifique. C'est donc en Grèce qu'a pris
naissance la médecine grecque, et nous sommes heureux
de saluer comme berceau de notre art un pays qui occupe
lui-même un des premiers rangs dans l'histoire de la
civilisation.

Mais il serait téméraire, croyons-nous, d'assigner une
date quelconque à l'origine de cette médecine ; un trop
épais brouillard l'enveloppe, et l'antiquité grecque appartient plutôt à la mythologie qu'à l'histoire. Daniel Leclerc
consacre de longues pages à étudier Mélampe [1] et
Esculape lui-même [2], dont les noms d'authenticité fort
douteuse paraissent être du domaine de la fable. Au milieu
d'une multitude d'appellations plus ou moins bizarres
vient naturellement prendre place un grand nombre de

---

ont présenté de bonne heure les marques de la civilisation, dit-il ; mais on a
eu tort, à mon avis, de les regarder comme enseignant aux Grecs les notions
médicales. Les Grecs ont eu un génie propre, et leurs législateurs, ainsi que
leurs philosophes, Solon, Démocède, Alcmœon, Démocrite, Aristote, n'ont
pas été chercher une voie hors de leur pays. »

1. On lui attribue plusieurs cures merveilleuses, et en particulier la guérison
des filles de Prœtus, roi d'Argos. Ces princesses, atteintes d'aliénation mentale, durent boire, d'après la prescription de Mélampe, du lait dans lequel
on avait fait infuser de l'ellébore. Elles recouvrèrent la santé, et Prœtus accorda au médecin l'une d'elles en mariage avec le tiers de son royaume.

2. On considère Esculape comme l'antique souche de l'illustre famille des
Asclépiades, qui a fourni tant de génies à la Grèce.

dieux et de déesses, descendus de l'Olympe pour exercer les fonctions médicales. Machaon et Podalire[1] (auxquels Etienne de Bysance attribue l'invention de la saignée) touchent, comme le dit très bien Renouard, aux confins qui séparent la mythologie de l'histoire. On les dit fils d'Esculape, que Pindare appelle « le vainqueur de toutes les maladies[2] ».

Nous distinguerons parmi les médecins grecs trois catégories distinctes.

Les uns, en effet, appartenant au collège sacerdotal, se rendent dans le temple d'Esculape, pour secourir les malades qui y affluent de toute part, et tracent ensuite sur des tables le nom des patients, le genre de maladies dont ils sont affectés, les remèdes qui les ont soulagés.

D'autres sont, dans toute l'acception du mot, de vrais philosophes. Après avoir médité sur les lois qui régissent l'univers, ils contemplent le corps humain et s'efforcent d'en découvrir les mystérieux rouages par d'ingénieux rapprochements établis avec ces lois.

Si les premiers sont des empiriques, la médecine, telle que la pratiquent les seconds, mérite bien le nom de médecine spéculative.

On rencontre enfin une troisième catégorie de praticiens qui, sous le nom de *directeurs de gymnases*, s'occupent d'hygiène et de chirurgie (luxations, fractures, etc.).

Les prêtres exercent la médecine dans les temples et portent le nom générique d'*Asclépiades*[3].

---

1. Machaon et Podalire s'illustrèrent au siège de Troie ; ce dernier, paraît-il, aurait été spécialement chargé d'exercer la médecine, tandis que son frère se serait livré à la pratique chirurgicale.

2. Omnigenerum propulsor morborum (*Fabul.*, cap. 14).

3. Cette dénomination provenait, d'après Malgaigne, de ce que les plus célèbres d'entre eux appartinrent à la famille d'un Asclépiade. Houdart considère les Asclépiades « comme autant d'anneaux qui lient sans interruption la médecine des temps héroïques à la médecine des temps historiques.»

« Parmi toutes les cérémonies, écrit Dezeimeris, celle que les Asclépiades accréditèrent le plus est connue sous le nom d'incubation ; elle consistait à coucher dans le temple pour obtenir la guérison de ses maux... Quand le malade était admis, il y avait des cérémonies préalables auxquelles on mettait un appareil propre à en imposer au peuple, toujours avide du merveilleux. Du sanctuaire ou du fond des temples il sortait quelquefois une agréable vapeur qui remplissait le lieu où se tenaient les consultants : c'était l'arrivée du dieu qui parfumait tout par sa présence. Après ces préparations cérémonielles, venaient les jeûnes, les expiations et les lustrations ; car il est bon d'observer que le dieu ne se communiquait pas à des sujets impurs. A ces religieuses grimaces succédaient les sacrifices, et chaque temple avait les siens. En certains endroits, on sacrifiait à Esculape des moineaux, et en d'autres c'étaient des coqs... Quand les ablutions et les sacrifices étaient finis, les malades se couchaient ; le sacrificateur éteignait les lampes et recommandait de dormir, ou du moins de garder un profond silence par respect pour le lieu ; car le moindre bruit effarouchait la divinité, qui avait de bonnes raisons pour ne pas s'exposer aux regards curieux et indiscrets des profanes. Lorsque le sacrificateur croyait tout son monde bien endormi, il saisissait ce moment pour faire sa ronde et s'emparer des noix, des figues, des gâteaux et des autres offrandes qui avaient été transportées de l'autel sur la table sacrée ; car, puisqu'il guérissait pour le dieu, il était juste qu'il mangeât pour lui. Le lendemain on disait que l'immortel avait tout consommé[1]. »

Les temples sont situés dans des lieux agréables, entou-

---

1. Dezeimeris, *Dict. hist.*, art. ASCLÉPIADE. — Voy. également Gauthier, *Recherches historiques sur l'exercice de la médecine dans les temples, chez les peuples de l'antiquité*, 1844.

rés de jardins, où les oiseaux viennent mêler leur mélodieux ramage au bruit lointain des sources d'eau vivifiante. Les malades trouvent là d'hygiéniques distractions, mais les mystérieuses pratiques y règnent en souveraines, et on s'efforce, en leur suscitant diverses émotions morales, de frapper l'imagination des malheureux qui viennent implorer leur guérison. Ce n'est d'ailleurs pas un si mauvais moyen, et une excitation imprévue transmise à l'organisme par la foi ou la frayeur est bien susceptible d'opérer, dans certains cas, des cures merveilleuses. N'est-ce pas là l'arme théurgique la plus puissante dont se sont servis tous les peuples jusqu'à nos jours ? Et sans invoquer les superstitieuses pratiques, si nombreuses encore aujourd'hui, l'application scientifique de cette méthode n'a-t-elle pas donné parfois les résultats les plus satisfaisants à des hommes aussi instruits qu'éclairés [1] ?

ARTICLE II.

LA MÉDECINE DANS HOMÈRE.

Parmi les philosophes, il en surgit de temps à autre quelqu'un qui sut joindre les études spéculatives à la pra-

---

1. Les exemples sur ce point abondent dans les annales de la science.

Natalis Guillot, imitant en cela l'illustre Bœrhaave, voulut essayer les effets de la frayeur, en annonçant à une paralytique qu'il allait, dans le but de la guérir, la cautériser au fer rouge. Au moment où on se disposait à opérer, la malade, par un suprême effort, quitte son lit et court dans la salle.

M. Bouchut, auquel nous empruntons ce trait, en cite plusieurs analogues, parmi lesquels le suivant : La femme d'un kalife, atteinte d'hémiplégie dont elle ne pouvait guérir, consulta un médecin qui lui promit de lui rendre le mouvement à condition que son mari le laisserait faire et ne se fâcherait pas du moyen à employer. Le kalife promit tout ce qu'on lui demanda, et le médecin se mit aussitôt en devoir de toucher les pieds de sa malade, ce qui est un signe d'impudeur en Asie : la malade, faisant alors tous ses efforts pour éloigner les mains du médecin, fut immédiatement guérie. (Bouchut, *Nouveaux éléments de Pathologie générale*, 4e édition. Paris, 1882.)

tique de la médecine, nous les étudierons sous peu ; mais remontons auparavant à celui qui a été tout à la fois le plus ancien et le plus fidèle des vieux historiens de la Grèce, je veux dire à Homère, et nous ne saurions mieux faire à son sujet que d'analyser les curieuses et savantes études de Malgaigne[1], et celles non moins importantes qu'a publiées Daremberg[2], touchant les connaissances médicales du vieux poète.

Homère vécut trois ou quatre siècles après la prise de Troie, et c'est en décrivant les blessures de ses héros qu'il nous a transmis de curieux détails anatomiques[3].

Ses notions d'anatomie générale, quoique peu avancées, surprennent cependant celui qui les ignore. En procédant de dehors en dedans, le chantre de la Grèce distingue parmi les tissus : 1° la peau (χρώς); 2° la graisse (δημος); 3° les chairs (σαρξ). Les chairs se subdivisent elles-mêmes, et tandis que les tendons et les muscles réunis portent le nom de τενοντες, la portion purement musculeuse est appelée μυων. On a longuement hésité sur la signification qu'il convient d'attacher au mot νεῦρον; Malgaigne croit qu'il signifie *fibre*, et on le voit employé au pluriel, dans des phrases où il paraît répondre à cette interprétation. Le seul terme affecté aux vaisseaux est celui de φλεψ, et le nom générique de ὀστεα est employé pour désigner les os; il n'est d'ailleurs guère question que de deux d'entre eux, la clavicule (κλεις) et les vertèbres (σπονδυλια). Enfin les viscères contenus dans les grandes cavités sont connus sous le nom d'ἔγκατα.

---

1. Malgaigne, *Etude sur l'anatomie et la physiologie d'Homère* (*Bulletin de l'Acad. royale de médecine.* Paris, 1842, tome VII, p. 985.)

2. Daremberg, *La médecine dans Homère.* Paris, 1865, in-8.

3. Consulter le travail du prof. Bouisson sur la chirurgie d'Homère. On n'a pas lieu de s'étonner des connaissances anatomiques de ce poète, si, ainsi que le veut Cuvier, il appartint à la famille des Asclépiades.

Homère nous a laissé, suivant l'expression de Malgaigne, « une très belle anatomie des régions ».

La tête (κεφαλη) comprend le crâne et la face. Le crâne se divise à son tour en quatre régions principales : en avant, la région frontale (μέτωπον); en haut, le sinciput (βρεγμα); en arrière l'occipital (ινιον), enfin sur les côtés, les régions temporales (κροταφος). Ainsi qu'il est facile de s'en convaincre, cette division s'éloigne peu de celle usitée de nos jours; la région auriculaire sert en quelque sorte d'intermédiaire au crâne et à la face. Sur cette dernière, on distingue les régions oculaire, nasale, buccale, maxillaire et sous-mentale.

L'intérieur de la tête renferme l'encéphale (εγκεφαλος). A la région cervicale est affecté le nom de αὐχῆν; on désigne sa portion antérieure sous celui de λαιμος (gorge) ou de στομαχος; ce dernier terme est loin d'avoir la même signification qu'aujourd'hui. A la partie postérieure, on rencontre d'arrière en avant la peau, les muscles et les vertèbres qui servent d'enveloppe à la moelle (μυελος).

La poitrine comprend en avant trois portions : une médiane et deux latérales. La médiane porte le nom de στερνον, d'où on a fait *sternum ;* les latérales sont désignées sous celui de πλευρα, et ne répondent aucunement à ce qu'on entend aujourd'hui par *plèvres.*

La région du dos se divise en deux parties : une supérieure (ὦμων μησσηγυς); une inférieure (μεταφρενον). A l'intérieur de la poitrine, Homère connut les poumons, le cœur, le diaphragme et peut-être le péricarde.

Il distingua dans le mésogastre (μεση γαστηρ) l'ombilic (ὀμφαλὸς) et le flanc (λαπαρα). La portion moyenne du bas-ventre , qui n'est elle-même désignée par aucune appellation spéciale , se trouve caractérisée par une périphrase (*entre l'ombilic et les parties honteuses*).

Au-dessous du ventre enfin vient le bassin, qui se divise lui-même en parties honteuses (αιδοιων) et fesses (γλουτος).

Dans l'anatomie des membres se présente d'abord, en commençant par le membre supérieur, la région de l'épaule (ώμος); au-dessous d'elle, le bras (6ραχιων), limité en bas par le coude (εγκων), puis l'avant-bras (πηχυς); le poignet (καρπος) et la main (χειρ). Au membre inférieur on rencontre, en allant de haut en bas, la hanche (ισχιον); la cuisse (μηρυς); le genou (γονυ); la jambe (γνημη); le cou-de-pied (σφυρον) et le pied (πους).

Homère connut deux sortes de plaies : les plaies par instruments tranchants (épée, lance, javelot) et les plaies contondantes, résultant de coups de pierre lancées avec la main ou la fronde. Les blessures au front, à la tempe, autour de l'oreille, à la région orbitaire, durent, à ses yeux, être envisagées comme fort graves.

Daremberg n'a trouvé que cinq blessures à la gorge dans toute l'*Iliade* et une dans l'*Odyssée* ; il en mentionne quatre aux parties postérieures et latérales du cou. Malgaigne, à son tour, en signale une, où les commentateurs sont en désaccord sur la question de savoir si la flèche pénétra au sommet de la tête ou à la région cervicale.

Comme plaies de poitrine, Homère nous parle d'abord d'une blessure que reçut un de ses héros au niveau de la clavicule. La lance pénétra sous l'os et ressortit au bas de l'épaule. Une autre observation du même genre nous est fournie par Hector, qui frappa Teucer à la naissance du cou ; la blessure fut grave, mais ne provoqua pas la mort.

Tandis que les héros sont frappés à la partie antérieure du corps, il est généralement réservé aux fuyards d'être atteints par derrière. Le chantre de la Grèce cite quelques exceptions à cette règle et nous décrit des blessures reçues par de vaillants guerriers, soit aux épaules, soit au dos.

Parmi les lésions de l'abdomen, celles qui intéressent la partie du bas-ventre, comprise entre les organes génitaux et le nombril, sont particulièrement redoutables. Les plaies pénétrantes du mésogastre peuvent donner lieu à l'issue des viscères ; lorsque le foie est atteint, le coup est mortel [1].

Les blessures des membres thoraciques sont parfois dangereuses ; Homère décrit l'hémorrhagie formidable qui suivit l'une d'elles. Un vigoureux coup d'épée avait séparé l'épaule de la clavicule et du cou, et le malheureux eut une mort *empourprée*. Dans d'autres cas, la terminaison fut tantôt favorable, tantôt funeste.

Plusieurs faits sont rapportés, à propos des blessures de l'avant-bras ; dans l'un d'eux, en particulier, Agamemnon est atteint au-dessous du coude et éprouve des douleurs que, dans son langage imagé, le poète compare à celles de l'enfantement.

Les plaies de la région carpienne s'accompagnent souvent d'hémorrhagies et de souffrances atroces.

Les blessures de la cuisse, du genou, de la jambe ne sont pas très graves. Lorsqu'un des blessés succombe, c'est plutôt au manque de soins qu'à la plaie elle-même.

Les lésions du tarse sont enfin l'objet des mêmes réserves que celles du carpe.

Le traitement se borne à extraire le corps étranger, s'il y est encore, à arrêter l'hémorrhagie et à appliquer des substances propres à calmer la douleur. Une fois ces indications remplies, on met un bandage contentif.

Malgaigne fait remarquer qu'on ne trouve dans Homère aucune allusion à la médecine interne [2]. « Les affections médi-

---

1. Les blessures du foie sont loin d'avoir la gravité que leur assigne le poète grec.

2. Du silence d'Homère sur les maladies internes, on a conclu mal à pro-

cales étant attribuées, dit-il, à l'intervention des dieux, on ne pouvait admettre qu'un homme pût les guérir. » Daremberg relève pourtant au 1er livre de l'*Iliade* une description de peste ; on attribua naturellement l'épidémie à l'influence divine, et il fallut un pompeux appareil de cérémonies religieuses pour y mettre fin.

Relativement à la thérapeutique, Homère dit, à la louange d'Agamède, fille de Mulius, qu'elle connut tous les remèdes que la terre produit :

Ἡ τοσα φαρμακα ἠδη ὁσα τρεφει εὑρεῖα χθῶν.

Enfin le célèbre et vieux poète mentionne encore l'accouchement à sept mois de la noble épouse de Sthenelius ; l'enfant naquit viable, et c'est là probablement l'origine de l'opinion fixant le premier terme de la viabilité à cette époque.

On ne trouve même pas de rudiments de physiologie dans l'*Iliade* ou l'*Odyssée*. L'auteur se contente de distinguer deux parties dans l'homme : le corps et l'âme, et désigne ce dernier principe sous deux noms différents ; il l'appelle tantôt ψυχη, tantôt θυμος. Ces dénominations semblent avoir leur raison d'être, et il paraît vraisemblable que le terme ψυχη s'applique à l'âme proprement dite, principe immatériel survivant au corps et résidant dans l'économie entière [1]. Le mot θυμος s'entend plutôt, croyons-nous, d'une sorte de principe vital, indépendant de l'âme, et siégeant dans l'organisme, dont il règle les fonctions. Suivant cette interprétation, un peu téméraire peut-être, le double dynamisme de l'Ecole de Montpellier ne serait-il pas une fidèle reproduction de cette doctrine qui, après avoir sommeillé durant des siècles, aurait de nouveau reparu avec les Bar-

---

pos que la médecine proprement dite n'était vraisemblablement pas connue au temps du vieux poète.

1. Moïse admit aussi l'existence de cette âme et la fit résider dans le sang.

thèz et les Lordat ? — C'est là un rapprochement qui m'a paru digne d'être noté ; mais nous en avons fini avec Homère, et c'est réellement à lui que l'on doit faire remonter la médecine scientifique.

ARTICLE III.

LA MÉDECINE GRECQUE AVANT HIPPOCRATE.

Il se trouvait, avons-nous dit, en dehors du sacerdoce médical, en dehors même des gymnases, une catégorie de philosophes qui ne dédaignèrent pas d'appliquer leurs vues théoriques à la pratique de la médecine. Ces hommes furent rares, il est vrai, et quelques-uns d'entre eux méritent une mention spéciale.

Nous dirons tout d'abord quelques mots de Pythagore, moins pour étudier ses connaissances, fort restreintes d'ailleurs, que parce qu'il fut. chef d'une école célèbre connue sous le nom d'*Ecole Pythagoricienne.*

Pythagore [1] naquit à Samos, et exerça d'abord le métier d'athlète. Il voyagea ensuite en Egypte, en Phénicie, en Chaldée, peut-être dans l'Inde, vint dans le Péloponnèse et se rendit enfin dans la Grande Grèce, où il débarqua à Crotone, et réunit autour de lui un grand nombre de disciples si respectueux pour sa personne, que tout le monde connaît encore aujourd'hui leur réponse devenue légendaire : « Le maître l'a dit ».

D'après Pythagore, tout subsiste d'après une certaine harmonie (santé, vertu, etc...) ; les nombres impairs sont plus puissants que les nombres pairs, et le nombre 7 est le plus puissant de tous. C'est de lui qu'Hippocrate a pris

---

1. Consulter *Le Régime de Pythagore*, d'après le docteur Cocchi, ouvrage publié pour la première fois à Paris et à la Haye en 1762. — Voir Cocchi, *Le Régime de Pythagore*, nouvelle édition. Paris, 1880.

l'idée de l'influence du nombre sur le cours des maladies.

Suivant Diogène de Laërte, le sage de Samos fit une étude particulière de la médecine. Quoi qu'il en soit de cette opinion, ce philosophe rapporta toujours de ses voyages les idées les plus étranges touchant la cause des maladies, qu'il attribuait toutes à des démons ou des héros ; de là, nécessité d'expiations fréquentes et répétées.

Ses préceptes d'hygiène sont peut-être la partie la moins mauvaise de ses œuvres : dans le but de se bien porter, on le vit bannir toutes les viandes de ses repas et ne se plus nourrir que de légumes. Le motif qui lui fit proscrire les fèves de son alimentation nous reste inconnu.

Pythagore conseillait en outre l'abstention de tout rapport *sexuel*, à moins pourtant que l'on n'eût besoin de maigrir, et se montrait d'ailleurs aussi hostile aux excès du travail qu'aux excès de table.

Sa physiologie est un tissu d'hypothèses aussi bizarres qu'incompréhensibles. Suivant cette doctrine, en effet, une vapeur chaude descend du cerveau, au moment de la conception, et c'est à elle qu'on doit attribuer la formation de l'âme et des sens ; le corps, au contraire, proviendrait d'un amas d'humeurs contenues dans la matrice.

Quarante jours suffisent au fœtus pour se former ; il n'est parfait qu'aux septième, neuvième et dixième mois.

L'âme siège dans la tête et le cœur, les passions dans le cœur, la raison dans la tête.

Après la mort de Pythagore, ses disciples se séparèrent. Quelques-uns restèrent attachés à la médecine et errèrent de contrée en contrée pour exercer leur art ; ce qui leur valut le nom de *Periodeutes* [1].

---

1. Schulze, *Hist. méd.*

L'un d'eux, *Alcméon de Crotone*, se livra, d'après Chalcidius, à la dissection des animaux [1]. On lui impute quelques théories propres à expliquer le jeu des organes des sens. Il considéra, dit-on, l'ouïe comme provenant du vide des oreilles ; l'âme elle-même percevrait du cerveau, où elle réside, les odeurs respirées, et Alcméon aurait même connu, paraît-il, la merveilleuse propriété que possède la langue de distinguer les différentes saveurs.

La semence, suivant ce philosophe, est une partie du cerveau, et la nutrition du fœtus s'effectue dans tout le ventre de la mère, qu'il suppose poreux à la façon des éponges.

Enfin la santé dépend, à ses yeux, d'un certain équilibre entre les éléments constitutifs du corps ; la prédominance de l'un d'eux sur les autres entraîne la maladie.

Empédocle vécut 504 ans environ av. J.-C. Ses contemporains le considèrent comme le plus beau génie de l'époque, et il eut lui-même la médecine en si haute estime qu'il aurait voulu voir ceux qui l'exercent placés au rang même des dieux.

On lui attribue l'honneur d'avoir éloigné de sa ville natale des maladies pestilentielles, auxquelles elle était en proie depuis fort longtemps ; il s'aperçut en effet qu'un vent impétueux provoquait tous ces maux et mit obstacle à sa libre arrivée [2].

Empédocle est auteur d'un discours médical (ιατρικος λογος) et d'un poème sur la nature ; malheureusement ces écrits ont été perdus.

---

1. Cette assertion n'a d'autre fondement que les allégations de Chalcidius, qui vécut plus de 700 ans après lui ; d'autres historiens restent muets sur cette question. Or, comme les dissections étaient en contradiction formelle avec les principes pythagoriciens, l'hypothèse paraît au moins douteuse.
2. Les Italiens appellent de nos jours ce vent le *sirocco*.

« Pour lui, nous dit Littré, la différence des sexes est
due à la prédominance du froid ou du chaud dans les
parents ; la ressemblance des enfants, à la plus grande
quantité de fluide séminal que fournit le père ou la mère. »

Fabricius déclare « qu'Empédocle donna tous ses soins
à l'étude de la nature et de l'art médical [1] ».

Anaxagore de Clazomène est resté célèbre par plusieurs
de ses théories.

Il enseigna, le premier, que l'enfant dans le sein de sa
mère se nourrit par l'ombilic, et émit le germe d'une idée
qu'adopta Hippocrate [2], à savoir que le fœtus mâle est
toujours placé du côté droit de la matrice, et le fœtus
femelle du côté gauche.

Anaxagore fit en outre dériver toutes les maladies de la
bile, et prétendit encore que la main, apanage exclusif de
l'homme, est le principal avantage que possède ce dernier
sur l'animal.

Démocrite [3] fut un des Grecs les plus illustres de son
époque ; Sextus Empiricus l'a comparé à la voix de Jupiter ;
Aristote lui adressa de grands éloges, et Schulze l'appelle
Magnus Experimentor. Démocrite composa un grand
nombre d'écrits médicaux qui, si nous les possédions,
jetteraient une vive lumière sur l'histoire du temps [4]. En
voici la liste, d'après Littré : 1° la nature de l'homme ou
de la chair (2 livres) ; 2° des humeurs ; 3° des pestes ou
des maux pestilentiels (3 livres) ; 4° des causes touchant

---

1. Naturæ perscrutandæ fuit studiosus Empedocles et artis medicæ (*Bibl.
Græc.*, tome I).

2. *Aphorismes.*

3. Démocrite consacra de longues heures à la dissection, et ses contemporains l'accusèrent d'habiter les tombeaux. Il est sûr néanmoins qu'il ne put
jamais disséquer de cadavres humains.

4. Son style, au dire de Cicéron, rivalisait avec celui du divin Platon.

les animaux (3 livres); 5° le pronostic; 6° de la diète, ou le livre diététique, ou la sentence médicale; 7° sur la fièvre et sur ceux qui toussent par cause de maladie; 8° un livre sur l'éléphantiasis et un autre sur les maladies convulsives. — A l'énoncé de ces ouvrages, on peut facilement se convaincre de l'étendue des connaissances de l'auteur [1]. Ses concitoyens le surnommèrent *la Sagesse*, et nous pouvons l'appeler l'*Omniscience*. Pline le considère « comme le plus attaché aux magiciens qu'il y ait eu depuis Pythagore », et mentionne une composition vantée par le philosophe d'Abdère pour avoir de beaux et bons enfants; ce remède était fait de pignons broyés et mélangés avec du miel, de la myrrhe, du safran, du vin de palmier et du lait

A mesure que la doctrine des médecins philosophes progressa sur la terre des Hellènes, la médecine des temples tendit à disparaître, et l'influence sacerdotale s'éteignit peu à peu. Parmi les causes qui y contribuèrent le plus puissamment, nous citerons les perfectionnements dans la civilisation, les bouleversements politiques, les conquêtes des Grecs et la liberté plus grande qui leur fut octroyée.

Quelques historiens considèrent la science médicale comme ayant toujours été laïque en Grèce, et la médecine des temples n'aurait jamais existé à leurs yeux. Nous sommes loin de partager cet avis : il y avait encore sous Hippocrate un temple dans l'île de Cos, qui fut brûlé à son époque; rebâti plus tard, il devint l'objet d'une description de Strabon. « Il y a, dit-il, dans la ville de Cos un temple fort célèbre et rempli d'un grand nombre de présents et d'offrandes, entre lesquelles on compte un

---

1. On trouve dans un de ces livres le nom d'*ulcère phagédénique*.

Antigonus de la main d'Apelle... On dit, ajoute encore le même auteur, qu'Hippocrate a exercé la médecine sur ce qu'il en a appris par les tableaux consacrés que l'on y voit. » Ces paroles sont déjà convaincantes, mais on a trouvé en outre une de ces tables à Rome; elle est de marbre, et on y lit les paroles suivantes, écrites en langue grecque :

« Le Dieu a rendu ces jours-ci l'oracle suivant à Caius, qui était aveugle : Qu'il vint à l'autel sacré, et que, ayant fléchi les genoux, il passa de la droite à la gauche ; qu'après cela il mit les cinq doigts sur l'autel, qu'il leva la main et qu'il l'appliqua sur ses yeux. Ce qu'ayant fait, il a fort bien vu, tout le peuple étant présent et témoignant la joie qu'il avait de ce qu'il se faisait de si grands miracles sous notre empereur Antonin. »

La gymnastique fut aussi fort cultivée en Grèce[1], et l'histoire nous a transmis les noms de deux gymnasiarques contemporains d'Hippocrate : *Iccus de Tarente* et *Hérodicus de Sélymbrie*, qui eut l'insigne honneur de diriger le père de la médecine dans la pratique de ces sortes d'exercices.

Iccus s'occupa surtout de gymnastique militaire ; sa sobriété fut prodigieuse et ses repas devinrent légendaires. Il garda le célibat, craignant de perdre cette vigueur qui lui était si utile pour les jeux olympiques dans le commerce des femmes. « Durant toute sa vie, dit Platon, il ne toucha à aucune fille ni à aucun garçon[2]. »

Hérodicus obtint sur lui-même[3] d'excellents résultats de certains exercices corporels, tels que frictions, courses,

---

1. Voir sur cette question Chancerel, *Historique de la gymnastique médicale.* Thèse de Paris, 1864.
2. Platon, *les Lois.*
3. Hérodicus était atteint d'une maladie chronique.

bains, etc..., et les encouragea avec plein succès en sa qualité de professeur [1].

Telle était, croyons-nous, la Grèce avant Hippocrate; par suite de l'entente plus parfaite qui régna entre les médecins, on ne tarda pas à voir naître des Ecoles; les plus célèbres furent celles de Cyrène, de Rhodes, de Cnide et de Cos. Nous ne savons à peu près rien des deux premières, et il n'existe, suivant Littré, aucun monument médical que l'on puisse leur rapporter. Néanmoins, d'après Hérodote, les médecins de Cyrène tinrent au vi[e] siècle le second rang après ceux de Crotone, et Galien signale à son tour une Ecole à Rhodes, fondée, dit-il, par les Asclépiades, et déclinant à mesure que Cos et Cnide brillaient d'un plus vif éclat.

Quoi qu'il en soit, les doctrines de l'Ecole de Cnide furent publiées sous le nom de sentences Cnidiennes ; Hippocrate en a fait la critique dans son Traité des maladies aiguës. Cnide fut la rivale de Cos; de son sein sortirent des hommes dont les noms ne nous sont pas tous parvenus. Le plus ancien des Asclépiades Cnidiens fut Euryphon, que citèrent Platon le comique, Rufus, Cœlius Aurelianus et Galien lui-même. D'après les recherches de Littré, plusieurs ouvrages de l'Ecole de Cnide auraient été par erreur englobés dans la collection Hippocratique [2], et le savant bibliographe mentionne deux passages de ce troisième livre des maladies où il est question d'un bruit de frottement pleural et d'un bruit de gargouillement perçus dans quelques cas d'épanchements pleurétiques, avec ouverture des bronches dans la cavité pleurale,

---

1. Il eut le tort cependant de prescrire ces sortes d'exercices contre tous les états morbides indistinctement. Les affections aiguës se montrèrent probablement un peu réfractaires à ce genre de traitement.

2. 1er et 3e livres du *Traité des maladies*, et le livre des *affections internes*.

« germes précieux, s'écrie Andral, d'une méthode d'observation qui a sommeillé pendant 2400 ans, pour se réveiller enfin de nos jours, fécondée par le génie de Laennec ». De son côté, l'Ecole de Cos colligea ses doctrines dans les *Prénotions Coaques*, que plusieurs considèrent comme antérieures à Hippocrate.

C'est au moment où les deux Ecoles rivales consignent chacune leurs travaux respectifs dans des livres destinés à représenter leurs impérissables principes, et où le grand siècle de Périclès va faire resplendir la Grèce du vif éclat de ses lumières, au point de vue artistique et littéraire, que se montre celui qu'on a si justement surnommé le *Père de la Médecine*, et Hippocrate puisera son instruction médicale à trois sources fécondes : les temples, la philosophie, les gymnases.

LIVRE DEUXIÈME

ŒUVRES D'HIPPOCRATE ET DE SES SUCCESSEURS
JUSQU'A LA FONDATION DE L'ECOLE D'ALEXANDRIE.

Hippocrate; sa vie et ses commentateurs. — Dignité et moralité
professionnelles. — Anatomie et Physiologie. — Pathologie
et Thérapeutique.— Chirurgie et Obstétrique. — Théories Hippocratiques. — Successeurs d'Hippocrate ; Platon et Aristote.

CHAPITRE I.

HIPPOCRATE ; SA VIE ET SES COMMENTATEURS.

Hippocrate naquit à Cos, la première année de la 80e
olympiade, 30 ans avant la guerre de Péloponnèse et 460
av. J.-C. [1]. Si les auteurs sont à peu près unanimes à
fixer cette date, nous devons avouer notre ignorance sur
l'époque précise de l'année où le père de la médecine vit
le jour. Soranus de Cos se contente de nous dire que c'est
sous le règne d'Abriadès, le 26 du mois Agrianus, qui est
d'ailleurs le seul dont le nom nous ait été conservé.

La généalogie d'Hippocrate est au reste fort obscure. Il
eut pour père Héraclide, pour mère Praxithée ou Phénarète,
et fut, dit-on, le 18e descendant d'Esculape, du côté de
son père, le 19e descendant d'Hercule par sa mère [2]. Ses

---

1. Histomaque assigne cette date à la naissance d'Hippocrate.

Voy. Guardia (J.-M.), *La Médecine à travers les siècles, Histoire et philosophie*. Paris, 1865.

2. D'après Soranus, Hippocrate serait le 19e descendant d'Esculape et le
20e descendant d'Hercule.

fils, Thessalus et Dracon Ier, passent pour avoir joui d'une grande réputation et ont laissé un certain nombre d'écrits. Quant à son gendre Polybe, sa participation à la collection Hippocratique est considérée par Littré comme certaine.

Le divin Hippocrate n'eut pas pour seul maître son père Héraclide ; il fut instruit en outre dans l'art médical par Hérodicus de Sélymbrie, dans l'éloquence par le sophiste Gorgias, et dans la philosophie par Démocrite, ainsi que nous l'apprend Celse [1]. On connaît peu de détails sur sa vie : il parcourut, paraît-il, diverses villes grecques de l'Europe et de l'Asie [2] ; à en croire Erotien, voyagea également en Afrique, recueillit de précieuses observations, et retourna enfin dans sa patrie [3], où il publia les immortels écrits qui vont nous occuper.

Nous ne ferons que mentionner quelques anecdotes, au moins peu authentiques, sinon tout à fait fabuleuses.

Telle est celle qui témoignerait de la perspicacité dont il fit preuve à la cour du roi Perdiccas. Appelé à soigner ce prince, Hippocrate reconnut, dit-on, que sa maladie était due à un amour secret pour une des concubines de son père, et le diagnostic aurait été facilité par le changement de physionomie du royal malade, lorsqu'il se trouvait en présence de cette femme [4].

Citons encore pour mémoire le glorieux honneur d'avoir mis fin à une peste épouvantable qui ravageait Athènes en

---

1. Celse, Préf. Livre I.

2. Au dire de certains auteurs, il aurait été contraint de quitter sa patrie, pour échapper au châtiment qu'il avait encouru, en incendiant le temple.

3. Il s'y serait livré, suivant Platon et Aristote, à un enseignement régulier de son art.

4. Cette légende semble suspecte à divers points de vue. Et d'abord on fait venir Hippocrate à la cour du roi Perdiccas, avec le médecin Cnidien Euryphon, association vraiment étrange. De plus, la ressemblance de cette histoire avec la merveilleuse cure attribuée à Erasistrate et la date relativement moderne des historiens qui la rapportent sont autant de raisons propres à faire mettre en doute son authenticité.

428 [1] ; malheureusement le fait est encore moins probable que le précédent, car Thucydide, qui a donné une excellente description de l'épidémie, ne nomme nulle part Hippocrate [2].

On est loin de connaître exactement l'âge auquel mourut ce dernier. Suivant les uns, c'est à 85 ans ; suivant d'autres, à 90 ; pour quelques-uns, à 104, et suivant d'autres enfin, à 109 ans seulement qu'il succomba. Quoi qu'il en soit, il paraît vraisemblable qu'il termina ses jours à Larisse, en Thessalie. La légende ajoute que sur sa tombe se forma un essaim d'abeilles, dont le miel jouit de la propriété merveilleuse de guérir les aphthes, si fréquents sur la muqueuse buccale des nouveau-nés. Soranus de Cos nous apprend encore que les compatriotes d'Hippocrate offrirent des sacrifices en son honneur, le jour de sa naissance et à l'endroit même où il était né.

Nous diviserons, à l'exemple du professeur Andral, les commentateurs d'Hippocrate en trois grandes classes, et nous prendrons pour guide, dans leur énumération, les savantes recherches de Littré , ce philologue éminent, dont la

---

1. « Le médecin Hippocrate n'a-t-il pas, dans une grande peste, sauvé non un seul champ, mais plusieurs villes ? » (Varron, *De re rust.*) — Actuarius affirme que le père de la médecine employa avec un succès merveilleux un antidote, dont il donne même la formule : Antidotum Hippocratis ad morbum pestilentialem quo usus corona Athenis est donatus. (Actuarii Joannis *Meth. med.*, lib. V, p. 202. Venetiis, MDLIIII.)

2. « Il est pour moi une preuve sans réplique, dit Anglada, qu'Hippocrate n'alla pas à Athènes pendant le règne de la peste. C'est que Thucydide ne prononce pas même son nom et ne fait pas la moindre allusion à un événement qui aurait dû laisser, dans les souvenirs de ce temps, une trace ineffaçable.... Comment croire qu'il n'eût pas salué l'arrivée du médecin le plus célèbre de l'époque apportant à une population décimée et en proie au désespoir un antidote souverain ? Dans quel but le loyal et véridique chroniqueur aurait-il dissimulé un fait dont il aurait bien dû pressentir l'inévitable retentissement ? Le silence qu'il a gardé est un argument qui dispense de tout autre. »

Voir, pour les détails sur la peste d'Athènes, la thèse d'E. Mauriac. Paris, 1872.

science porte encore le deuil. La première série comprendra les commentateurs qui ont précédé Galien ; la seconde, Galien lui-même ; la troisième enfin, ceux qui lui sont postérieurs. Pour parler plus directement à la mémoire, nous donnerons dans un tableau ce succinct résumé.

COMMENTATEURS AVANT GALIEN.

Hérophile (300 ans av. J.-C.), fondateur de l'Ecole d'Alexandrie, a laissé un travail sur le *Pronostic* d'Hippocrate,

Bacchius, son disciple, donna une édition du 3ᵉ Livre des *Épidémies*, et fournit des explications sur le 6ᵉ, les *Aphorismes* et le *Traité de l'Officine du médecin.*

Xénocrite.

Philinus de Cos, chef de la secte empirique.

Glaucias, qui, au dire de Galien, commenta le VIᵉ livre des Epidémies.

Zeuxis, le Tarentin et Héraclide de Tarente, célèbre médecin empirique, commentèrent tous les écrits du vieillard de Cos.

Zénon expliqua le 3ᵉ Livre des *Épidémies,*

Callimaque,

Epiceleustus de Crète,

Apollonius Ophis,

Dioscoride Phacas, glossateur d'Hippocrate,

Lysimaque de Cos,

Euphorion,

Héraclide d'Erythrée écrivit sur les 3ᵉ et 6ᵉ Livres des *Épidémies.*

Epiclès,

Euryclès expliqua le *Traité des articulations.*

Philonidès de Sicile,

Ischomaque,

Cydias de Mylosa,

Cinésias,

Démétrius l'Epicurien,

Diagoras de Chypre,

Nicandre de Colophon, poète et médecin remarquable, paraphrasa en vers le *Pronostic* d'Hippocrate (second siècle av. J.-C.),

} Peu connus

Apollonius de Cittium (1er siècle av. J.-C). Il ne nous reste rien de son important travail, à moins que le commentaire sur le *Traité des articulations*, qui est parvenu jusqu'à nous, n'en soit un fragment.

Asclépiade de Bithynie (1er siècle ap. J.-C.), vrai précurseur des Méthodistes, commenta le *Traité de l'Officine du médecin*, ainsi que les *Aphorismes*.

Lycus de Naples expliqua le *Traité des lieux dans l'homme*.

Thessalus de Tralles, dont il ne nous reste aucun ouvrage.

Erotien, qui vécut sous Néron. Il composa un glossaire fort estimé.

Sabinus, précepteur lui-même d'un des précepteurs de Galien, et Rufus d'Ephèse, qui exerça la médecine sous l'empereur Trajan, ont, au dire du médecin de l'ergame, admirablement connu l'œuvre hippocratique.

Rufus commenta les *Aphorismes*, le livre des *Epidémies*, le 1er Livre des *Prorrhétiques*, le *Traité des humeurs*.

Marinus interpréta les *Aphorismes*, et Quintus, son disciple, est cité pour avoir commenté les *Epidémies* et les *Aphorismes*.

Lycus de Macédoine commenta les *Epidémies*, les *Aphorismes* et le *Traité des humeurs*.

Artémidore Capiton a donné une description complète des livres d'Hippocrate, très recherchée au temps même de Galien.

Dioscoride en publia une autre, qui offrit beaucoup d'analogie avec la précédente.

Numesianus et Dionysius sont souvent cités par le médecin de Pergame comme commentateurs des *Aphorismes*.

Pélops, précepteur de Galien, les traduisit en latin.

Julien composa 48 livres contre ces mêmes *Aphorismes*.

GALIEN.

Galien ne dédaigna pas lui-même de commenter Hippocrate et consacra six gros volumes à ce travail. Il composa en outre un ouvrage sur l'anatomie du père de la médecine ; un autre sur les divers dialectes dont ce dernier s'était servi, et un Glossaire renfermant les mots difficiles et obscurs de la collection Hippocratique.

COMMENTATEURS APRÈS GALIEN.

Domnus et Attalion sont cités comme interprétateurs des *Aphorismes* dans le commentaire attribué à Oribase.

Philagrius et Gésius analysèrent également les *Aphorismes*.

Asclepius s'efforça d'expliquer Hippocrate par lui-même.

Palladius, l'iatro-sophiste Alexandrin, s'occupa du *Traité des fractures* et du VIe Livre des *Epidémies* (VIIe ou VIIIe siècle de l'ère chrétienne).

Jean d'Alexandrie, dont il ne nous reste plus qu'un fragment de commentaire sur le *Traité de la nature de l'enfant*.

Etienne d'Athènes expliqua les *Aphorismes* et le *Pronostic*.

Théophile ou Philothée commenta les *Aphorismes*.

Damascius.

Dès cette époque, les travaux des Grecs firent place à ceux des Arabes, qui commentèrent eux-mêmes Hippocrate, jusqu'au moment où l'Occident rentra en possession de l'héritage scientifique des anciens...

Citons quelques traducteurs plus modernes :

L'édition de Fabius Calvus fut la première imprimée ; elle parut en 1525 et a été reproduite à plusieurs époques, notamment à Bâle, en 1526.

La première traduction grecque est due à Alde (1526); elle fut suivie, douze ans après (1538), d'une autre interprétation publiée en même langue par les soins de Janus Cornarius (Hanginbot ou Hambutt).

S. de Gorris (1548), commentateur estimé d'Hippocrate.

Mercuriale, en 1588, traduisit les Œuvres entières, divisa la collection en quatre classes et basa ses critiques sur des fondements peu certains.

Vers cette époque aussi, Jacques Houlier (1579) et Louis Duret (1588) se rendirent célèbres comme commentateurs du vieillard de Cos.

Anuce Foës, en 1595, fit paraître en Allemagne une nouvelle édition qui est le travail le plus complet du temps.

Valles (1598).

Claude Tardy (1667) et Dacier (1697), premiers traducteurs français des Œuvres d'Hippocrate.

Van der Linden et René Chartier donnèrent chacun, vers le milieu du XVIIᵉ siècle, une édition gréco-latine.

Cent ans après, Mack (1743-1749) attacha son nom à un splendide ouvrage qu'il a malheureusement laissé inachevé.

Grüner (1744-1815), remarquable par la concision et la clarté de son style, n'ajouta à peu près rien aux écrits de ses prédécesseurs.

Ackermann (1756-1801) soumit les écrits d'Hippocrate à un contrôle sérieux, pour s'assurer de leur authenticité.

Pierrer (1806) et Kühn (1825) reproduisirent la traduction de Foës.

Grimm (1781-1792), traducteur allemand, fort apprécié, de l'Œuvre Hippocratique.

Kurth Sprengel (1792), disciple de Grüner, et auteur d'une apologie d'Hippocrate.

Gardeil (1801), de Mercy (1811-1832) et Pariset (1817-1830) ont donné une série de publications relatives aux ouvrages du père de la médecine.

Piquer (1757-1770) dota son pays d'une version espagnole, et Francis Adams a récemment publié une version anglaise de divers livres Hippocratiques.

Link (1814) divisa la collection en six classes et attribua chacune d'elles à un auteur différent.

Littré (1840), par son excellente traduction, a édifié au vieillard de Cos un monument digne de lui et de la médecine elle-même [1].

Daremberg (1843) a conquis par ses Mémoires et ses *Œuvres choisies* d'Hippocrate un des premiers rangs parmi les commentateurs.

Enfin Pétrequin (1877) s'est appliqué à traduire la partie chirurgicale de l'Œuvre Hippocratique [2].

Plus on s'éloigne d'Hippocrate, moindre est l'intérêt qui se rattache à ses commentateurs ; aussi avons-nous omis à dessein les noms d'un grand nombre d'entre eux, pour ne citer que les principaux.

---

1. *Œuvres complètes*, traduction nouvelle, avec le texte grec en regard collationné sur les manuscrits de toutes les éditions, par E. Littré. Paris, 1839-1861, 10 vol. in-8.

2. *Chirurgie d'Hippocrate*. Paris, 1878, 2 vol. in-8.

La plupart de ceux qui figurent après Galien ont été unanimes à s'inscrire en faux contre l'unité d'origine des livres Hippocratiques. Au temps même du célèbre médecin de Pergame, de sérieuses difficultés se présentèrent pour séparer les écrits du père de la médecine de ceux qu'on lui attribuait faussement. Ces difficultés n'ont fait que s'accroître, et aujourd'hui bien des siècles se sont écoulés, mais la lumière ne s'est pas faite. De nombreuses altérations ou corrections apportées au texte primitif augmentent encore l'hésitation des commentateurs [1]. Il est probable en outre que divers ouvrages des fils d'Hippocrate, de son gendre Polybe et de plusieurs autres médecins de l'époque, ont été par erreur englobés dans la Collection dite Hippocratique.

L'histoire doit être impartiale, et ne vaut-il pas mieux d'ailleurs se montrer scrupuleux observateur des faits que de vouloir ajouter sans raison un nouveau fleuron à la couronne d'un homme dont la gloire est assez grande pour ne pas avoir besoin qu'on lui attribue ce qui ne lui appartient pas ?

Les auteurs de tous les temps ont été en dissidence à l'effet de savoir quels sont les ouvrages dont la paternité réelle est due à l'illustre médecin de Cos. Nous ne saurions passer en revue les diverses listes dressées par les anciens historiens, et nous donnerons seulement l'opinion de trois médecins modernes, pour prouver combien grande est encore de nos jours la divergence à ce sujet.

Littré, dont la compétence philologique n'eut d'égale que

---

1. « Artémidore Capiton et Dioscoride, chargés, sous l'empire d'Adrien, d'une révision des Œuvres d'Hippocrate, sont accusés d'avoir poussé l'audace des corrections au delà de tout ce que des éditeurs se sont jamais permis, et d'avoir corrompu le texte en une multitude d'endroits. » (Dezeimeris, *Dict. hist. de la médecine.*)

Voir Ed. Auber, *Institutions d'Hippocrate*, 1864.

l'érudition, attribua à Hippocrate les traités suivants :

De l'ancienne Médecine.	Des Plaies de tête.
Des Airs, des eaux, des lieux.	Des Fractures.
Le Pronostic.	Des Articulations.
Les Aphorismes.	Des Instruments de réduction.
Du Régime dans les maladies aiguës.	Le Serment.
Epidémie (1er et 3e Livres).	La Loi.

Malgaigne, qui fut lui-même un helléniste distingué, considérait comme provenant du père de la médecine les ouvrages dont les noms sont indiqués ci-dessous :

Des Airs, des eaux et des lieux.	Les Fractures et les Articulations.
Le Pronostic.	Le livre II des Prorrhétiques.
Epidémies (1er et 3e Livres).	Les Aphorismes.

Enfin, suivant Renouard, les écrits authentiques d'Hippocrate seraient :

Le Pronostic.	Le Traité des airs, des eaux et des lieux.
Quelques Aphorismes.	
Les Epidémies (1er et 3e Livres).	Des Articulations.
Le Traité du régime dans les maladies aiguës.	Des Fractures.
	Des Instruments de réduction.

CHAPITRE II

DIGNITÉ ET MORALITÉ PROFESSIONNELLES.

On ne trouve nulle part de plus judicieux préceptes sur les devoirs du médecin que dans la Collection Hippocratique, et il n'est plus douteux pour personne que, contrairement à l'assertion de certains historiographes, l'illustre médecin de Cos n'ait eu des prédécesseurs. « La nature même de la science, l'immensité des connaissances de détail que supposent les écrits aphoristiques, techniques et chirurgicaux d'Hippocrate, les résultats déduits par ce grand médecin d'une longue série d'observations portant sur des faits naturellement rares ou qui ne se reproduisent que sous des constitutions atmosphériques particulières, prouvent évidement que ces ouvrages nous présentent les efforts réunis de plusieurs siècles [1]. » C'est d'ailleurs par l'expérience de ses devanciers que lui ont été dictés ses magnifiques passages sur la moralité professionnelle. Rendons-lui néanmoins justice ; il a le mérite d'avoir su en profiter et d'avoir ajouté à leurs leçons le fruit de ses méditations les plus attentives.

Quelle noble majesté dès le début de ses *Aphorismes !*

« La vie est courte, dit-il, l'art est long ; l'expérience trompeuse, le jugement difficile ; il faut non seulement faire ce qui convient, mais encore faire en sorte que le malade, les assistants et les choses extérieures y concourent [2]. »

Par ces paroles, Hippocrate prémunit ses disciples contre les difficultés innombrables de la pratique médicale.

Quelle plus admirable vérité plus brièvement exprimée : La vie est courte, l'art est long ! Cette réflexion n'est-elle pas de tous les temps, et n'est-ce pas au moment où, mûris par l'expérience, nos maîtres sont sur le point de nous léguer quelque précepte, quelque invention nouvelle, que nous les voyons ravis à notre estime par une mort aussi impitoyable qu'inattendue ? — L'observation, la découverte

---

1. Dezeimeris, *Dict. hist.* — Pour se convaincre de la nécessité d'admettre des devanciers à Hippocrate, consulter : *De utilitate ex adv. capiend.*, Lib. II, pag. 176, et Dujardin, *Hist. de la chirurgie*, tome I, page 160.

2. « Cette sentence, qu'on peut regarder comme le testament scientifique du plus grand médecin de l'antiquité, renferme tout le secret de la révolution intellectuelle que nous allons retracer. C'est pour hâter les progrès trop lents de l'art de guérir, pour éviter les interminables et dangereux tâtonnements de l'expérience, pour lever les difficultés du jugement ou de la diagnose, que les médecins abandonnèrent jadis la voie de l'observation pure et simple, espérant trouver un guide plus sûr dans les spéculations physiopathologiques. » (Renouard, *Lettres philosophiques et historiques sur la médecine*, 3e édition, Paris, 1861.)

peut-être, qui eût été, pour les générations futures, un jet de bienfaisante lumière, demandera parfois bien des années, toujours d'infatigables labeurs, pour être mise au jour. La vie est courte, l'art est long !

« L'expérience trompeuse, le jugement difficile », ajoute le maître. Comme la précédente, d'ailleurs, cette phrase semble écrite aujourd'hui même et est applicable à la sphère médicale dans son intégrité. Je crois entendre encore les paroles que prononçait naguère un des professeurs les plus sympathiques de la Faculté de Paris, M. Jaccoud [1], lorsqu'à son cours d'ouverture, il s'écriait :

« Vous ne devez point vous borner à recueillir les enseignements qui vous sont donnés, vous devez vous efforcer de les élargir et surtout de les vérifier par votre travail. Il n'y a plus de maîtres au sens autocratique du mot ; il y a des hommes qui, plus âgés que vous, ont étudié plus longtemps que vous, ont vu plus de choses que vous, et qui exercent l'enviable privilège de vous faire part des résultats de leurs méditations. Mais tout cela ne doit être accepté que sous bénéfice de contrôle, car nul n'est infaillible, vous le savez bien..... »

Ce contrôle, Hippocrate le prêchait à ses disciples pour donner à la médecine des fondements inébranlables, et c'est lui aussi que nos maîtres actuels nous engagent à exercer pour assurer les progrès de cette même science. Il est aussi indispensable au praticien qu'au physiologiste ou au chimiste.

La pensée du vieillard de Cos est tout entière féconde en salutaires enseignements : Il ne suffit pas à l'homme de l'art de veiller sur lui-même, il faut encore qu'il soutienne et éclaire le malade de ses recommandations et de ses con-

---

1. Jaccoud, *Leçon inaugurale* (31 janvier 1877).

seils. Le rôle des assistants peut, au premier abord, paraître un peu déplacé en cette circonstance. Détrompons-nous ; la garde-malade fait souvent plus que le médecin ; elle est sans cesse au chevet du patient et doit fournir de précieuses données à celui qui a reçu mission de diriger le traitement. Enfin personne n'ignore l'importante part qui doit être attribuée, dans la cure des maladies, aux choses extérieures [1].

Nous trouvons encore dans les Œuvres du père de la médecine un résumé succinct des qualités que doit avoir celui qui embrasse notre profession : « Il a besoin, est-il dit, de réunir les conditions suivantes : disposition naturelle, enseignement favorable, instruction dès l'enfance, amour du travail, longue application ». Ces quelques lignes ne renferment-elles pas tout ce qui de nos jours serait encore raisonnablement exigible de ceux qui se destinent à la carrière médicale ?

Si nous désirons savoir ce que doit être un bon médecin, tant au point de vue matériel qu'au point de vue moral, Hippocrate se charge lui-même de nous l'apprendre :

« La règle du médecin, dit-il, doit être d'avoir une bonne conduite et de l'embonpoint, suivant ce que comporte sa nature, car le vulgaire s'imagine que celui qui n'est point ainsi en bon état ne saurait enseigner convenablement les autres. Puis il sera d'une grande propreté sur sa personne, mise décente, parfums agréables, mais dont l'odeur n'a rien de suspect, car en général tout cela plaît au malade. Quant au moral, l'homme sage non seu-

---

1 Les *Aphorismes* ont été traduits ou paraphrasés en vers latins ou français par divers auteurs. Tels sont : François du Port, André Ellinger, Laurent Sturmius, Jean Bomier, Paul Denis, Simon de Provenchères, Bullenger, Robert Constantin, Winterton, Frerus, Gérard Denizot, Guillaume Odry, Antoine Hommeius, de Launay, P. Berigardo, de Fontette, Ch. Spon, Condé, Closs, et, de nos jours, Ambialet.

lement sera discret, mais aussi il observera une grande régularité dans sa vie ; cela fait le plus grand bien à la réputation ; ses mœurs seront honorables et irréprochables, et avec cela il sera pour tous grave et humain, car se mettre en avant et se prodiguer excite le mépris, quand même ce serait tout à fait utile. Qu'il se règle sur la licence que lui donne le malade, car les mêmes choses se présentant rarement aux mêmes personnes sont bienvenues. Quant à l'extérieur, il aura la physionomie réfléchie sans austérité ; autrement il paraîtrait arrogant et dur : d'un autre côté, celui qui se laisse aller au rire et à une gaieté excessive est regardé comme étranger aux convenances ; et cela, il faut s'en préserver soigneusement. La justice présidera à toutes ses relations, car il faut que la justice intervienne souvent ; ce ne sont pas de petits rapports que ceux du médecin avec les malades ; les malades se soumettent au médecin, et lui, à toute heure, est en contact avec des femmes ; il faut, à l'égard de tout cela, garder les mains pures [1]. »

Ce portrait du médecin, tel qu'il doit être, ne laisse, à notre avis, rien à désirer. Tracé de main de maître, les plus petits détails s'y trouvent mentionnés, et il restera toujours une des meilleures leçons de morale que nous ait léguées l'antiquité. Il convient, je crois, de le placer à côté du serment qu'Hippocrate faisait prêter à ses disciples : ce rapprochement achèvera de mettre en lumière la dignité dont le père de la médecine tint à entourer la pratique de son art :

« Je jure par Apollon, médecin, par Esculape, par Hygie et Panacée, par tous les dieux et toutes les déesses, les prenant à témoin que je remplirai, suivant mes forces et ma capacité, le serment et l'engagement suivants : Je mettrai mon maître de médecine au même rang que les

---

1. Hippocrate, Traduct. Littré, tome IX, page 206.

auteurs de mes jours ; je partagerai avec lui mon avoir et, le cas échant, je pourvoirai à ses besoins ; je tiendrai ses enfants pour des frères, et s'ils désirent apprendre la médecine, je la leur enseignerai sans salaire ni engagement. Je ferai part des préceptes, des leçons orales et du reste de l'enseignement à mes fils, à ceux de mon maître et aux disciples liés par un engagement suivant la loi médicale, mais à nul autre. Je dirigerai le régime des malades à leur avantage, suivant mes forces et mon jugement, et je m'abstiendrai de tout mal et de toute injustice. Je ne remettrai à personne de poison, si on m'en demande, ni ne prendrai l'initiative d'une pareille suggestion; semblablement, je ne remettrai à aucune femme de pessaire abortif. Je passerai ma vie et j'exercerai mon art dans l'innocence et la pureté ! Je ne pratiquerai pas l'opération de la taille [1], je la laisserai aux gens qui s'en occupent. Dans quelque maison que j'entre, j'y entrerai pour l'utilité des malades, me préservant de tout méfait volontaire et corrupteur, et surtout de la séduction des femmes et des garçons, libres ou esclaves. Quoi que je voie ou entende dans la société pendant l'exercice ou même hors de l'exercice de ma profession, je tairai ce qui n'a jamais besoin d'être divulgué, regardant la discrétion comme un devoir en pareil cas. Si je remplis ce serment sans l'enfreindre, qu'il me soit donné de jouir heureusement de la vie et de ma profession, honoré à jamais parmi les hommes; si je le viole et que je me parjure, puissé-je avoir un sort contraire [2] ! »

---

1. M. le docteur Charpignon, d'Orléans, a récemment composé un *Traité sur l'obligation de ne point pratiquer la taille, imposée par le serment.* A ses yeux, comme à ceux de plusieurs autres commentateurs (R. Moreau, Gauthier, Malgaigne), ce serait non la taille, mais la castration, qui aurait été défendue aux disciples d'Hippocrate.

2. On a reproché à Hippocrate d'avoir violé son serment, en ce qui concerne les remèdes abortifs.

Abrégé et modifié, le serment s'est perpétué jusqu'à nos jours dans l'Ecole de Montpellier [1]. Il y faisait jadis partie de ce qu'on était convenu d'appeler l'acte de triomphe. Le récipiendaire le prêtait, la main étendue sur le livre d'Hippocrate, le corps revêtu de la robe de Rabelais [2], un bonnet de drap noir surmonté d'une houppe de soie cramoisie sur la tête, un anneau d'or au doigt, les reins entourés d'une ceinture dorée. C'est sans doute au pompeux appareil dont on avait coutume d'entourer cet acte que Molière dut l'inspiration de la cérémonie du *Malade imaginaire* [3].

Quoi qu'il en soit, le serment nous paraît être le couronnement suprême d'une pure morale qui place sur la tête du divin vieillard un impérissable diadème de grandeur.

———

CHAPITRE III

ANATOMIE ET PHYSIOLOGIE.

Les notions d'anatomie que renferment les livres Hippocratiques sont rares et peu nettes [4]; cette pénurie tient sans doute à l'impossibilité où l'on se trouvait de disséquer des cadavres humains.

Dans le *Traité des lieux dans l'homme*, que la plupart des anciens [5] attribuent au père de la médecine, et dont

---

1. Olim Coüs, nunc Monspeliensis Hippocrates.
2. « Les étudiants, dit Astruc, coupent furtivement quelque lambeau de cette robe, pour l'emporter chez eux, ce qui oblige à faire une robe de temps en temps, ce à quoi on ne gagne rien. »
3. Maurice Raynaud, *Les Médecins au temps de Molière*.
4. Voir Hirsh, *Anatomie hippocratique et ses applications à la pathologie*, 1864.
5. Bacchius, Lycus de Naples, Erotien, Rufus d'Ephèse.

Littré n'ose garantir l'authenticité [1], l'auteur compare le corps à un cercle [2], et appuie sa comparaison sur la facilité avec laquelle se propagent les maladies, quel que soit d'ailleurs l'endroit où elles aient débuté ; puis il déclare que l'anatomie doit être le point de départ de toute la médecine. S'occupant ensuite des veines, il leur assigne la tête comme origine, dit aussi quelques mots des nerfs, du tissu musculaire, et s'arrête un peu plus longuement sur les os et les articulations ; l'ostéologie fut au reste la partie anatomique la mieux connue.

Nous lisons au début du *Traité des plaies de tête*, ouvrage dont la paternité n'est aucunement douteuse [3], quelques détails intéressants sur la conformation extérieure du crâne ; les sutures y sont bien décrites et les points osseux de moindre résistance s'y trouvent ausssi soigneusement indiqués. Enfin la distinction dans les os crâniens d'une table interne et d'une table externe, séparées l'une de l'autre par le diploé, est de même parfaitement notée.

Le *Mochlique*, qui est un abrégé du *Traité des articulations* et d'une partie du *Traité des fractures* [4], renferme encore des notions élémentaires sur les divers os qui composent le corps humain. Enfin le *Traité du cœur*, l'un des plus récents de la collection Hippocratique [5], semble être

---

1. Il range ce traité dans la classe des écrits qui, dépourvus de témoignages suffisants pour être attribués à Hippocrate, portent cependant le cachet de l'Ecole de Cos, et doivent être considérés comme l'ouvrage des disciples de cette Ecole qui lui ont prochainement succédé.

2. L'idée de cette comparaison se retrouve ailleurs dans la collection Hippocratique. *Ep.* VI, 2, 3.

3. Personne ne paraît jamais avoir douté de son authenticité, et rien dans l'ouvrage ne témoigne contre elle.

4. Bien que le *Mochlique* soit un abrégé du *Traité des articulations* et de celui des *fractures*, il est aisé de se convaincre qu'il offre çà et là des modifications par rapport à l'original, et ces remaniements divers indiquent un travail subséquent, accompli par Hippocrate ou par ses successeurs.

5. Ce traité n'a pas été compris dans la liste d'Erotien ; il est impossible de l'attribuer à Hippocrate.

l'œuvre d'un anatomiste assez observateur. Outre la conformation extérieure de l'organe, on y trouve la description de la membrane d'enveloppe, le péricarde, et des quatre cavités cardiaques. L'auteur n'ignore pas que l'aorte sort de l'un des ventricules et l'artère pulmonaire de l'autre; il étudie les valvules sigmoïdes et constate même qu'elles opposent en se relevant une barrière infranchissable à tout ce qu'on voudrait essayer de lancer par le cœur dans le vaisseau; il voit enfin les artères pleines de sang, mais les idées physiologiques sont loin de correspondre à ces données anatomiques.

Dans le livre consacré aux *glandes* [1], que Littré juge à peu près contemporain du précédent, le cerveau est rangé parmi ces dernières, et un grand nombre d'entre elles sont passées sous silence. Quoi qu'il en soit, il est dit que les glandes abondent dans les régions humides de l'organisme, et qu'elles font de l'humidité leur propre nourriture. Les poils doivent être assimilés aux glandes et ont les mêmes usages.

Parmi les autres ouvrages de la collection Hippocratique dignes d'être consultés avec fruit pour fournir quelques renseignements sur les connaissances anatomiques de l'époque, nous signalerons le *Traité de la nature des os* [2], qui contient une énumération assez exacte des différents os du squelette et des principaux viscères.

En résumé, et pour en finir avec l'anatomie des Hippocratistes, nous dirons avec Daremberg « qu'elle n'est plus une science d'occasion, comme dans Homère, et qu'elle n'est pas encore du domaine de l'histoire naturelle et de la biologie, comme chez Galien ; ce n'est, à cette époque,

---

1. Il n'est cité par aucun ancien ; Galien le fait remonter à quelque médecin de Cos venu après Hippocrate.
2. Compilation de cinq morceaux provenant de différentes sources.

qu'un instrument fort imparfait de la médecine pratique ».

Envisagée comme sérieuse étude des fonctions organiques, la physiologie elle-même est à peu près nulle ou du moins très défectueuse. Sur quoi, en effet, pourrait-elle se baser, sinon sur l'anatomie, et nous avons vu combien cette science est encore imparfaite. Si quelques progrès ont été réalisés à l'égard des os et des articulations, c'est aussi sur la nature du mouvement, son étendue, ses modifications normales ou pathologiques, que la physiologie a acquis ses données les plus sûres. Partout ailleurs on ne rencontre que confuses hésitations ou absurdes hypothèses. Les mots de fibres, de nerfs, de tendons, sont constamment employés les uns pour les autres ; les artères se trouvent rarement distinguées des veines, et lorsque cette distinction est établie, elle repose sur ce fait que les artères contiennent de l'air et les veines du sang.

———

CHAPITRE IV

PATHOLOGIE ET THÉRAPEUTIQUE.

Loin d'être un simple traité de séméiologie, le *Pronostic* [1] d'Hippocrate est un véritable corps de doctrine qui renferme synthétisées toutes ses connaissances.

L'auteur insiste d'abord sur les caractères que peut fournir au médecin l'aspect du malade [2] : « Les traits alté-

---

1. Hérophile a commenté le *Pronostic*, et c'est là un témoignage décisif pour son authenticité. Ce traité renferme, malgré sa signification étymologique, le présent, le passé et l'avenir du malade.

2. M. Houdart nous explique en vue de quoi Hippocrate étudiait ces phénomènes : « Les symptômes, dit-il, n'étant à ses yeux que des signes

rés, les yeux enfoncés, les tempes affaissées, les oreilles
écartées, la peau du front sèche, tendue et aride, la peau
de toute la face jaune ou noire sont d'un fâcheux augure,
dans le cas où ces symptômes n'auront point été causés
par la faim, la diarrhée ou les veilles prolongées. Le dé-
cubitus dorsal, l'agitation, les grincements et le délire sont
des phénomènes des plus alarmants ». Vient ensuite
une description aussi exacte que détaillée du phénomène
connu aujourd'hui sous le nom de *carphologie ;* la gravité
de ce signe n'échappait point au père de la médecine :
« Les mains promenées devant le visage, dit-il, cher-
chant dans le vide, ramassant des fétu de paille, arra-
chant brin à brin le duvet des couvertures, détachant les
paillettes des murs dans l'appartement, présentent autant d'indices d'une terminaison funeste ». Hippocrate
dénonce encore comme de mauvais augure les hydropisies
survenant dans les maladies aiguës, la froideur des extrémités... On doit se tenir aussi en garde contre les malades qui dorment le jour et veillent la nuit ; mais il est surtout terrible de ne pouvoir dormir ni le jour ni la nuit.
Il faut apporter la plus grande attention à l'examen des
selles et des urines [1]....

Toute cette partie séméiotique est rattachée à diverses
maladies, parmi lesquelles les affections thoraciques occupent une large place ; elles furent probablement très com-
munes en Grèce. Dans la péripneumonie, les crachats et
les éternuments sont considérés comme fâcheux : « Chez

---

destinés à représenter le combat morbide, il ne songeait pas à y trouver
autre chose et ne les étudiait que pour prédire de quel côté demeurerait la
victoire. » (Houdart, *loc. cit.*)

1. Les observations d'Hippocrate sur l'urine offrent un réel intérêt. Il
indique une cause d'erreur contre laquelle il est essentiel d'être prémuni :
les affections vésicales, en effet, donnent à l'urine un aspect anormal, et
celle-ci n'a plus alors de signification touchant l'état général du malade.

les péripneumoniques, une expectoration rouillée, mêlée d'une médiocre quantité de sang, est salutaire et soulage beaucoup au début de la maladie ; mais, rendue au septième jour et même plus tard, elle est moins sûre ». Les crachats qu'Hippocrate dit être mêlés de sang sont sans aucun doute ces crachats jus d'abricots si pathognomoniques de l'affection qui nous occupe. Ce n'est pas tout, et on connaissait encore un autre signe important de la maladie : « Les meilleurs crachats, ajoute-t-il, sont ceux qui calment la *douleur de côté*. Enfin, ainsi que le fait judicieusement remarquer Littré, on peut se demander ce que sont ces *empyèmes*, signalés comme terminaison des affections thoraciques, et sur lesquels Hippocrate insiste assez longuement.

Il est aisé de se convaincre, en parcourant les *Epidémies*[1], qu'on se trouve en présence d'un simple narrateur. Le père de la médecine expose clairement ce qu'il a vu, mais ne cherche à l'expliquer en aucune façon. Ce sont de véritables éphémérides médicales ou un compte-rendu exact des maladies observées pendant quatre années.

Dans la première observation sont relatées quelques fièvres, des oreillons parfois accompagnés d'orchites métastatiques[2]. Pendant l'été et l'automne, bon nombre de phthisiques succombèrent. Ces saisons furent fécondes en fièvres continues, quelquefois bénignes, parfois au contraire accompagnées de redoublements pouvant à juste titre les faire comparer à des fièvres intermittentes.

---

1. Des sept livres dont se composent les *Epidémies*, le 1er et le 3e seuls proviennent d'Hippocrate ; cette opinion découle du consentement unanime des critiques de l'antiquité ; mais il faut bien avouer que les témoignages en faveur de leur authenticité ne remontent pas au delà de Bacchius.

2. Il est curieux de voir ces sortes d'accidents mentionnés par Hippocrate, lorsqu'on songe qu'il faut en arriver tout à fait à nos jours pour les voir universellement reconnus. L'orchite métastatique a été niée dans des traités de pathologie assez récents.

Dans la seconde constitution sont signalées au printemps des ophthalmies fluentes et tenaces ; en été et en automne, des dysenteries, du ténesme, des lientéries, des diarrhées bilieuses et aqueuses, des vomissements, de mauvaises digestions, des sueurs ; en automne et en hiver régnèrent des fièvres continues, des fièvres hémitritées, des fièvres tierces, des fièvres quartes et un petit nombre de fièvres ardentes.

Il est dit dans la troisième constitution que les paralysies furent nombreuses en hiver ; les causus débutèrent au printemps et persistèrent jusqu'à l'équinoxe d'automne ; peu dangereux durant la première de ces saisons, ils devinrent plus redoutables dans la seconde ; le phrénitis fut fréquent en hiver. Les épistaxis, les évacuations abondantes d'urine, les flux biliaires et la dysenterie caractérisent surtout cette période.

Pendant la quatrième année, Hippocrate eut l'occasion d'observer un certain nombre d'érysipèles qui n'étaient pas sans analogie avec les épidémies du moyen âge connues sous le nom de *feu de saint Antoine* : plusieurs furent gangréneux [1] ; on vit se produire aussi des causus et des phrénitis, des cas de lethargus, des inflammations aphtheuses de la bouche, des ophthalmies, etc.... ; de grandes pustules, des inflammations serpigineuses de la peau. Il régna en outre plusieurs espèces de fièvres (tierces, quartes, nocturnes, continues). La mortalité fut surtout considérable au printemps ; moins intense en été, elle reprit en automne.

C'est encore à Littré que nous devons l'explication des mots *causus*, *phrenitis*, *lethargus*. Divers commentateurs s'étaient déjà efforcés de les rapprocher de certaines fiè-

---

1. La gangrène était salutaire dans les épidémies décrites par Hippocrate, funeste au contraire dans le mal des ardents du moyen âge.

vres de nos pays ; il a démontré, et par des arguments péremptoires, que ces trois termes s'appliquent à des variétés de fièvres rémittentes et continues des pays chauds.

Somme toute, le but d'Hippocrate dans ses *Épidémies* a été tout pratique : il indique la marche naturelle des maladies, l'époque à laquelle s'opère la crise et la coction qui la provoque ; on pourrait cependant lui reprocher un certain désordre symptomatologique.

Il convient, je crois, pour se faire une idée juste de sa thérapeutique, de se reporter au *Traité du régime dans les maladies aiguës* [1]. Le maître s'y livre d'abord à une critique des sentences cnidiennes, dont les auteurs se bornent, dans les maladies chroniques, à prescrire à leurs malades, suivant qu'ils le jugent convenable, des purgatifs, du petit lait et du lait. Le meilleur médecin lui paraît être celui qui excelle dans le traitement des maladies aigües (pleurésie, pneumonie, léthargie, phrénitis, causus et autres affections accompagnées de fièvre continue). La nomenclature des substances à administrer dans ces maladies est facile (décoction d'orge, vin de telle ou telle qualité, hydromel, eau, bains) ; le tout est de bien administrer ces remèdes. Suivent de grands détails sur la décoction d'orge et des règles précises pour son usage. Une rigoureuse distinction est établie entre la ptisane entière non filtrée, dans laquelle on a laissé tout le grain, et qui est conséquemment plus nourrissante, et le suc de ptisane résultant d'une coction cette fois filtrée, et plus légère. Les médecins qui prescrivent une ptisane entière après une diète rigoureuse commettent une faute capitale ; dans les cas d'une certaine gravité, la décoction d'orge

---

1. Ce traité appartient bien réellement à Hippocrate. Il existait à Alexandrie, à l'époque où vécut Erasistrate, et ce médecin l'a même commenté. Ce livre offre des conformités frappantes avec le traité de l'*ancienne médecine*.

doit être coulante, désaltérante, digestible. . . . . .

. . . . . . .Il est bon d'opposer au point de côté des fomentations (eau chaude dans une outre, une vessie, un vase d'airain ou de terre cuite; éponge molle trempée dans l'eau chaude et comprimée ; orge pilé délayé dans de l'eau vinaigrée) ou des embrocations sèches. Si ces moyens demeurent inefficaces et que la douleur se localise à la région sus-diaphragmatique, il faut sans hésiter ouvrir la veine interne au pli du coude. Dans le cas, au contraire, où la douleur siégerait à la région sous-diaphragmatique [1], il faudrait s'efforcer de déterminer des évacuations alvines au moyen de l'hellébore noir (*helleborus orientalis*) ou de l'euphorbe (*euphorbia peplus*). A l'hellébore noir, il convient d'ajouter le daucus ou séséli de Crète, le cumin, l'anis, ou bien quelque autre plante odoriférante ; à l'euphorbe, le suc d'assa fœtida. L'hellébore noir est plus favorable aux crises ; l'euphorbe s'emploie de préférence pour expulser les gaz. . . . . .En ce qui concerne les vins, le vin doux porte moins au cerveau que le vin fort ; il prédispose en revanche davantage aux évacuations alvines, tuméfie la rate et le foie, engendre des gaz qui séjournent dans les hypochondres et facilite l'expectoration ; le vin blanc fort est diurétique et apéritif ; le vin rouge jouit de qualités astringentes et est d'autant meilleur qu'il est plus pur.

. . . . . C'est, d'ailleurs, avec une véritable complaisance qu'Hippocrate nous décrit les caractères qui différencient

---

1. M. Houdart, qui nous semble s'être montré un peu sévère à l'égard d'Hippocrate, dit à ce propos : « On voit combien ce précepte est vague et plein de dangers. La douleur qu'on éprouve au-dessous du diaphragme tient à plus d'une cause ; elle peut surtout dépendre d'une inflammation. Hippocrate ne donne aucun signe pour la distinguer des autres douleurs qui ont également leur siège dans l'abdomen, et laisse le praticien dans une incertitude accablante, qui devait amener bien des mécomptes. » (Houdart, *loc. cit.*)

ces espèces de vins ; il ajoute même que ses prédécesseurs ne les ont pas signalés. L'hydromel offre l'avantage de ne point altérer comme le vin doux; il adoucit les voies respiratoires, calme la toux et possède en outre des propriétés détersives et diurétiques. — Parmi les autres boissons médicamenteuses, nous devons signaler le jus d'herbes ; les décoctions de raisins secs, de marc d'olives, de froment, de carthame ; les infusions de baies de myrte, de graines de grenades.

Les bains font le sujet d'une étude particulière ; pour produire un résultat favorable, ils doivent être administrés dans un endroit bien aéré, et la quantité d'eau doit être assez considérable pour que les affusions puissent être bien pratiquées ; il faut s'abstenir le plus possible d'onctions détersives sur le corps. Quiconque se baigne ne doit ni parler, ni s'agiter, ni rien faire par lui-même, mais se laisser laver et frictionner, n'ingérer aucun aliment avant de se mettre à l'eau, ni lorsqu'il vient d'en sortir. La balnéation sera plus utile dans les péripneumonies que dans les fièvres ardentes. Elle est indiquée contre la constipation aussi bien que contre la diarrhée, et doit être conseillée aussi aux personnes débilitées, à celles qui sont en proie à des nausées et à des vomissements. On doit enfin l'employer contre les épistaxis que l'on n'a pas d'intérêt à respecter [1].

Profondément humoriste, Hippocrate emprunta la plupart de ses remèdes à la classe des évacuants [2] ; les vomitifs, les purgatifs et la saignée composèrent presque toute sa thérapeutique. Si ces moyens restaient impuis-

---

1. Galien et divers commentateurs considèrent comme apocryphes les notes éparses qui suivent le chapitre des bains.

2. Observez les mouvements de la nature et évacuez les humeurs par la voie qu'elle a choisie (sect. I, *Aph.* 21).

sants, il avait recours aux diurétiques et aux sudorifiques.

Le *Traité du régime dans les maladies aiguës*, dont nous venons de donner ici un résumé, pourra toujours, en ce qui concerne la partie hygiénique, et malgré les erreurs sans nombre qui y sont contenues, être comparé avec fruit aux autres ouvrages sur le même sujet. Deux principes se dégagent clairement de la doctrine au développement de laquelle ce traité est consacré : 1º ne pas trop alimenter les malades ; 2º respecter autant que possible la grande loi de l'habitude.

Hippocrate y décèle une profondeur de vues qui n'a d'égale que son génie, et sa thérapeutique générale ne saurait mieux être résumée que par ces mots contenus dans le 1ᵉʳ Livre de ses *Epidémies* : « Etre utile aux malades, ou du moins ne pas leur nuire ».

CHAPITRE V

CHIRURGIE ET OBSTÉTRIQUE.

« Ce que les médicaments ne guérissent pas, nous dit Hippocrate, le fer le guérit ; ce que le fer ne guérit pas, le feu le guérit[1] ; ce que le feu ne guérit pas, doit être regardé comme incurable. »

C'est bien à la chirurgie que sont empruntés les deux derniers agents dont il est ici question. Pour s'être occupé de médecine, le célèbre médecin de Cos n'en a point négligé

---

1. *Aph.*, VIIᵉ sect. Trad. Littré. Les instruments en ce genre dont se servit Hippocrate consistèrent en fers chauds, fuseaux trempés dans l'huile bouillante, parfois des sortes de champignons qu'on faisait brûler sur la partie malade, ou même du lin cru.

les affections d'origine externe ; la meilleure preuve nous en est fournie par ses écrits.

La chaleur est considérée, dans les *Aphorismes*, comme fort utile dans les cas de fractures ou de plaies ayant tendance à se mortifier et à s'ulcérer ; le froid, au contraire, est appelé à rendre les plus grands services contre les hémorrhagies actuelles ou imminentes. N'est-ce point là une frappante actualité, et le froid n'est-il pas encore un de nos meilleurs hémostatiques ?

Aussi bien que nous aussi, Hippocrate connut la désespérante et périlleuse ténacité des affections vésicales chez les personnes avancées en âge : « Les affections des reins et de la vessie, dit-il, se guérissent difficilement chez les vieillards ». Il ne dédaigna d'ailleurs aucunement dans leur cure l'usage du bon vin, qu'il conseillait contre les maladies de vessie, non moins que contre les catarrhes oculaires.

Ajoutons en outre que la formation des calculs vésicaux fut connue à cette époque ; et tandis que Littré traduit ainsi l'aphorisme où il en est question : « Chez ceux dont l'urine dépose du sable, la vessie est calculeuse », MM. Lallemand et Pappas interprètent la phrase de la manière suivante : « Ceux dont les urines déposent du sable ont la vessie disposée à la pierre ».

Enfin l'ouverture des abcès du foie par l'incision et la cautérisation, l'extirpation des polypes nasaux par la ligature, etc., ne furent en aucune façon étrangères à Hippocrate.

Nous bornant jusqu'ici à quelques détails épars çà et là dans les Œuvres du père de la médecine, nous n'avons encore rien cité des deux grands Traités de chirurgie proprement dite : je veux dire celui des *fractures* [1] et celui des *plaies de tête*.

---

1. Le *Traité des Fractures* et celui *des Articulations* forment ensemble un tout inséparable, dont Galien n'a jamais mis en doute l'authenticité.

L'importance capitale du premier de ces ouvrages nécessite de notre part une analyse propre à édifier le lecteur sur les remarquables notions qui s'y trouvent renfermées.

Hippocrate recommande tout d'abord l'extension dans l'attitude naturelle du membre [1]. Divisant ensuite les fractures en fractures simples et fractures avec plaie, il commence à étudier celles de l'avant-bras. Leur traitement est décrit avec beaucoup de détails et est destiné à servir de type à celui de toutes les autres fractures. Le chirurgien opère la coaptation des fragments, pendant qu'on pratique l'extension. La description du bandage employé occupe une large place ; pour être bon, il doit comprimer modérément ; le point fracturé est celui où la compression doit être la plus forte ; ce bandage sera refait tous les trois jours, et le dixième jour on appliquera des attelles. . . . En moyenne, la consolidation des os de l'avant-bras exige trente jours. Lorsqu'on juge à propos d'enlever l'appareil, il faut encore faire pendant longtemps des affusions chaudes sur le membre, pour y faciliter le retour des humeurs [2].

Passant ensuite aux fractures du bras, Hippocrate décrit pour leur réduction un appareil fort compliqué, mais dont on pourra néanmoins saisir assez bien le méca-

---

1. L'importance de cette attitude naturelle, dans les lésions osseuses ou articulaires, sur laquelle le père de la médecine insiste si longuement, frappe encore nos chirurgiens modernes, et en 1873, au congrès de l'Association française pour l'avancement des sciences, qui s'est tenu à Lyon, le prof. Courty, de Montpellier, s'exprimait en ces termes : « L'immobilisation des articulations dans l'attitude naturelle est le meilleur moyen de prévenir et de combattre l'arthrite. Elle est l'adjuvant le plus efficace pour empêcher l'inflammation de s'y développer ; elle est presque indispensable pour que les antiphlogistiques proprement dits puissent en triompher. Voilà un axiome que je voudrais voir inscrit, développé dans tous nos ouvrages de chirurgie, enseigné au lit des malades dans les hôpitaux, mis en œuvre par tous les praticiens. Que de membres on sauverait si la nécessité de cet axiome, bien comprise, était appliquée partout ! »

2. La position naturelle de l'avant-bras est, aux yeux d'Hippocrate, une position intermédiaire entre la pronation et la supination.

nisme, si on se reporte à la figure qu'en donne Littré [1].

Intervient alors une assez longue digression au sujet du pied et de la main ; il est recommandé, contre les déplacements osseux de ces régions, de pratiquer un vulgaire pansement avec du cérat, des compresses et des bandes, mais de ne pas faire usage d'attelles ; le pansement sera défait tous les trois jours, et les accidents disparaîtront généralement vers le vingtième. Il convient cependant d'établir une réserve à propos des luxations du calcaneum et de l'astragale ; les premières exigent le même traitement que les luxations des os du pied en général, mais l'astragale offrant des dimensions plus considérables, son déplacement nécessitera une cure plus prolongée. Les luxations du calcaneum sont d'ordinaire occasionnées par un saut en hauteur ; nécessité, dans ce cas, d'un pansement soigné ; on aura toujours à redouter la carie ou la nécrose.

Après une courte description des os de la jambe, il est question de la luxation des extrémités inférieures de ces os. Ce passage a été, d'ailleurs, diversement compris par les traducteurs, et pour l'interpréter avec sagacité, nous devons nous reporter au mécanisme de la luxation du pied. D'après Boyer, c'est le pied avec l'astragale qui se déplacent ; suivant Astley Cooper, les os de la jambe chavireraient autour de l'astragale : or ces deux opinions sont également fondées, et c'est le mécanisme admis par A. Cooper que paraissait connaître Hippocrate. Deux aides suffisent d'ordinaire pour réduire cette luxation, mais avec l'esprit inventif qui le caractérise, le père de la médecine a imaginé divers instruments mécaniques, à l'aide desquels on peut opérer l'extension et la contre-extension avec succès. Parmi ces appareils, il en est un dont il existe

---

1. Traduction (tome III, page 445).

une description complète dans le *Traité des articulations*, et qui porte le nom de *Banc*.

L'auteur s'occupe ensuite des fractures de jambe et établit une sorte de comparaison entre le membre supérieur et le membre inférieur. Les fractures du péroné doivent être traitées comme toutes les fractures en général, et l'extension n'a pas besoin d'être considérable. Les fractures du tibia, au contraire, exigent une extension beaucoup plus soutenue, car les difformités de cet os sont plus apparentes. Enfin, à propos des fractures intéressant les deux os de la jambe, il est fait mention des gouttières, Hippocrate les déclare peu utiles au point de vue de l'art; mais on doit néanmoins en faire usage pour se rendre agréable aux familles, souvent désireuses de les voir employées.

C'est surtout dans les fractures du fémur que l'extension doit être bien faite; le sort du malade en dépend, et si elle n'est pas assez énergique, le patient est voué à une fatale claudication. Il vaudrait mieux, en ce cas, dit spirituellement Hippocrate, avoir une fracture des deux cuisses; le raccourcissement des membres serait au moins compensé des deux côtés.

Arrivons aux fractures compliquées de plaies. Ici l'auteur condamne impitoyablement la pratique de plusieurs de ses contemporains: les uns, parmi eux, commencent à soigner la plaie et ne s'occupent de la fracture que lorsque la plaie est cicatrisée; d'autres, au contraire, font une ouverture à l'appareil à son niveau, pour mieux pouvoir la surveiller. Cette dernière méthode est particulièrement blâmable. La plaie au contact de l'air ne peut que s'aggraver en absorbant les miasmes délétères auxquels elle se trouve ainsi exposée. L'appareil doit, au contraire, recouvrir la portion ulcérée comme le reste du membre, et la compression portera principalement sur l'écorchure. Les divers cas où il peut y avoir issue de lamelles osseuses sont ensuite passés en revue, ainsi que ceux où la résection des fragments peut être indiquée. Et effrayé de la responsabilité du médecin dans ces circonstances, le maître déclare qu'il doit se refuser à traiter de pareilles complications, toutes les fois qu'il trouvera une excuse légitime.

Suit un court parallèle destiné à prouver que la luxation du genou est plus facile à réduire que celle du coude. Hippocrate admet quatre variétés de luxations du genou (en avant, en arrière, en dedans, en dehors), et plusieurs divisions sont de même établies pour le coude (luxations latérales, complètes et incomplètes, luxations en arrière, en avant). Sont en outre énumérées les luxations du radius, les fractures de l'olécrâne à sa base et à son sommet; celles de l'apophyse coronoïde, de l'extrémité inférieure de l'humérus; et, en finissant, l'auteur pose pour toutes les luxations et fractures du membre supérieur cet axiome général : « que l'attitude naturelle de ce membre, celle par conséquent où on doit le placer, lorsqu'il devient le siège de quelque lésion osseuse ou articulaire, est une position intermédiaire à la pronation et à la supination ; c'est celle en effet qui peut rendre le plus de services au blessé ».

Avant de quitter ce *Traité des fractures et des luxations*, rappelons encore que MM. Malgaigne et Pétrequin le considèrent comme « le plus bel ouvrage qui soit sorti de la main d'un médecin ».

Le *Traité des plaies de tête* est une courte monographie que l'on peut à bon droit envisager comme un des chefs-d'œuvre de l'époque. Hippocrate y retrace avec une extrême habileté la conduite à tenir auprès d'un malade atteint de lésion crânienne. L'exploration par la sonde s'y trouve parfaitement indiquée, et le traitement des diverses sortes de plaies y est aussi admirablement détaillé. Les variétés signalées sont les suivantes : fracture simple, contusion simple, fracture avec enfoncement, hédra ou eccopé, fracture par contre-coup. Dans le cas de contusion et de fracture simple, il est recommandé de recourir au trépan, avant que le troisième jour qui suit la blessure ne soit écoulé. La trépanation [1] est décrite dans tous ses détails et les accidents qui aboutissent à ce que nous sommes convenus d'appeler *méningite traumatique* [2], sont aussi passés en revue.

On n'en finirait vraiment jamais avec Hippocrate, s'il s'agissait de rappeler en détail les diverses notions qu'il a possédées dans le domaine de la chirurgie. Les effets croisés des lésions cérébrales dans les traumatismes du crâne lui furent connus, et on trouve décrit tout au long, dans son livre des *Articulations*, le procédé de Nélaton, pour réduire les luxations de la mâchoire. Il sut apprécier également la fréquente coïncidence de la gibbosité et de la tuberculose pulmonaire, tandis qu'il faut arriver à Nichet pour voir cette idée réintégrée dans la science. Le traitement des hémorrhoïdes par les caustiques n'est pas non plus une invention moderne due à Dupuytren ou à Amussat, l'Ecole de Cos l'employait déjà, et si les morts pouvaient parler, que de fois n'arriverait-il pas à des savants, assurés d'un droit de priorité incontestable sur telle ou telle question, de voir se dresser devant eux d'autres hommes qui, un grand nombre d'années auparavant, auraient admirablement exposé leur prétendue découverte ! Mais nous ne voulons rabaisser le mérite de personne, et les morts ne parlent que par leurs écrits. A mesure néan-

---

1. Hippocrate avait deux espèces de trépan : l'un à couronne armée de dents, en forme de scie à son extrémité, et assez semblable à celui dont nous nous servons aujourd'hui ; et un autre qu'on employait dans certaines affections de l'os, ou dans l'hydropisie de poitrine, pour tirer l'eau par la perforation d'une côte. (Dezeimeris, *loc. cit.*)

2. Morgagni, Parent-Duchâtelet, Martinet, etc..., ont cité des observations de méningites consécutives à des fractures crâniennes.

moins que des perquisitions plus attentives se font à travers les monuments anciens, nous sommes stupéfaits de voir remonter aux premiers temps de l'histoire des idées, des institutions que nous étions portés à croire d'origine toute moderne [1].

On pratiquait la thoracentèse et la paracentèse abdominale, dans les cas d'hydropisie de poitrine et d'ascite. Le traitement de la grenouillette, l'excision de la luette, l'opération de la taille elle-même, ne furent pas ignorés des disciples d'Hippocrate, et l'incurabilité des cancers mammaires ne leur présentait aucun doute. Enfin partout, dans les mémorables écrits du vieillard de Cos, on retrouve disséminés les germes précieux de vérités scientifiques qu'il sera réservé à l'avenir de voir éclore.

La gynécologie tient une assez large place dans la collection Hippocratique, et le père de la médecine semble même s'être occupé avec une certaine complaisance des maladies qui affectent en propre le sexe faible. Il eut, paraît-il, une connaissance assez approfondie des divers déplacements que peut subir la matrice, et d'après cette singulière opinion que l'organe de la gestation est sensible aux odeurs, il traitait la chute de l'utérus, en faisant respirer à la malade des parfums suaves, tandis qu'on en plaçait de fétides aux parties sexuelles. Les moyens contentifs lui firent d'ailleurs presque complètement défaut, et c'est aux agents médicamenteux qu'il s'adressa de préférence. L'aménorrhée aussi bien que la métrorrhagie devinrent l'objet d'études spéciales de sa part : le speculum va-

---

1. « Je suis saisi d'admiration, s'écrie quelque part Andral, je suis confondu de voir des hommes dénués d'instruments d'observation arriver, par la seule force de leur esprit, à la découverte des vérités fondamentales sur lesquelles repose la science moderne et, devançant les temps, jeter dans le monde des idées vers lesquelles nous ramène chaque jour le travail lent et pénible de l'analyse et de l'observation. »

ginal [1], les pessaires [2], les injections utérines ne lui furent pas étrangers. Pour se rendre un compte aussi exact que possible de la stérilité des femmes, les Hippocratistes invoquent successivement diverses causes, au milieu desquelles nous avons le regret de ne pas voir figurer les affections des ovaires; ce silence est probablement dû à l'imperfection des connaissances anatomiques sur ces organes.

Au point de vue de l'accouchement, Hippocrate distingue quatre présentations : celle de la tête, celle des pieds, celle des bras, celle du corps en travers ; la première est la plus favorable ; la dernière, la plus périlleuse. Dans les présentations des pieds et des bras, on doit réduire les parties procidentes. La succussion est conseillée dans les accouchements laborieux, et un procédé analogue paraît exister encore de nos jours en Grèce [3]. Enfin l'extraction du fœtus au moyen de crochets est nettement indiquée; plusieurs passages sont même consacrés à l'embryotomie, mais il n'est nullement question de la céphalotripsie.

———

CHAPITRE VI

THÉORIES HIPPOCRATIQUES.

« L'Hippocratisme, dit M. Pidoux, c'est l'observation complète. » Et nous pouvons ajouter avec M. Pétrequin « que c'est en séparant la médecine d'avec la philosophie

---

1. C'est à tort qu'on attribue l'invention du *speculum uteri* à Récamier et à Ricord, puisque ces instruments étaient connus des Hippocratistes.

2. Ces pessaires sont des sortes de sachets destinés à contenir les médicaments.

3. Sonnini, *Voyage en Grèce et en Turquie*, 1801, tome II.

spéculative, laquelle trop souvent s'égare en hypothèses, qu'Hippocrate s'est le mieux distingué des philosophes de l'antiquité [1] ». Celse nous le dit d'ailleurs : « Hippocrates Coüs primus ex omnibus memoriâ dignis, a studio sapientiæ medicam disciplinam separavit, vir et arte et facundiâ insignis ».

Ce serait cependant une erreur de croire que l'illustre médecin de la Grèce ait refusé d'admettre l'intervention du raisonnement en médecine ; pour prouver au contraire la large part qu'elle lui concéda, son école prit le nom significatif de dogmatiste, et il nous le déclare d'ailleurs lui-même : « Le médecin philosophe est égal aux dieux ». C'est dans le seul but de montrer l'inanité des vues purement théoriques, si la consécration pratique vient à leur faire défaut, qu'il s'est toujours efforcé de corroborer son dire par de fréquents exemples. On ne doit pas envisager ses œuvres comme d'hypothétiques conceptions de l'esprit ; elles sont le fruit d'une longue et sage expérience, et la génération actuelle trouve à y glaner avec profit.

« L'hippocratisme, dit Boyer [2], est un éclectisme, mais

---

1. « Hippocrate sépara la saine philosophie, ou, si l'on veut, la véritable logique, c'est-à-dire l'art d'observer, de comparer, de juger et de tirer des conséquences rigoureuses, d'avec ces systèmes philosophiques plus ou moins absurdes, ou d'avec ces cosmogonies plus ou moins ridicules de tant de prétendus sages, ses devanciers, qui étaient non seulement inutiles, mais encore nuisibles à la médecine. C'est là ce qu'ont voulu exprimer quelques auteurs, Celse entre autres, en disant : qu'Hippocrate sépara la philosophie de la médecine.

« Mais quand on dit, du Vieillard de Cos, qu'il a introduit la philosophie dans la médecine, on doit voir en cela la désignation de l'immense service qu'il rendit en portant, dans la médecine, cette recherche sévère de la vérité, cette logique rigoureuse, cette induction si féconde en précieux résultats, destinées à devenir, entre les mains de Bacon, un flambeau impérissable, à l'aide duquel ce grand philosophe éclairerait les sciences de tous les siècles à venir. » (Kühnholtz, *Cours d'histoire de la médecine et de bibliographie médicale*. Montpellier, 1837.)

2. Boyer, *Dict. encycl. des sciences médicales*. Art. MÉDECINE.

un éclectisme immédiat, c'est-à-dire sortant directement des faits ; car notre science a ce caractère. Il est tour à tour solidiste ou humoriste, méthodiste, tenant compte du mécanisme ou du dynamisme, selon qu'il représente tel ou tel ordre de faits. Aussi chaque système l'a-t-il regardé comme son promoteur [1], sans s'apercevoir qu'il n'appartient à aucun, tandis que tous lui appartiennent, parce que les faits, envisagés sans exclusivisme, doivent finir par donner tous ces éléments unis et fondus ensemble dans une harmonieuse unité. L'hippocratisme n'est point parfait ; il a ses erreurs et ses lacunes ; mais on doit redresser les unes, combler les autres, en suivant sa méthode, sa logique, en profitant de tous les perfectionnements qu'il n'aurait point négligés, en agrandissant et remplissant le cadre qu'il a tracé. »

Dans sa conception de la maladie, Hippocrate s'est départi de cet éclectisme dont nous parle le professeur Boyer, pour se montrer véritablement humoriste. Il la considère en effet comme produite par une humeur qui se localise en un point quelconque du corps. La *crise* [2] donne issue à cette humeur peccante, et le mode suivant lequel celle-ci est évacuée prend le nom de *phénomène critique*. Si, par suite des *sympathies organiques* [3], l'humeur, au lieu d'être rejetée au dehors, gagne une autre région, il y a *métastase* .

---

1. M. Forget a revendiqué naguère Hippocrate au nom de l'organicisme.

2. Outre le Traité apocryphe des crises, il est encore question de ces dernières dans maints ouvrages, dont la paternité remonte incontestablement à Hippocrate, et le *Traité des crises* lui-même n'est qu'une compilation de sentences tirées probablement du *Pronostic*, des *Epidémics*, des *Aphorismes* et des *Prénotions de Cos*.

3. Le corps vivant est un tout harmonique dont les parties se tiennent dans une dépendance mutuelle, et dont tous les actes sont solidaires les uns des autres. » (Hipp.)

4. Hippocrate, *Œuvres*. Trad. Littré, VI, 41 — VI, 173 — VI, 217.

Le mot *crise* (du grec χρισις, jugement)a été transporté dans le domaine médical, par suite de l'analogie que l'on a cru trouver entre la situation de l'accusé attendant son arrêt et celle du malade arrivé à un moment décisif de l'affection qui l'obsède[1]. Ce terme, la plupart du temps interprété dans un sens favorable, fut cependant parfois pris en mauvaise part. Pour que la crise pût s'effectuer, il convenait que les humeurs fussent parvenues à un degré de coction suffisante, et dès lors le phénomène critique s'opérait par un des grands émonctoires de l'économie (urine, sueur, déjections alvines, vomissement). La crise appartient en propre aux maladies aiguës, la coction humorale n'existant pas dans les maladies chroniques. Elle se montre de préférence à certaines périodes, et la détermination de ces époques est connue sous le nom de doctrine des *jours critiques* : « Les fièvres, dit Hippocrate, se jugent le quatrième jour, le septième, le onzième, le quatorzième, le dix-septième, le vingt-unième et encore, dans les maladies aiguës, le trentième, puis le quarantième, puis le soixantième; mais, passé ces nombres, la conduction des fièvres devient chronique ». Si la doctrine des crises est parvenue jusqu'à nous, les siècles ont fait une suffisante justice de celle des jours critiques; Hippocrate lui-même n'a pas été absolu à leur égard. Et laissant le poète latin répéter à l'envi le fameux « *numero deus impare gaudet* », tandis que Galien se plaira à considérer le sixième jour comme un tyran, nous dirons avec Chauffard « qu'admettre ou rejeter les jours critiques ne saurait être en médecine une affaire de doctrine et ne touche pas aux notions essentielles comprises dans la doctrine des crises ». Celles ci

---

1. Pour plus grands détails sur les crises, consulter : Hamelin, *Dict. encycl. des sciences méd.*, art. CRISE ; et Robichon, *Considérations générales sur la doctrine des crises.* Thèse de Paris, 1864.

existent en effet réellement ; elles sont l'expression vraie
et ultime des efforts effectués par la nature médicatrice[1]
pour la conservation des êtres. Niées par les organiciens,
elles seront toujours reconnues par les vitalistes, disposés
à admettre une certaine spontanéité dans l'évolution pathologique. On doit les considérer comme de rapides mouvements de l'économie vivante, représentés par diverses opérations organiques et ayant pour résultat l'achèvement de la
maladie. Ainsi comprises, elles sont susceptibles de recevoir des modifications de la part de diverses influences
étiologiques d'ordre hygide ou d'ordre morbide. Nous les
définirons donc simplement « des synergies variables par
lesquelles se jugent les maladies ».

Les métastases [2] ($\mu\varepsilon\tau\alpha\sigma\tau\alpha\sigma\iota\varsigma$, déplacement) signifient pour
les humoristes changement de l'humeur morbifique d'un
point à un autre de l'économie ; les solidistes en firent
plus tard une sorte d'irritation ou de spasme pouvant
gagner de nouveaux organes. Fort négligée au moyen âge,
leur étude fut reprise au XVIIIe siècle, où l'on vit tour à tour
régner la théorie humorale et la théorie solidiste. Au
commencement du siècle actuel, les métastases ont été

---

1. « Il n'est pas de maladie organique, écrit Bouchut, dans laquelle on ne
découvre la preuve de son existence, soit par des résultats curatifs complets,
soit, au contraire, par une simple ébauche, lorsqu'une action intempestive
l'arrête et l'empêche de réaliser complètement son œuvre de réparation.
Hippocrate donnait à cette puissance le nom de *nature*, et la doctrine qui
a consacré son intervention dans les actes pathologiques est connue sous le
nom de *naturisme*. C'est ce que d'autres ont appelé puissance intérieure,
force ou nature médicatrice, ou enfin, d'après moi, l'agent vital. » (Bouchut,
Nouveaux élém·nts de pathologie générale. 4ᵉ édition. Paris, 1882.)

2. « Si quelque humeur flue hors du corps plus que ne le veut la surabon-
dance, cette évacuation engendre la souffrance. Si, au contraire, c'est en
dedans que se fait l'évacuation, *la métastase*, la séparation d'avec les autres
humeurs, on a fort à craindre, suivant ce qui a été dit, une double souffrance,
savoir au lieu quitté et au lieu engorgé. » Cette citation est extraite de la
Nature de l'homme, ouvrage attribué à Polybe, gendre d'Hippocrate. (Traduct. Littré. Tome VI, page 41.)

formellement niées, et, de nos jours, il est aisé de constater dans les esprits une sorte de retour vers leur admission [1].

Plusieurs historiens attribuent en outre au père de la médecine la connaissance des *constitutions médicales*, et considèrent les 1er et 3e livres des Epidémies comme les bases réelles de cette doctrine; mais, bien qu'il ait observé l'influence des saisons sur les maladies populaires, il n'est nullement question dans Hippocrate, comme le dit Andral, d'une maladie générale, unique, variant suivant les diverses conditions atmosphériques et imprimant son cachet aux affections qui se développent sous son influence.

En résumé donc, les crises, les métastases, les sympathies ou synergies organiques servirent de fondement au naturisme d'Hippocrate [2]. Cette doctrine présuppose d'ailleurs l'action réelle d'une nature prévoyante, dans toutes les opérations physiologiques aussi bien que dans tous les actes vitaux : il n'est pas de déchéance plastique si avancée qui ne puisse rétrocéder sous la salutaire influence de cette *natura morborum curatrix*, et tous les efforts du praticien doivent tendre à l'aider dans son œuvre de restauration :

« *Quò natura vergit, eò ducendum* ».

---

1. « De l'union de la clinique, de la physiologie et de la chimie, dit Quinquaud, est né un déterminisme pathologique plus éclairé, qui nous montre la métastase existant réellement, mais beaucoup plus rare qu'on ne le croyait. La grande question des métastases est dominée par la maladie générale ou généralisée ; la métastase est une localisation insolite, dérivée d'une autre manifestation, et se produisant là où existe un *locus minoris resistentiæ*. La métastase est partout d'ordre sécrétoire ; en effet, la localisation morbide peut être considérée comme une sécrétion interne qui sert d'émonctoire ; dans ce cas, les matériaux qui la constituent sont préformés dans le sang, et si elle vient à cesser brusquement, il en résultera une dyscrasie plus intense ; de là, possibilité de métastase. Au contraire, dans certains cas, la localisation n'a rien de commun avec l'émonctoire ; si alors elle vient à cesser, même rapidement, il n'en résulte aucun accident fâcheux. » (*Des métastases*. Thèse présentée au concours de l'agrégation par E. Quinquaud. Paris, 1880.)

2. Voy. Sprengel, *Apologie des Hippocrates und seiner Grundsœtze*. Leipzig, 1789-1792.

CHAPITRE VII

SUCCESSEURS D'HIPPOCRATE. — PLATON ET ARISTOTE.

Le célèbre médecin dont nous venons d'étudier l'œuvre s'éteignit, mais son génie lui survécut, et longtemps encore nous verrons ses idées régner en souveraines dans la science.

Ses fils embrassèrent la profession médicale, et son gendre Polybe continua à enseigner sa doctrine. Après eux et avant la fondation de l'École d'Alexandrie, nous retrouvons quelques hommes, dont nous ne pouvons nous empêcher de citer les noms.

Tels furent *Ctésias le Cnidien* [1], surtout célèbre par son Histoire des Perses, et qui n'est guère connu en médecine que pour avoir blâmé le chef de l'École de Cos d'avoir tenté la réduction des luxations du fémur [2].

Dioclès de Charyste, surnommé par les Athéniens le second Hippocrate, et auteur de plusieurs livres sur les maladies, s'occupa surtout de celles qui affectent spéciale-

---

1. Il était, suivant Galien, parent d'Hippocrate. Outre son Histoire des Perses, Ctésias en écrivit aussi une de l'Inde. Photius nous a conservé un extrait de ces deux ouvrages. Ce fragment original, publié pour la première fois en 1557 par Henri Etienne, fut réédité par les soins du même auteur en 1594, et traduit plus tard en français par Larcher, à la suite de son Hérodote.

2. « Le style de Ctésias est clair et simple, ce qui lui donne beaucoup d'agrément. Il emploie le dialecte ionien, non pas perpétuellement comme Hérodote, mais seulement en quelques expressions ; et il ne s'écarte pas de son sujet par des digressions à contre-temps, comme cet historien. Quoiqu'il reproche à Hérodote beaucoup de fables, il n'est pas exempt lui-même de ce défaut, surtout dans son Histoire de l'Inde. Le principal agrément de son histoire consiste dans la manière dont il raconte les événements, tantôt en surprenant le lecteur par des récits auxquels on ne s'attendait pas, tantôt en émouvant les passions, et beaucoup plus encore en se servant du fabuleux pour l'embellir. Quant à sa diction, elle est le plus souvent décousue, et il se sert fréquemment d'expressions basses ; bien éloigné en cela d'Hérodote, dont la narration claire, vive et variée, se soutient également partout, et sert de règle et de modèle du dialecte ionien. ▪ (Extr. de Photius.)

ment le sexe féminin ; on lui attribue le mérite d'avoir distingué la pleurésie d'avec la pneumonie. Dioclès fut le premier, suivant Galien, à composer des ouvrages en faveur de ceux qui n'étaient point issus de pères médecins[1]. C'est à lui, paraît-il, qu'on doit le premier traité d'anatomie humaine.

Praxagore de Cos, le dernier des Asclépiades, soutint noblement l'honneur de la médecine raisonnée et appela l'attention de ses successeurs par ses remarquables travaux sur le pouls.

Chrysippe de Cnide (vers l'an 320 av. J.-C)[2] conçut l'audacieuse prétention d'exclure les purgatifs et la saignée du domaine de la thérapeutique. Il écrivit sur les vertus des plantes et consacra un ouvrage spécial au chou.

Au milieu de tous ces hommes, on vit briller deux grandes et nobles figures de philosophes, dont les noms ne sauraient être indifférents au médécin historiographe ; je veux parler de *Platon,* que l'élégance de son style et sa correcte diction firent surnommer le Cygne de l'Académie, et du chef des Péripatéticiens, le célèbre *Aristote.*

Plus physicien que médecin, Platon eut recours, dans sa recherche de la vérité, plutôt à l'intuition mentale qu'aux données de l'expérience [3] : déplorable méthode pour quiconque veut en essayer l'application aux sciences naturelles ! « Son Anatomie, dit Andral, tout étrange et toute bizarre qu'elle est, est cependant curieuse à lire comme

---

1. Dioclès avait composé un ouvrage intitulé : *Des maladies, de leurs causes et de leur traitement,* où, au dire de Galien, toute la médecine était passée en revue. Il osa émettre en plein règne hippocratique l'idée hardie que la fièvre n'est qu'un symptôme.

2. Chrysippe fut maître d'Erasistrate : « Il renversa, dit Pline, par un babil extraordinaire les maximes des médecins qui l'avaient précédé. »

3. Galien nous enseigne cependant que Platon eut une plus grande admiration pour Hippocrate que pour aucun des hommes illustres qui avaient existé avant lui.

œuvre d'imagination. » La matière, suivant lui, a d'abord
dû affecter la forme triangulaire, puisque celle-ci est la
plus simple et qu'une particule matérielle, quelque figure
qu'elle ait d'ailleurs, peut toujours être convertie en
triangle. Plus tard cette matière a produit les éléments
(eau, feu, air, terre).

La moelle épinière est la partie du corps de l'homme qui
prend naissance la première ; elle sert de jonction à l'âme
et au corps. L'âme immortelle et raisonnable a pour siège
le cerveau ; mais il existe aussi des âmes mortelles, sources
de qualités moins élevées qui résident dans la poitrine
et même dans le ventre ; « cette dernière a été placée dans
cette région comme un râtelier, pour que le corps puisse
y trouver sa nourriture ».

Les maladies dérivent de l'excès ou du défaut dans le
corps humain de l'un quelconque des éléments constitutifs.
Enfin la matrice est pour Platon « un animal qui souhaite
de concevoir », et les affections dont elle est le siège sont
provoquées par ce besoin de conception.

A l'érudition de Platon, Aristote joignit le génie de
l'observation la plus consommée. On pourrait peut-être,
il est vrai, lui reprocher de s'être un peu trop occupé de
métaphysique, et d'avoir parfois fait intervenir les causes
finales dans des questions qui relèvent de la science pure ;
mais il faut cependant bien avouer que nous devons en
arriver à lui pour trouver un exposé de physiologie convenable. Et M. Milne-Edwards nous paraît avoir fait
d'Aristote le plus bel éloge possible, en l'appelant « le père
des sciences naturelles ». Un des principaux écrits du
philosophe de Stagyre est certainement son *Histoire des
animaux*, où il se dévoile comme grand anatomiste et
profond penseur. Effleurons en quelques lignes cette œuvre
immense :

Aristote divise le corps de l'homme en quatre grandes régions (la tête, le cou, le thorax, les bras et les jambes), qui se subdivisent elles-mêmes en régions secondaires. L'ostéologie et l'arthrologie sont assez bien connues de lui, mais il confond les nerfs avec les ligaments et leur assigne la même nature. Les mouvements sont volontaires et involontaires : les os, reliés entre eux par les articulations, assurent l'exécution des premiers, tandis que c'est sous la seule influence vitale que s'accomplissent les seconds, et Aristote compare les organes qui en sont doués à des animaux renfermés dans l'animal lui-même.

L'aliment broyé dans la bouche passe dans l'œsophage, et de là dans l'estomac et l'intestin, où les sucs nutritifs qu'il renferme sont séparés d'avec les résidus excrémentitiels. L'estomac et l'intestin jouent à son égard le même rôle que la terre à l'égard des plantes ; les veines représentent les racines du végétal et sont de véritables agents d'absorption. Ainsi que le fait remarquer M. le docteur Geoffroy, dans sa monographie consacrée à l'anatomie et à la physiologie d'Aristote [1], cette comparaison a été plus tard reprise par Boerhaave, lorsqu'il dit, dans son langage imagé, « que l'animal porte ses racines dans son ventre ».

Le cœur est une source de chaleur ; c'est aussi le lieu où naissent les passions et le véritable siège de l'âme. Le foie sert à la coction des aliments, et la rate absorbe les vapeurs superflues de l'estomac. Quant aux reins, ils sont destinés à imbiber en partie l'excrément, mais semblent aussi devoir laisser filtrer les humeurs à travers leur propre substance. Les poumons peuvent être comparés à des soufflets de forge ; ils se dilatent, par suite de la chaleur intérieure, soulèvent le thorax et laissent pénétrer l'air ;

---

1. Jules Geoffroy, *L'Anatomie et la Physiologie d'Aristote exposées d'après les traités qui nous restent de ce philosophe.* Paris, 1878.

puis, quand la chaleur diminue, ils s'affaissent de nouveau, et l'air se trouve expulsé : tel est le mécanisme de l'inspiration et de l'expiration. Le cerveau est enveloppé de deux membranes (dure-mère, pie-mère) ; il est toujours privé de sang et plus volumineux chez l'homme que chez la femme [1]. Le sperme représente un résidu utile de l'aliment, et la fécondation s'effectue par le mélange de la liqueur prolifique de l'homme avec le sang menstruel de la femme. La superfétation est admise comme possible, quoique très rare. Enfin, à propos de la lactation, Aristote parle d'un bouc de Lemnos qui fournissait une quantité de lait suffisante pour faire de petits fromages [2].

Prenant toujours l'homme pour point de départ, ce savant philosophe fait connaître les animaux en montrant les rapports qu'affectent les diverses parties de leur corps avec celles du corps humain. Il donne ainsi, grâce à ces fréquentes comparaisons, plus de force et de vivacité à son récit, que vient d'ailleurs étayer la plus scrupuleuse expérience, et son livre restera toujours un chef-d'œuvre zoologique.

---

1. Cette dernière partie de la phrase renferme une vérité reconnue d'Aristote, et que les modernes n'ont fait que confirmer.

2. Geoffroy Saint-Hilaire a également fait mention dans ses curieuses études d'un bouc lactifère.

LIVRE TROISIÈME

DE LA FONDATION DE L'ÉCOLE D'ALEXANDRIE A LA MÉDECINE ARABE.

L'École d'Alexandrie ; Hérophile et Erasistrate ; apparition des systèmes en médecine. — Galien ; sa philosophie ; sa morale. — Anatomie et Physiologie Galéniques. — Pathologie et Thérapeutique. — Oribase, Aétius, Alexandre de Tralles, Paul d'Egine.

CHAPITRE I

L'ÉCOLE D'ALEXANDRIE ; HÉROPHILE ET ERASISTRATE. — APPARITION DES SYSTÈMES EN MÉDECINE.

Désireux de voir briller sur l'Egypte le flambeau civilisateur de la science, les successeurs d'Alexandre le Grand s'efforcèrent d'attirer tout ce que la Grèce renfermait alors d'hommes considérables. Et poursuivant ce noble but, Ptolémée Soter voulut fonder à Alexandrie une riche bibliothèque, destinée à devenir la fidèle gardienne des ouvrages précieux de l'époque. De nombreux savants répondirent au généreux appel du monarque, ainsi qu'à celui de son successeur et fils Ptolémée Philadelphe. La médecine [1] fut de toutes les sciences celle qui reçut les plus

---

1. Suivant Ammien Marcellin, la réputation médicale d'Alexandrie fut telle que sortir de ses écoles tint lieu de savoir et d'expérience.

Ptolémée Evergète, successeur de Ptolémée Philadelphe, fit copier tous les chaleureux encouragements de la part de ces souverains, et parmi les hommes qui l'illustrèrent, on remarqua surtout *Hérophile* [1] et *Erasistrate* [2] : l'un était disciple de Praxagore, l'autre eut pour maître Chrysippe. C'est à ces anatomistes que nous devons faire remonter l'usage des dissections humaines: Soit qu'ils voulussent les encourager dans leurs recherches, soit aussi pour tâcher d'atténuer un peu le discrédit qui pesait à cette époque sur ceux que l'on accusait de ne pas respecter les morts, les princes de la famille des Lagides prirent quelquefois part à leurs travaux et leur livrèrent même, dit-on, plusieurs prisonniers pour être disséqués vivants :

« Hérophile et Erasistrate, écrit Celse [3], ont disséqué vifs des criminels que les rois faisaient sortir des prisons pour leur remettre. »

Et Tertullien s'exprime comme il suit à propos d'Hérophile :

« Ce médecin ou bourreau, dit-il, qui a disséqué un nombre infini d'hommes pour sonder la nature, qui a haï l'homme pour le connaître, n'en a peut-être pas mieux pour cela pénétré l'intérieur, la mort apportant un grand changement à toutes les parties, qui ne doivent plus être les mêmes quand elles n'ont plus de vie ; particulièrement ne s'agissant pas ici d'une mort simple, mais d'une mort procurée par les divers tourments auxquels la recherche exacte de l'anatomiste a exposé des malheureux. »

Il serait consolant pour l'honneur de notre art de croire

----

livres qu'avaient en leur possession les marchands et navigateurs de passage à Alexandrie. La copie était rendue aux propriétaires, et l'original déposé dans la bibliothèque avec cette inscription : Livre des navires.

1. Hérophile naquit à Chalcédoine, en Bithynie, l'an 344 de l'ère chrétienne.

2. Erasistrate, au dire de Suidas, était originaire de l'île de Cée.

3. Cornel. Celsi *De re medica*. Liber I. Præf.

que c'est à un sentiment de légitime dégoût pour les travaux de dissection cadavérique, d'origine alors toute récente, que furent dus ces sinistres bruits, et qu'ils n'eurent jamais de fondement sérieux. Quoi qu'il en soit, Hérophile et Erasistrate jetèrent par leurs travaux le plus vif éclat sur l'École d'Alexandrie [1].

Le premier eut le mérite d'assigner pour origine aux nerfs le cerveau et la moelle épinière, plaça le siège de l'âme dans les ventricules cérébraux [2] et entrevit les vaisseaux chylifères [3]. Il disséqua en outre les nerfs optiques [4], découvrit le sinus droit de la dure-mère [5], la terminaison anguleuse du quatrième ventricule [6], nomma la première portion de l'intestin grêle, la rétine, la toile choroïdienne, et localisa enfin dans le cœur la forme productrice de la pulsation [7]. Ses connaissances anatomiques furent si grandes, qu'un savant du xviie siècle, Fallope, prétendait que « le contredire en fait d'anatomie, c'était contredire l'Evangile ».

Erasistrate [8] ne le lui céda d'ailleurs en rien sous ce

---

1. Voir Carrière, *Ecole d'Alexandrie* (*Gazette méd.*, 1839).

2. Quelques philosophes modernes ont placé le siège de l'âme dans le cervelet ou la glande pinéale.

3. Hérophile s'aperçut un jour, en ouvrant un chevreau, que le mésentère était parcouru par des vaisseaux blancs qui, au lieu de se rendre au foie, considéré alors comme réservoir commun des veines, se terminaient à des corps glanduleux situés dans l'épaisseur même de la séreuse.

4. Il les supposait creusés de cavités, qu'il désigna sous le nom de *pores optiques*.

5. Pressoir d'Hérophile.

6. Calamus scriptorius.

7. Hérophile continua sur le pouls les curieuses études inaugurées par Praxagore, et distingua dans la pulsation artérielle la rapidité, la force et le rythme.

8. On prétend qu'Erasistrate se concilia la faveur de Séleucus, roi de Syrie, en délivrant son fils Antiochus d'une maladie consomptive, dont il reconnut la cause avec un tact exquis. Cette affection était due, paraît-il, à l'amour d'Antiochus pour la reine Stratonice.

rapport : sa distinction des nerfs en moteurs et sensitifs, sa description des valvules cardiaques et celle non moins remarquable qu'il nous a laissée des circonvolutions cérébrales [1], l'attestent assez haut.

Mais la physiologie ne progressait malheureusement pas proportionnellement à l'anatomie : c'était, disait-on, à l'air vital dont l'organisme se pénètre pendant l'inspiration que les diverses fonctions se trouvaient redevables de leur régulier accomplissement : on croyait, au reste, que les artères et le cœur gauche ne renfermaient aussi que de l'air.

En thérapeutique, Erasistrate désapprouva également et l'usage de la saignée et celui des purgatifs, réservant ses préférences aux vomitifs et aux lavements. L'hygiène était appelée, suivant lui, à jouer le rôle principal dans le traitement des maladies [2].

Parmi les anatomistes qui suivirent Hérophile et Erasistrate et précédèrent Galien, il en est deux auxquels nous devons une mention spéciale : Rufus d'Ephèse, qui vécut sous Trajan, et dont les œuvres ont partiellement échappé au naufrage du temps [3], et Marinus, que Galien envisagea comme le restaurateur de l'anatomie. Il appartint au règne de Néron, et on lui doit la connaissance des nerfs palatins, ainsi que la description du grand hypoglosse.

« Erasistrate et Hérophile n'ont été, dit Galien, qu'à

---

1. « Nulle part, dit-il, dans toute la série animale, je n'ai trouvé des circonvolutions si nombreuses et si marquées, séparées par des anfractuosités si profondes, que chez l'homme. »

2. « Erasistrate leur donne pour cause l'excès de nourriture, les digestions et la putridité des humeurs qui en sont les suites ; il ajoute qu'une diète modérée, dont le besoin seul est la règle, fait la santé. » (Plutarque.)

3. Consulter : *Œuvres* de Rufus d'Ephèse; texte collationné sur les manuscrits, publication commencée par Ch. Daremberg, continuée par M.-Emile Ruelle, 1 vol. grand in-8. Paris, 1879.

demi-médecins dogmatiques » ; quelques-uns de leurs disciples s'éloignèrent plus encore des véritables idées d'Hippocrate et donnèrent dans l'empirisme.

Empirisme [1]. — Philinus de Cos et Sérapion d'Alexandrie furent les promoteurs de la nouvelle doctrine, qui devint plus tard synonyme d'observation pure. Pour l'empirique, en effet, il n'est de jugement admissible que celui qui nous est fourni par les sens : remarquable rapprochement d'une antique conception avec les théories de nos sensualistes modernes ; nous verrons ces mêmes idées, sur lesquelles les siècles essayeront vainement de jeter le sombre voile de l'oubli, revivre un jour fécondées par le souffle puissant de Loke et de Condillac !

« Les principes de la philosophie pyrrhonienne, dit Andral, furent évidemment ceux qui inspirèrent le fondateur de l'Ecole empirique. Observer sans raisonner, ne s'occuper que des phénomènes, négliger dans les sciences la recherche de l'essence des choses, et, en médecine, l'étude de la cause prochaine et de la nature intime des maladies, tels étaient les préceptes que Philinus de Cos donnait à ses disciples. Puisque, disait-il, le raisonnement ne peut mener qu'à l'incertitude, à quoi bon raisonner ? — Si les théories sont trompeuses, à quoi bon les théories ? Le raisonnement et les théories sont pour lui des jeux d'esprit, des jeux d'enfant, une forme de passe-temps, sans aucune importance [2].

L'expérience revêt aux yeux de l'empirique trois formes distinctes : elle est parfois le fruit du hasard ; dans

---

1. Voy. pour la bibliographie : Richter, *Programma de veterum empirico-rum ingenuitate.* Gotting, 1741. — Kaiser, *De medicinæ empiricæ veteris atque hodiernæ diversitate.* Helmstadt, 1741. — Zimmermann, *Von der Erfahrung in der Arzneikunde.* Zurich, 1787. — Schulze, *De veteris empiricæ scholæ dignitate.* Halæ, 1800, etc.

2. Andral, *loc. cit.*

d'autres conditions, elle devient le produit d'un essai, ou enfin le résultat d'une imitation de la nature, du hasard ou de l'essai indiqué. L'observation, l'histoire et la comparaison forment la trilogie essentielle des doctrinaires qui nous occupent. Rejetant l'étude de toutes les causes qu'ils appellent occultes, on ne les voit guère s'appliquer qu'à la recherche des signes diagnostiques de la maladie et aux effets des médicaments (*juvantia* et *lædentia*). Parmi les causes occultes, les empiriques rangent toutes celles qui sont relatives aux premiers éléments entrant dans la composition du corps, et leur refus d'admettre l'utilité de cet ordre de faits engendre fatalement pour eux la négligence de l'anatomo-physiologie. Ennemis des dissections, ils accusent les dogmatistes de choquer en s'y livrant les principes de l'humanité la plus vulgaire [1].

En pathologie, l'accident simple (toux, chaleur, etc...) diffère pour eux d'avec ce qu'ils sont convenus d'appeler le *concours des symptômes :* ils désignent de la sorte un groupe d'accidents que l'on a coutume de voir évoluer simultanément et auquel on donne un nom de maladie connue (péripneumonie, inflammation, etc.).

Enfin les empiriques excluent l'indication de leur thérapeutique, car elle suppose la connaissance de causes, dont ils contestent l'utilité.

Quoique rejetant en principe le raisonnement, ils sont

---

1. « C'est une cruauté inouïe, disent-ils, de disséquer des hommes tout vivants, et de faire d'un art destiné à la conservation du genre humain l'instrument de sa destruction, et cela de la façon la plus barbare ; surtout si, par des voies aussi horribles, on ne peut parvenir à découvrir une partie des choses que l'on cherche, et si l'on peut connaître les autres sans exercer une pareille inhumanité..... Peut-on dire que ces parties, dans le cadavre, soient dans l'état où elles étaient dans le sujet vivant? — Qu'a donc fait ce médecin ? — Il a égorgé un homme de la manière la plus cruelle et n'a pu venir à bout de voir les viscères tels qu'ils sont dans l'homme pendant la vie. » (Celse, *De re med.* Traduct. Ninnin. Paris, 1754, Tome I, page 17.)

néanmoins moins absolus sur cette matière que ce qu'on a voulu l'insinuer[1], et se seraient parfaitement accordés avec Néoptolème, lorsqu'il a dit : « qu'il devait nécessairement philosopher, mais qu'il couperait court, n'étant pas d'humeur à philosopher à fond ».

Aucun écrit ne nous est parvenu de cette secte ; nous ne la connaissons que par le témoignage de ceux qui nous en ont parlé. Galien, un des auteurs qui lui est le moins favorable, avoue quelque part qu'il a failli « être ébranlé par ses raisons ». Cœlius Aurelianus l'exalte élogieusement, et en jugeant la dispute des empiriques et des dogmatistes, Celse prend manifestement parti pour les premiers. Si nous jetons nous-mêmes un regard scrutateur et impartial sur cette doctrine, nous sommes obligé d'avouer qu'elle fut un symbole de décadence à l'époque et dans l'école où elle se produisit, et un signe d'abaissement intellectuel partout où elle a régné depuis lors [2].

Dès ce moment, l'éclat de la médecine commence à pâlir à Alexandrie, et nous la voyons faire son entrée à Rome avec Asclépiade de Bythinie, l'ami de Cicéron.

Rénovateur de l'atomisme professé avant lui par Leucippe et Démocrite, ce grand révolutionnaire parvint bientôt à s'attirer une brillante réputation. Le corps humain, comme tous les corps qu'on rencontre dans la nature, est, suivant lui, composé de molécules agglomérées, éternelles et douées d'un mouvement continu ; il est criblé en outre

---

1. « Neque enim se dicere, consilio medicum non egere, et irrationabile animal hanc artem posse præstare.... » (Cornel. Celsi, *De re medica.* Liber I. Præf.)

« Les empiriques disaient eux-mêmes qu'ils étaient bien éloignés de penser que le raisonnement fût inutile en médecine, ou qu'un animal sans raison pût exercer cet art. » Celse, Traduct. Ninnin. Paris, 1754.

2. L'expression d'*empirique* sert, dans le langage vulgaire, à désigner les ignorants, les charlatans, les gens qui trafiquent de leur art.

d'imperceptibles orifices, portant le nom de pores, et dans lesquels se meut librement le fluide moléculaire. La santé résulte de l'harmonie entre les pores et les atomes ; si cette harmonie est par hasard troublée, il y a maladie [1]. Les fonctions qu'accomplissent les corps vivants sont soumises aux lois de la mécanique.

Les idées thérapeutiques d'Asclépiade sont d'ailleurs en rapport avec ses théories ; dans le but de dilater les pores, il prescrit l'exercice, les frictions, et accorde aussi une vertu des plus salutaires au bon vin, qu'il ordonne parfois mélangé à de l'eau de mer ou à d'autres préparations diverses. C'est, en un mot, surtout à l'hygiène qu'il s'adresse ; mais, quelle que puisse être l'excellence des moyens dont celle-ci dispose, un médecin éclairé ne doit pas restreindre ses ressources à leur seul usage [2].

Méthodisme. — Thémison de Laodicée, un de ses disciples, voulut, en créant le méthodisme, répondre à un impérieux besoin de généralisation, toujours inhérent à l'esprit de l'homme [3]. Son système fut perfectionné par deux de ses successeurs : Soranus d'Ephèse, le plus estimé des méthodistes, et Thessalus de Tralles, qui se fit à lui-même cette orgueilleuse épitaphe : « Ci-gît Thessalus, le vainqueur des médecins ». Cœlius Aurelianus, qui fut le dernier et l'un des plus remarquables représentants de cette secte, contribua surtout à la faire connaître par ses écrits.

---

1. C'est donc à Asclépiade qu'il convient de faire remonter la doctrine de l'obstruction, que Boerhaave entourera plus tard du prestige de son nom.

2. Celse attribue à Asclépiade l'adage : *Citò, tutò et jucundè,* appliqué depuis par les chirurgiens à la médecine opératoire. Voy. Cocchi, *Discorso primo sopra Asclepiade.* Florent., 1758 ; et Bianchini, *La Medicina d'Asclepiade.* Venet., 1769.

3. Juvénal porte sur Thémison un jugement empreint de sévérité : « Quot Themison ægros, dit-il, autumno occiderit uno ».

Consulter, en ce qui concerne le méthodisme : Prosper Alpin, *De mediciná methodicá,* libri XIII. Lugd. Bat., 1719.

Tous les solides, chez les êtres vivants, sont doués, si l'on en croit les méthodistes, d'une faculté commune, sous l'empire de laquelle s'exercent toutes les fonctions organiques et vitales ; cette faculté porte le nom de tonus ou de contractilité. L'excès de tonus (strictum) ou sa diminution (laxum) sont également aptes à engendrer la maladie. Le strictum représente assez bien l'irritation, et le laxum l'atonie des solidistes modernes. Il peut arriver que la tension soit trop forte dans certaines régions et trop faible dans d'autres : on a alors le mixtum ou moyen terme entre le strictum et le laxum.

A ces trois états correspondent des modalités pathologiques différentes ; dans le genre constrictif se rangent l'apoplexie, l'ileus, la céphalalgie, etc... ; au genre relâché appartiennent le choléra, les hémorrhoïdes ; enfin la péripneumonie, la pleurésie, la dyssenterie, trouvent place dans le genre mixte. Mais l'arbitraire engendré par ce système est si grand, que l'hydropisie, par exemple, rattachée par certains méthodistes au strictum, est toujours placée par d'autres dans le laxum.

Nécessairement la thérapeutique qui résulte d'une pareille pathogénie ne saurait consister qu'à relâcher ce qui est trop serré et à resserrer ce qui est relâché ; c'est aussi ce à quoi s'étudient sans cesse les partisans de la doctrine ; la saignée, les cataplasmes, les sudorifiques, etc..., sont journellement employés par eux dans le premier but, tandis que les frictions, les bains aromatiques, les boissons acidules sont au contraire usités comme astringents. Enfin, dans le cas où l'opiniâtreté du mal est parfaitement reconnue, on a recours à la métasyncrisie, méthode perturbatrice par excellence, dont Aurelianus nous a laissé une bonne description [1] et qu'il appelle *recorporatio*.

---

1. Cœlius Aurelianus. Edit. de Haller. Tome I.

En résumé donc, le méthodisme aurait avantageusement simplifié la médecine, s'il eût pu être pratique [1]. Mais comment parvenir à faire rentrer des affections si différentes par leur origine et par leur nature dans un cadre nosologique aussi restreint? N'avons-nous pas vu, d'ailleurs, les opinions se partager, lorsqu'il s'est agi d'établir la catégorie à laquelle appartient telle ou telle espèce morbide? — La simplicité plus apparente que réelle d'un pareil système attira vers lui des hommes pleins de répugnance pour les études sérieuses [2], et Galien ne craignit point d'invectiver malicieusement les méthodistes, en leur lançant la satirique qualification « d'ânes de Thessale ».

Cœlius Aurelianus est le seul dont les œuvres nous soient parvenues; la lecture en est intéressante et instructive à la fois, la secte n'étant plus connue que par ce traité de médecine pratique. L'ouvrage se divise en deux parties distinctes : la première est consacrée aux maladies aiguës, la seconde aux maladies chroniques. Le style est rude et à demi-barbare, mais Cœlius a le mérite d'être complet et attachant [3].

Pneumatisme. — Pour terminer l'histoire des sectes que vit éclore cette période médicale, nous devons dire encore quelques mots du pneumatisme. Athénée de Cilicie

---

1. Thémison, son chef, se chargeait d'initier ses adeptes aux sciences médicales dans l'espace de six mois. Et, de nos jours, Broussais n'a-t-il pas eu, lui aussi, la prétention téméraire de simplifier la médecine, en ramenant à la seule inflammation toutes les maladies connues?

2. « Iidem sunt », dit Celse, « quod ii, quos experimenta sola sustinent, eò magis quoniam, si compresserit aliquem morbus, aut fuderit, quilibet etiam imperitissimus videt. » (Celse, *loc. cit.*)

« Les méthodistes ne diffèrent en rien des empiriques, et on a d'autant plus de raison de les regarder comme tels, que le plus ignorant même est en état de s'apercevoir si le malade est resserré ou relâché. »

3. Cœlii Aureliani , Siccensis , *De morbis acutis et chronicis libri septem.*

(an 60 av. J.-C.) en fut le fondateur ; Agathinus de Sparte, Archigène, Hérodote, etc..., se rallièrent à ses idées, et l'illustre Arétée (1er siècle ap. J.-C.) devint l'historien de la nouvelle secte, de même que Cœlius Aurelianus avait été celui du méthodisme. A la théorie des qualités élémentaires (chaud, froid, sec, humide), les pneumatistes joignirent leur doctrine du pneuma ou esprit qui pénètre tout le corps [1]. Et attribuant à la souffrance de cet esprit, dont le siège réside dans les artères et dans le cœur, la plupart des maladies, ils lui firent jouer un rôle des plus importants, ce qui leur valut la dénomination sous laquelle ils sont connus depuis.

Le pneumatisme est devenu plus tard le point de départ du vitalisme, de même que le solidisme reconnaît pour pères Asclépiade et Thémison, et que l'humorisme remonte réellement à Hippocrate.

Eclectisme. — Agathinus de Sparte [2] et Archigène [3] modifièrent légèrement la doctrine d'Athénée et, s'attachant à rechercher ce que chaque secte avait de meilleur, reçurent la qualification d'Épisynthétiques ou Éclectiques. Deux grands noms s'offrent à nous parmi les Éclectiques : Celse, qu'on surnomma le Cicéron de la médecine, et Arétée le Cappadocien, sur la vie duquel nous ne savons rien, mais qui est resté célèbre par son *Traité sur les signes et*

---

1. « Quintum, ex Stoicorum opinione, elementum introduxit (Athénée), id est spiritum cuncta penetrantem, a quo omnia contineantur et gubernantur. » (Galien.)

Voy. pour le pneumatisme : Osterhausen, *Dissertatio exhibens sectæ pneumaticorum medicorum historiam.* Altdorf, 1791. — Harless, *Oratio de Archigene medico et de Apolloniis medicis eoru·que scriptis et fragmentis.* Erlangen, 1815.

2. La doctrine d'Agathinus fut un mélange de pneumatisme et d'empirisme.

3. Archigène exerça fort habilement la médecine à Rome. Juvénal et Alexandre de Tralles parlent de lui dans les meilleurs termes.

le traitement des maladies aiguës et chroniques [1]. On n'a
pas de peine à reconnaître, en lisant cet ouvrage, que son
auteur a, sous certains rapports, partagé les sentiments des
pneumatistes, tandis qu'il s'est rangé sous d'autres aux
idées de la secte méthodique. Comme les premiers en
effet, il admet les qualités élémentaires des corps ; mais, à
l'exemple des seconds, il accorde dans le traitement des
maladies une large part aux exercices corporels (prome-
nade, gestation, exercice de la voix, etc...) et aux applications extérieures (onctions, cataplasmes, fomentations) ;
ce fut en un mot un véritable Éclectique [2]. Son ouvrage
se recommande par les minutieux détails qu'il renferme,
aussi bien que par la scrupuleuse exactitude avec laquelle
Arétée nous retrace les caractères distinctifs des espèces
morbides. Il est, après Hippocrate, le plus grand clinicien
des temps antiques, et on croirait voir se dresser devant
soi les entités pathologiques qu'il nous dépeint, tant leurs
symptômes sont habilement décrits ! Aussi le jugement
qu'ont porté sur son œuvre les anciens médecins est-il des
plus favorables et des plus élogieux ; et tandis qu'Hoffmann
appelle ce livre « un monument d'or de la médecine »,
Boerhaave compare l'auteur à Hippocrate, et Haller
n'hésite même pas à le placer au-dessus du célèbre médecin de Cos.

Celse (Aulus, Cornelius) écrivit probablement son ouvrage *De re medicâ* sous le règne d'Auguste. On est indécis sur la question de savoir s'il naquit à Vérone [3] ou à
Rome ; les habitants de ces deux villes revendiquent pour

---

1. Aretæi, *De causis et signis acutorum et diuturnorum libri.*
2. « Le mot *Eclectisme* », dit J. Guérin, « exprime un choix, et l'on est convenu d'entendre, par ce mot, le choix des vérités d'observations contenues
dans les systèmes. »
3. Cœlius Rhodiginus, auteur du xvie siècle, lui assigne Vérone pour
patrie.

leur cité réciproque l'honneur de lui avoir donné le jour. La même incertitude règne encore au sujet de la profession qu'il dut exercer, et puisqu'il cultiva avec autant de soin la Rhétorique, l'Art militaire, l'Agriculture et la Médecine, il n'existe, semble-t-il, aucune raison pour en faire un médecin plutôt qu'un orateur ou un homme de guerre. Le haut rang, d'ailleurs, que paraît avoir occupé Celse eût été vraisemblablement incompatible pour lui avec l'exercice de la profession médicale [1]. « Malgré ses tendances pratiques, dit M. Boyer, Celse est un médecin de livres et de cabinet ; on a dit qu'on le surprend quelquefois en flagrant délit de pratique médicale ; ces délits, trop rares, sont-ils toujours réels ? » Mais comment nous rendre compte alors des judicieux préceptes qu'il nous a légués sur notre art ? — Sans avoir pratiqué la médecine pour vivre, croyons-nous, Celse l'aura exercée dans le but de se rendre agréable à ses amis ou à ses proches ; cette opinion, qui ne nous est au reste pas personnelle, me paraît offrir l'avantage de concilier les hypothèses sus-énoncées. Enfin le nom lui-même de l'Hippocrate latin est devenu sujet de contestation ; mais un manuscrit fort précieux de la bibliothèque du Vatican paraît avoir dissipé tous les doutes ; il porte en toutes lettres : Aulus Cornelius Celsus.

Quintilien, que l'on ne saurait taxer de partialité, puisqu'il semble avoir jalousé Celse, disait en parlant de ses ouvrages : « *Scripsit non parum multa, non sine cultu ac nitore* ».

Nous laisserons de côté tous les autres écrits de ce

---

[1]. On sait, en effet, combien l'exercice de cette profession répugnait à la gravité romaine. M. le Dr des Etangs pense toutefois que Celse a réellement exercé la médecine. « C'est le seul art des Grecs », disait Pline, « dont la gravité romaine ne me permette pas encore la pratique, malgré le lucre qu'elle produit. »

savant, pour ne nous occuper que de son Traité de Médecine ; c'est là, en effet, un remarquable résumé, aussi intéressant pour le philologue que pour l'homme de l'art, et on l'a avec juste raison comparé aux Instituts de Justinien.

L'encyclopédiste latin nous présente dès le début une histoire exacte des sectes dominantes ; passant ensuite à d'intéressantes généralités sur l'hygiène, l'étiologie, la séméiotique, il aborde plus tard le détail des diverses espèces morbides, et, après un long arrêt sur les différentes sortes de médicaments, nous le voyons s'occuper de chirurgie, et c'est même là son véritable triomphe. Le portrait qu'il a tracé du chirurgien résume toutes les qualités requises pour se livrer avec succès à la pratique de cet art, et Boerhaave a pu dire « que les opérations chirurgicales se faisaient, du temps de Celse, avec autant d'habileté, d'adresse et de dextérité qu'à son époque ».

« Un chirurgien doit être jeune, ou du moins peu avancé en âge. Il faut qu'il ait la main ferme, adroite et jamais tremblante ; qu'il se serve de la gauche comme de la droite ; qu'il ait la vue claire, perçante ; qu'il soit intrépide, impitoyable, de façon qu'il veuille guérir celui qui se met entre ses mains et que, sans être touché de ses cris, il ne se presse point trop et ne coupe pas moins qu'il ne faut ; qu'il fasse son opération sans s'émouvoir, et comme si les plaintes du patient ne faisaient aucune impression sur lui. »

La plupart des grandes opérations (fistules à l'anus, fistules lacrymales, cataracte, staphylôme, taille, hernies, etc.) se trouvent décrites dans le VII⁰ livre, et le VIII⁰

---

1. Celse. Traduct. Ninnin. Tome II.

En 1824, Choulant pouvait compter 55 éditions latines du livre de Celse. (Voy. *Celse, Conf. histor. faite pendant l'année* 1865 par M. Broca.)

est entièrement consacré aux maladies des os : l'opération du trépan y est largement étudiée ; on retrouve aussi de curieux renseignements sur l'extraction des corps étrangers, et Celse conseille même, dans les cas d'hémorrhagies violentes, la ligature du vaisseau. L'opération du bec-de-lièvre était pratiquée de son temps, comme elle l'est aujourd'hui. Enfin son procédé pour la taille a donné lieu à bien des interprétations différentes.

On doit encore à l'auteur latin des préceptes plus raisonnés et plus étendus que ceux de ses prédécesseurs sur l'art des accouchements. Il est le premier à avoir indiqué la version podalique.

Nous ne saurions au total trop puiser dans un pareil modèle, tant au point de vue de l'art que sous le rapport du style, et répétons, en le quittant, ces paroles d'un auteur célèbre :

« *Mirabilis Celsus in omnibus : quem nocturnâ versare manu, versare diurnâ, consulo* [1]. »

CHAPITRE II

GALIEN ; SA PHILOSOPHIE , SA MORALE.

Les divers systèmes que nous avons passés en revue livrent la médecine à une déplorable anarchie ; le voile de l'oubli est jeté sur les dogmes d'Hippocrate, et on sent partout le besoin de voir surgir un homme pour rassembler les fragments épars de l'édifice scientifique. Galien se

---

1. Hieronymus ab Aquapendente, *Operat. chirurg.*, cap. *de Chir. Dent.*

montre, et il dominera à lui seul, grâce à son immense prestige, la scène médicale durant quatorze siècles.

Né à Pergame, dans l'Asie-Mineure, l'an 131 de l'ère chrétienne [1], il eut pour père Nicon, riche et vertueux architecte, qui voulut l'appeler Galenus, c'est-à-dire doux. Les sciences suscitèrent de bonne heure son application, et la médecine lui inspira entre toutes un réel intérêt. Il étudia d'ailleurs avec soin la philosophie d'Aristote et conçut plus tard la légitime ambition de devenir le législateur de notre art, comme le philosophe de Stagyre l'avait été de toutes les connaissances humaines. Après avoir entrepris plusieurs voyages pour approfondir les divers dialectes de la langue grecque, il se rendit, à l'âge de 34 ans, à Rome, où il obtint d'éclatants succès, sut triompher de la jalousie de ses collègues et se concilia la faveur des empereurs Marc-Aurèle et Septime Sévère. Ce célèbre médecin passa dans cette ville la plus grande partie de son existence, et revint sur ses vieux jours à Pergame, sa patrie, où il mourut à l'âge de 70 ans [2].

Galien a composé de nombreux ouvrages ; on lui attribue cinq cents traités de médecine et deux cent cinquante traités de chirurgie [3] ; ces derniers nous sont au reste à peu près inconnus.

Plusieurs auteurs lui reprochent avec raison sa prolixité et sa diffusion toute asiatique, non moins que son enthousiasme excessif pour sa propre personne. On peut en effet

---

1. Goulin pense que cette date est inexacte et place la naissance de Galien à l'an 128.

Voy. à propos de Galien : Labbé, *Elogium chronologicum Galeni*. Paris, 1660. — Ejusdem, *Vita Galeni ex propriis scriptis collecta*. Paris, 1660. — Sprengel, *Galen's Fieberlehre*. Breslau, 1785.

2. Cœlius Rhodiginus est évidemment dans l'erreur, lorsqu'il prétend que Galien a vécu 140 ans.

3. Un grand nombre de ces ouvrages furent brûlés dans l'incendie qui consuma de son temps même le temple de la Paix, à Rome.

se convaincre aisément de son peu de modestie, en se reportant à son *Methodus medendi*, livre IX, ch. VIII.

« Personne, s'écrie-t-il, dans un élan d'orgueil, n'a donné avant moi la vraie méthode de traiter les maladies. A la vérité, Hippocrate a déjà montré ce même chemin ; mais comme il est le premier qui l'a découvert, il n'a pu aller aussi avant qu'il aurait été à souhaiter. Il n'a pas gardé un bon ordre, il n'a pas appuyé sur quelques indications fort importantes, il n'a pas fait toutes les distinctions nécessaires ; il est souvent obscur, à la manière des anciens ; pour vouloir être court, il ne dit que peu de choses sur les maladies compliquées. En un mot, il a commencé, il fallait qu'un autre achevât ; il a ouvert le chemin, il faut le rendre aisé. On voyait autrefois des chemins qui étaient pleins de boue ou de pierres, ou tout hérissés d'épine et tout couverts de bois. Il y en avait d'autres dont la montée était trop rude et la descente trop rapide, ou qui étaient impraticables, à cause des bêtes farouches, ou à cause des eaux et des rivières qui les coupaient, ou enfin trop longs et trop difficiles. Tels étaient tous les chemins d'Italie avant que Trajan les rétablît, avant qu'il eût fait paver ceux qui étaient boueux et pleins d'eau, ou avant qu'il eût fait des chaussées ; avant qu'il eût jeté des ponts sur les rivières, qu'il eût abrégé les chemins qui étaient trop longs ; qu'il eût fait faire de nouveaux sentiers le long des montagnes, pour en rendre la montée et la descente plus insensibles ; qu'il eût donné passage dans des lieux habités pour éviter les déserts ; qu'il eût enfin rendu praticables, par tous les moyens que l'on peut imaginer, des chemins qui ne l'étaient point auparavant. »

Malgré les quelques critiques adressées au vieillard de Cos dans cette apologie comparative si empreinte de fierté, où il n'hésite pas à se mettre en parallèle avec l'empereur

Trajan, Galien professe le plus grand respect pour l'œuvre Hippocratique, et c'est même là un des principaux titres de l'illustre médecin de Pergame à son impérissable célébrité.

Personne n'osa jamais contester son mérite, et si Eusèbe nous apprend qu'on lui rendait à son époque les honneurs réservés à la divinité, Trallian ne craint pas de lui conférer à son tour la qualification de très divin, et Oribase, Aétius, Paul d'Egine, etc..., lui adressent les plus flatteuses louanges. Comme si ce ne fut point assez de ce concert d'hommages rendus par l'antiquité à la mémoire de Galien, sa parole a été considérée jusqu'au xvie siècle comme un oracle infaillible ; et, faisant allusion à ses écrits, Blando ne craignait pas de s'écrier en 1556 : « *Laudabilius cum his errare quàm cum cæteris parare laudem* ».

Nous avons vu Hippocrate comparer aux dieux les médecins philosophes ; Galien les a en aussi haute estime, et son contemporain Athénée ne dédaigne pas de le convier au festin des sages de l'époque [1]. Divers traités d'ailleurs, dans les œuvres de l'illustre auteur qui nous occupe, attestent sa compétence en matière philosophique, et après avoir comparé l'homme de l'art à l'athlète qui aspire à triompher dans les jeux Olympiques, le médecin de Pergame s'efforce en ces termes, dans son opuscule qui a pour titre : *que le bon médecin est philosophe*, de nous prouver l'utilité qui se rattache à la culture des sciences et à la pratique des vertus philosophiques :

« Que manque-t-il donc encore pour être philosophe, dit-il, au médecin qui cultive dignement l'art d'Hippocrate ? Pour connaître la nature du corps, les différences

---

1. Athénée introduisit, en même temps que Galien, deux autres médecins dans son festin des philosophes : Daphnus, d'Ephèse, et Ruffin, de Nicée.

des maladies, les indications thérapeutiques, il doit être exercé dans la science logique ; pour s'appliquer avec ardeur à ces recherches, il doit mépriser l'argent et pratiquer la tempérance ; il possède donc toutes les parties de la philosophie : la logique, la physique et l'éthique. Il n'est pas à craindre en effet qu'un homme méprisant les richesses et pratiquant la tempérance commette une action honteuse, car toutes les iniquités dont les hommes se rendent coupables sont engendrées par la passion de l'argent qui les séduit, ou par la volupté qui les captive. Ainsi le philosophe possède nécessairement les autres vertus, car toutes se tiennent, et il n'est pas possible d'en posséder une quelconque, sans que les autres suivent, comme si elles étaient enchaînées par un lien commun. S'il est vrai que la philosophie soit nécessaire au médecin, et quand il commence l'étude de son art, et quand il se livre à la pratique , n'est-il pas évident que le vrai médecin est philosophe [1] ? »

Tout ce passage peut être fructueusement rapproché du

---

1. *Œuvres* de Galien, traduites par le D^r Ch. Daremberg. Paris, 1854, tome I, page 6.

Il y a trente ans à peine, M. le Dr Foissac s'exprimait en ces termes (discours prononcé à la Société médicale du 1er arrondissement, *Union médicale*, 1853, et réimprimé dans l'*Ecole de Salerne*, trad. Meaux Saint-Marc, Paris, 1880, page 550) :

« Comment le médecin ne serait-il pas philosophe ? disait-il, Il voit à chaque instant se dérouler devant lui les grands mystères qui portent son esprit à la recherche des causes, la génération des êtres, la vie, l'organisation, le sommeil, la maladie, et enfin la mort, ce redoutable problème de la destinée humaine. Sans l'esprit d'observation, sans philosophie, les œuvres du médecin ne seraient que des matériaux sans vie et sans coordination ; les grandes vues, l'esprit de synthèse et de généralisation ne se trouvent que chez le savant vraiment philosophe. Et puis, combien cette étude ne lui est-elle pas nécessaire, non seulement pour étendre et fortifier son intelligence, mais encore pour consoler son cœur et verser un peu de baume sur les amertumes, les tristesses et les déceptions d'une carrière où les plus heureux même trouvent des larmes, où les routes les plus faciles sont semées de rudes épines ? »

Traité de la bienséance, où l'auteur Hippocratique nous engage à transporter la philosophie dans la médecine, et la médecine dans la philosophie[1].

L'exhortation à l'étude des arts est aussi féconde en judicieux préceptes. Si l'homme l'emporte sur l'animal, c'est par son amour pour l'étude ; trop de gens la délaissent, hélas ! pour s'attacher à une divinité aussi aveugle qu'inconstante, la Fortune :

« Une foule d'hommes ignorants courent après cette divinité qui ne reste jamais en place, à cause de la mobilité de son piédestal qui l'entraîne, et l'emporte souvent au-dessus des précipices ou des mers : là ses suivants tombent et périssent pêle-mêle ; seule, s'échappant saine et sauve, elle se rit de ceux qui gémissent et l'appellent à leur aide, quand tout espoir est perdu [2] ».

Mais combien les amis de Mercure, le createur des arts, ne diffèrent-ils pas des adorateurs de la richesse !

« Le cortège de Mercure n'est composé que d'hommes décents et cultivant les arts ; on ne les voit ni courir, ni vociférer, ni se disputer. Le dieu est au milieu d'eux ; tous sont rangés par ordre autour de lui ; chacun conserve la place qui lui est assignée [3] ».

Il faut soigneusement éviter de se laisser séduire par la

---

1. « Le médecin philosophe est égal aux dieux. Il n'y a guère de différence entre la philosophie et la médecine ; tout ce qui est dans la première se trouve dans la seconde : désintéressement, réserve, pudeur, modestie de vêtement, opinion, jugement, tranquillité, fermeté dans les rencontres, propreté, manières sententieuses, connaissance de ce qui est utile et nécessaire dans la vie, rejet de l'impureté, affranchissement de la superstition, précellence divine. »

2. Galien, Traduct. Daremberg. Tome I, page 14. — On peut de même rapprocher ce passage d'un fragment du *Gorgias* de Platon et de la *Loi* d'Hippocrate.

3. Galien, Id., page 16. — On a d'ailleurs porté sur Mercure des appréciations bien différentes suivant les époques, et, comme le dit Daremberg, l'idée du dieu voleur a précédé celle du dieu de l'intelligence.

faveur illusoire qui s'attache à la profession des athlètes : leur condition est misérable ; ils ne possèdent pas les biens de l'âme et ne peuvent mériter les honneurs divins, que seule la science est susceptible de conférer.

Comme Platon, Galien admet trois espèces d'âmes : l'âme rationnelle occupe l'encéphale ; l'âme courageuse siège dans le cœur ; l'âme concupiscible réside dans le foie. Puisque, suivant Aristote, l'âme est la forme du corps et que dans la constitution de ce corps entrent les quatre qualités (chaud, froid, humide, sec), l'âme elle-même n'est qu'un mélange de ces divers éléments, et ses facultés sont sous leur empire. Les résultats de l'expérience sont d'ailleurs conformes à cette vue de l'esprit, et si l'humidité ou la sécheresse influencent sensiblement l'intelligence, à plus forte raison impressionnent-elles les âmes mortelles [1]. Les affections de l'âme dependent au reste des souffrances du corps ; c'est l'avis de Platon [2], d'Aristote [3], d'Hippocrate lui-même [4] ; c'est aussi la thèse que s'efforce de soutenir Galien, en s'abritant sous l'égide de ces noms recommandables, dans son *Traité des mœurs de l'âme.*

Enfin le *Traité des sectes aux étudiants* et celui *de la meilleure secte à Thrasybule* renferment un exposé assez complet des doctrines dogmatique, empirique et méthodique, leur comparaison réciproque et la réfutation des deux dernières. Galien y indique le but de la médecine et la manière dont on doit comprendre cet art.

---

1. Platon admet l'immortalité de l'âme raisonnable, et Galien discute cette opinion dans son *Traité des mœurs de l'âme.* — Par âmes mortelles, il entend ici l'âme courageuse et l'âme concupiscible ; c'est cette dernière que Platon (*Timée*, page 70) qualifie de bête sauvage.

2. Platon, *Timée.*

3. Aristote, *Des parties des animaux*, livre II, ch. 2 ; *Hist. des animaux* I, 8. *Sur les principes de la physionomie* (quelques phrases).

4. Hippocrate, *Des eaux, des airs et des lieux.*

« Le but de la médecine est la santé, dit-il ; sa fin est la possession de cet état ; le médecin doit nécessairement connaître par quels moyens on procure la santé, quand elle n'existe pas, et par quels moyens on la conserve, quand elle existe. On nomme remède et secours les moyens qui donnent la santé quand elle n'existe pas, et régime hygiénique ce qui l'entretient quand elle existe. Suivant une ancienne définition, la médecine est la science des choses morbifiques. »

CHAPITRE III

ANATOMIE ET PHYSIOLOGIE GALÉNIQUES.

Au XVIᵉ siècle, Galien, nous l'avons dit, était encore réputé infaillible ; chacun préférait invoquer une anomalie de la nature que d'oser élever un doute sur la parole du maître. De longs débats surgirent pourtant à l'effet de savoir si, oui ou non, il avait pu disséquer des hommes ; mais, obéissant à un servilisme tout au moins déplacé en pareille matière, les médecins de l'époque n'osèrent se prononcer librement [1]. Aujourd'hui la partialité scientifique a fait place à l'esprit de recherches, et des hommes dont l'indépendance garantit la sincérité ont éclairé la question d'un jour nouveau. Quelques-uns parmi eux, trop jaloux peut-être de la gloire du médecin de Pergame, persistent à croire qu'il a eu à sa disposition des cadavres humains. Me rangeant, pour mon compte, à l'avis de Daremberg, qui considère comme empruntées au singe toutes les des-

---

1. Vésale a affirmé le premier que Galien n'avait jamais disséqué de cadavres humains.

criptions anatomiques de Galien [1], je dirai avec ce savant :
« que son seul tort est d'avoir presque toujours conclu de
cet animal à l'homme ».

L'anatomie était à ses yeux une base fondamentale de la
médecine pratique, et ses efforts pour l'étudier furent d'autant plus fructueux qu'il sut tirer un admirable parti des
progrès réalisés par ses devanciers dans cette branche de
l'art de guérir.

Ostéologie, Arthrologie. — Le Traité *De ossibus* décèle
sur les os des connaissances presque égales aux nôtres. Ils
y sont envisagés comme des corps durs et secs, produits
immédiats de la semence et empruntant la sensibilité à
leur membrane d'enveloppe, le périoste ; la plupart d'entre
eux renferment une moelle qui leur sert de nourriture [2], et
leur union réciproque s'effectue par symphyse ou par articulation ; des corps blanchâtres plus résistants que les
membranes et désignés sous le nom de *ligaments* main-
tiennent les extrémités en contact.

Myologie. — Galien a le mérite d'avoir le premier distingué les muscles les uns des autres, et la description qu'il
nous en a laissée présente même une assez grande exactitude. Dans son Traité *De musculorum dissectione*, il envisage
ces organes comme composés de fibres qui reçoivent à leur
tour des artères, des veines et des nerfs ; les tendons terminaux y sont nettement indiqués et les usages du muscle s'y
trouvent également mentionnés : « Ce sont, pour lui, les
instruments du mouvement volontaire ». Mais il faut malheureusement toujours une ombre au tableau, et les

---

1. Daremberg a répété toutes les dissections du médecin de Pergame et a
été, par de longues et fréquentes séances au Jardin des plantes, fortifié dans
cette conviction, qu'il n'eut jamais à sa disposition que des animaux. Cuvier
et de Blainville pensent qu'il disséqua surtout des magots.

2. Galien décrivit certains os mieux que ses prédécesseurs ; tels furent
l'ethmoïde, le sphénoïde, le canal nasal, les cornets, etc.

muscles du singe ont été pris pour ceux de l'homme. On attribue au médecin de Pergame la découverte du buccinateur, du pyramidal du nez, du peaucier, du petit pectoral, du rhomboïde, du petit droit antérieur de la tête, de quelques extenseurs du dos, des intercostaux, du poplité, du plantaire et du palmaire, des lombricaux et des interosseux, des sphincters de l'anus.

Angéiologie. — L'ouvrage qui a pour titre *De venarum arteriarumque dissectione* ne renferme que des données fort inexactes sur le système circulatoire ; le rôle du cœur est complètement méconnu [1] ; le foie passe pour être la source des veines en même temps qu'un agent de sanguification générale, et les divisions de la veine-porte forment dans cette hypothèse les racines du système veineux, comme celles de l'artère pulmonaire constituent les racines du système artériel.

De nombreuses erreurs se glissent encore dans le *Traité des organes respiratoires.* Bien qu'il ait été le premier à reconnaître l'existence du sang dans les artères, Galien présume néanmoins qu'elles doivent en outre contenir de l'air et considère l'aorte comme appartenant à l'appareil de la respiration. Il existe d'ailleurs, suivant lui, deux aortes : l'une supérieure, l'autre inférieure, et s'il n'eut que des données assez confuses sur la première, les branches de la seconde au contraire ne lui furent aucunement étrangères. Ajoutons en outre à sa louange qu'il proclama la supériorité numérique des veines sur les artères (il avait en effet parfaitement constaté que tandis que les veines cheminent parfois seules, toute artère est accompagnée de veines satellites [2]) et décrivit les anastomoses des vaisseaux

---

1. Il n'ignorait cependant pas l'existence de la cloison interauriculaire.

2. « Vous trouverez donc certaines veines sans artères, mais vous ne trouverez aucune artère sans une veine conjointe. » (*Œuvres* de Galien. Traduct. Daremberg. Tome II, page 197.)

mammaires avec les intercostaux et les épigastriques. Enfin la situation profonde des gros troncs vasculaires, que la nature semble avoir voulu ainsi dérober à la violence des chocs extérieurs, fut loin de lui échapper : « En aucun endroit des membres, dit-il, ni aux pieds, ni aux bras, il n'existe de gros vaisseaux à la superficie ; mais, comme il a été dit, ils avancent cachés dans les parties profondes, et plus encore les artères que les veines, attendu qu'elles sont plus importantes et qu'elles font courir de plus grands risques pour l'hémorrhagie, si elles viennent à être coupées [1] ».

La *Névrologie* ne reste pas en arrière, et Galien fait dériver tous les nerfs du cerveau [2] et de la moelle épinière. Il a, il est vrai, le tort immense de confondre dans une même description le cervelet et le cerveau, et de passer sous un silence complet les anfractuosités et les saillies de la masse encéphalique ; mais il possède des notions assez exactes pour son époque sur les ventricules, la cloison transparente, la voûte à trois piliers, les glandes pinéale et pituitaire, les tubercules quadrijumeaux, l'aqueduc de Sylvius, la protubérance annulaire. Nous ne le voyons établir, dans sa description de la moelle, aucune distinction entre la substance blanche et la substance grise ; les nerfs sont cependant divisés en durs ou moteurs et mous ou sensitifs [3]. Il compte sept paires de nerfs cérébraux [4] et trente paires spinales, envisage les nerfs olfactifs comme

---

1. Galien, *loc. cit.*, tome II, page 191.

2. C'est un cerveau de bœuf que Galien nous décrit.

3. Malgré cette distinction des nerfs en moteurs et sensitifs, Galien ignorait que, par sa double origine sur les parties antérieures et postérieures de la moelle, chaque nerf contînt des filets destinés au sentiment et d'autres au mouvement. Cette découverte était réservée au grand expérimentateur Magendie.

4. Dans ces nerfs cérébraux sont compris tous ceux qui sont encore admis aujourd'hui, sauf l'oculo-moteur externe.

de simples prolongements de l'encéphale, non comme de véritables nerfs, et décrit fort bien les connexions de la paire vague avec le sympathique. Enfin les ganglions nerveux eux-mêmes ne lui sont point étrangers, ainsi qu'il est facile de s'en convaincre par le passage suivant :

« Quand la nature doit conduire un nerf par un long trajet, dit-il, ou l'employer au violent mouvement d'un muscle, elle entrecoupe sa substance d'un corps plus épais, mais du reste semblable. Vous croiriez, en effet, voir un nerf s'enrouler sur lui-même; il vous semblera, au premier aspect, surajouté et développé autour de ces nerfs ; puis, en disséquant et en examinant avec soin, vous trouverez que ce n'est pas un corps surajouté et développé autour du nerf, mais une certaine substance semblable aux nerfs, unie de tout point et parfaitement identique à la partie du nerf qui vient à elle et qui lui fait suite. Cette substance, semblable à ce qu'on appelle ganglion [1], a pour but de renforcer, d'épaissir les cordons nerveux, en sorte que la portion du nerf qui lui fait suite paraît évidemment d'un diamètre supérieur à celui qui la précède. Vous verrez que cette substance existe dans certaines autres parties, et dans ces nerfs descendus de l'encéphale, vous la rencontrerez, non pas une fois ou deux, mais six fois : la première dans le cou, un peu au-dessus du larynx (ganglion cervical supérieur) ; la deuxième, quand ces nerfs entrent dans le thorax (ganglion cervical inférieur), pour aller aux racines des côtes ; en troisième lieu, au moment où ils sortent du thorax (ganglion semi-lunaire) [2]. »

Le médecin de Pergame remarque aussi qu'en comprimant le cerveau d'un animal, on abolit chez lui l'usage des

---

1. On appelait *ganglions*, au temps de Galien, de petites tumeurs prenant naissance sur le trajet des tendons.

2. Galien, *Œuvres*. Traduct. Daremberg. Tome II, page 172.

facultés ; il sectionne ensuite la moelle au niveau de ce qu'on est convenu d'appeler aujourd'hui nœud vital, détermine de la sorte la mort subite, et constate enfin, en la coupant à diverses hauteurs, la perte du mouvement et de la sensibilité dans les régions situées au-dessous du point sectionné.

C'est en le voyant ainsi à l'œuvre que nous nous convaincrons aisément de la fausseté des assertions de ceux qui s'obstinent à le faire passer pour un vain dialecticien ; il fut en verité plus que cela, et les remarques que nous venons de faire nous permettent de saluer en lui dès à présent le père de l'expérimentation physiologique.

Splanchnologie. — L'appareil de la digestion est assez bien décrit par Galien ; il compare l'estomac à un grenier d'abondance d'où les veines, assimilées par lui à des portefaix, charrieraient le blé au foie, organe hématopoiétique par excellence, qui représente la boulangerie, et dans lequel les aliments subissent une nouvelle purification. L'anatomie qu'il nous a laissée de ce viscère et de la rate se rapporte plutôt à ces organes considérés chez le singe que chez l'homme. Ceci apparaît d'ailleurs clairement lorsqu'il nous parle de la pluralité des lobes de l'organe hépatique [1] ; cette disposition ne se montre, il est vrai, ni chez les orangs, ni chez les chimpanzés, mais existe réellement chez les magots, ainsi que Cuvier l'a parfaitement indiqué. Le foie, au reste, ne se borne pas à fabriquer le sang, il en sépare aussi la bile ; quant à la rate, elle sécrète l'atrabile et a pour rôle de purifier les liquides formés dans le foie.

Le cœur prend place parmi les organes respiratoires ; sa fonction, éminemment attractive, consiste à attirer l'air du

---

1. Le foie de l'homme n'est composé que d'un seul grand lobe et du lobule de Spigel.

poumon, pour le lui renvoyer ensuite. Constitué par des fibres de diverses espèces, c'est à l'action de ces fibres et à celle de ses tendons (colonnes charnues) qu'il est redevable de ses contractions rhythmiques (systole, diastole), et les vivisections imprimèrent de tels progrès à la physiologie expérimentale, que Galien s'aperçut, sans pouvoir toutefois l'expliquer, de la persistance des battements cardiaques après l'ablation de l'organe [1].

Le poumon lui-même est formé par une trame de vaisseaux, dans les interstices desquels on trouve une chair molle, analogue à celle qui constitue le foie ou la rate. Les vaisseaux qui entrent dans sa composition sont la veine artérieuse, l'artère veineuse et la trachée-artère ou canal cartilagineux qui conduit l'air du gosier ; l'embouchure de l'âpre artère (trachée-artère) s'appelle larynx : c'est l'organe principal de la phonation.

Malgré ses nombreuses erreurs anatomiques, Galien n'en connaît pas moins le jeu des poumons contre les côtes durant les deux temps de l'acte respiratoire ; le rôle du diaphragme lui paraît aussi familier, et il note sa paralysie, dans les cas de section du nerf phrénique. Les muscles, par le ministère desquels l'air est battu pour former la voix, reçoivent leur innervation des récurrents, dont il s'attribue glorieusement la découverte, bien que Rufus d'Ephèse en eût déjà fait mention avant lui ; ils président à la phonation, et leur section entraîne la perte de la voix.

S'il eut des notions assez précises sur le système urinaire [2], bien qu'il n'ait pas connu la muqueuse vésicale, il se fit au contraire du système génital une idée qui est

---

1. Cette persistance est due, comme on le sait aujourd'hui, à l'existence des ganglions intrinsèques ou automoteurs.

2. Galien lia les uretères, pour prouver que c'est bien par ces organes que l'urine se rend dans la vessie.

aujourd'hui tout à fait surannée. Les parties sexuelles de la femme sont pour lui analogues à celles de l'homme, mais retournées en sens inverse. La matrice se divise en deux portions : l'une droite destinée aux fœtus mâles, l'autre gauche destinée aux fœtus femelles. « Chez l'homme et les animaux analogues, dit-il, de même que le corps tout entier est composé de deux parties, droite et gauche, de même il a été établi pour l'utérus une cavité à droite et l'autre à gauche [1]. » Hippocrate l'avait d'ailleurs déclaré lui-même : « Les fœtus mâles se développent dans la cavité droite, et les fœtus femelles dans la cavité gauche. » Quoiqu'un peu moins absolu, Aristote voulut diagnostiquer le sexe d'après le côté où se produisent les mouvements : « Quant aux mâles, dit-il, leur mouvement commence vers le quarantième jour, et plus particulièrement à gauche ; celui des femelles se fait sentir au quatre-vingt-dixième jour, et surtout à droite ; mais on ne peut poser aucune règle certaine à cet égard, car j'ai vu beaucoup de femmes enceintes de garçons éprouvant le mouvement à droite, et réciproquement [2] ».

L'être humain dérive du fluide spermatique : « Le mâle, dit Galien, a des testicules d'autant plus forts qu'il est plus chaud. Le sperme qui y naît arrivant au dernier degré de coction est le principe formateur de l'animal [3] ». Au moment du coït, la semence de l'homme se mélange à celle de la femme, mais, tandis que cette dernière n'a d'autre rôle que de servir de nourriture à l'autre, la semence du mâle, au contraire, ne tarde pas à se transformer en membranes ; celles-ci s'épaississent dans la suite, augmentent de consistance, deviennent des cartilages, des os,

---

1. Galien, *Œuvres*, Traduct. Daremberg. Tome II, page 93.
2. Aristote, *Hist. anim.*, VII, III.
3. Galien, *Œuvres*, Tome II, page 103.

et constituent la charpente du corps tout entier.

Un mot encore sur la façon dont l'illustre médecin comprit la physiologie des liquides organiques : le sang est à ses yeux l'agent essentiel et indispensable à la vie ; il le considère comme formé de deux parties distinctes, l'une solide, l'autre liquide. C'est de ce fluide nourricier que proviennent, d'après lui, les autres humeurs dites cardinales : la bile jaune, l'atrabile ou bile noire et la pituite. Dans cette théorie quelque peu fantastique, il assigne comme cause à la maladie la rétention anormale dans l'intérieur de l'organisme de liquides qui devraient en être éliminés : l'excès de sang engendre la pléthore ; si au contraire la bile, l'atrabile ou la pituite dépassent leurs proportions ordinaires, on a la cacochymie.

CHAPITRE IV

PATHOLOGIE ET THÉRAPEUTIQUE DE GALIEN.

La maladie est donc un trouble dans l'harmonie normale des divers liquides de l'économie ; à la prédominance de telle ou telle humeur se rattache tel ou tel tempérament particulier [1], et c'est là le vrai fondement de cet humorisme galénique qu'on ne verra tomber que sous les coups vigoureux du génie en délire de Paracelse.

L'importance qui est inhérente à la distinction si féconde en résultats pratiques de deux termes, confondus encore

---

1. Suivant que le sang, la pituite, la bile ou l'atrabile existent en plus grande quantité, on a le tempérament sanguin, phlegmatique, bilieux ou mélanique.

de nos jours par les organiciens, n'avait pas échappé au médecin de Pergame, et tandis que l'affection indique pour lui un état général de l'organisme, plus restreint dans son acception véritable, le mot maladie s'emploie pour désigner l'état local [1].

Naguère encore plusieurs de nos maîtres [2] insistaient avec raison sur cette différence, et malgré leurs efforts pour éclairer ce point de doctrine, le malentendu subsiste. Nous dirons donc avec Monneret : « L'affection est une modification que l'organisme éprouve sous l'influence d'une impression morbide quelconque et qui s'exprime par la maladie. La maladie locale est le résultat de l'affection ; elle est distincte de l'affection, comme l'effet est différent de sa cause [3]. » En un mot, l'affection est la modification générale imprimée à l'organisme, et on entend par maladie l'ensemble des symptômes par lesquels on la voit se traduire.

Galien expose longuement, dans le Traité *De locis affectis*, la façon dont il comprend le diagnostic : « Voici la route à suivre, dit-il, dans cette investigation : s'enquérir de tous les symptômes présents ou passés, en examinant par soi-même les symptômes actuels, et en s'informant des symptômes passés, non seulement auprès du patient, mais encore auprès de ses proches [4]. »

La douleur, le siège du mal, la fonction lésée, les matières excrétées, les symptômes spéciaux mettent sur la voie du lieu affecté, et le diagnostic se fait de trois manières seulement : par l'examen de chaque partie du corps, par celui

---

1. Galien disait en effet : « Morbi dignotio et curatio pendent ex intellectione affectûs, et non partis affectæ ».
2. Lordat, Jaumes, Anglada, Monneret, Bazin, etc.
3. Monneret, *Traité de Path. int.* Tome II.
4. Galien, *Des lieux affectés*, I, 1.

des causes ou des affections, et par la différence des symptômes. Ceux-ci se trouvent, d'ailleurs, divisés en deux grandes classes, dans les livres *De symptomatum causis* et *De symptomatum differentiis*, suivant qu'ils sont dus à des altérations d'action de la vie animale ou produits par les altérations organiques de la vie naturelle. Le symptôme, au reste, ne réclame aucun traitement particulier et disparaît avec la maladie qui le tient sous sa dépendance.

Le pronostic se tire de certains signes : « Il y a trois sortes de signes prognostiques. Les uns regardent la coction ou la crudité des humeurs, les autres la mort ou la guérison du malade, les troisièmes sont pour les crises en particulier [1]. Tous ces signes dérivent de trois sources différentes : les trois sortes de facultés, les excréments et les qualités changées. » On juge de la durée d'une maladie d'après le mouvement de cette même maladie ; si le mouvement est prompt, elle se termine plus tôt ; s'il est lent, elle finit plus tard. Enfin, dans le livre *De causis morborum*, les ingesta, les excreta et les circumfusa sont rangés parmi les causes morbifiques.

Les maladies se divisent en trois grandes classes :

1° Maladies générales sans localisation particulière et dépendant d'une altération humorale.   Fièvres.

2° Maladies générales avec localisation sur un organe quelconque.   Fièvre pleurétique, fièvre pneumonique.

3° Maladies locales suivies de généralisation. Syphilis.

La pathologie spéciale embrasse toutes les maladies connues de l'époque, et le Traité *De locis affectis* est,

---

1. Galien admet les crises, les jours critiques, et a même le tort de préciser ces derniers avec un fâcheux absolutisme. Il nous a laissé deux livres intitulés : *De crisibus et De diobus decretoriis.*

comme le dit avec juste raison M. Boyer[1], « un des plus beaux ouvrages de Galien en même temps qu'un des plus beaux monuments légués par l'antiquité ». Les affections du système nerveux y sont étudiées avec soin, et une large place est faite à celles du cœur, du foie et de la rate ; les maladies de l'intestin, de la vessie, des organes génitaux sont ensuite passées en revue, et à propos de celles de l'utérus, on rencontre une théorie particulière d'après laquelle les symptômes dits hystériques seraient dus à la rétention du sperme :

« Que les symptômes dits hystériques passent à juste titre dans l'antiquité pour avoir leur racine dans l'utérus, cela est prouvé d'une manière non douteuse par ce fait que de tels symptômes se manifestent exclusivement chez les veuves et chez les femmes dont les règles sont supprimées. Que le sperme retenu ait une grande puissance pour produire l'hystérie, tandis que la suppression des règles en a peu, cela est également prouvé par les phénomènes qu'on observe chez les femmes mariées, mais dont les règles sont supprimées[2] ».

Dans le Traité de Pyrétologie, qu'Andral envisage comme tenant le milieu entre la pathologie générale et la pathologie spéciale, la fièvre est définie « une chaleur contre nature », et distinguée en essentielle et symptomatique.

Ses causes sont savamment énumérées[3], et le voisinage des marais occupe parmi elles une place importante[4]. Enfin, l'auteur nous enseigne que les fièvres intermittentes

---

1. Boyer, *Dict. encycl. des sc. méd.* Art. MÉDECINE (Hist. de la).

2. Galien, *De locis affectis.* Liber VI, cap. v.

3. Miasmes, émanations provenant du malade, principes délétères, etc.

4. La découverte de cette particularité, faussement attribuée à Lancisi, appartient réellement à Galien.

s'accompagnent assez souvent d'hydropisie et d'induration de la rate [1].

L'idée qu'il se fit de l'inflammation est à peu près conforme à la façon dont on a coutume de l'envisager de nos jours : « Une chaleur excessive, dit-il, et comme une ardeur brûlante est chose commune à toutes ». Plusieurs variétés sont cependant distinguées, et c'est ainsi qu'elle est dite phlegmoneuse, pneumatique, œdémateuse, érysipélateuse ou squirrheuse, suivant que le sang, le pneuma, la pituite, la bile ou l'atrabile s'introduisent dans des parties qui ne les renferment pas physiologiquement. La terminaison par suppuration est enfin parfaitement connue et la gangrène fort bien décrite : « On appelle *gangrènes* les mortifications provenant d'une inflammation considérable ».

Si Galien dévoilait en pathologie de nouveaux horizons scientifiques, sa thérapeutique, croyons-nous, ne fut pas moins féconde en précieux enseignements. Dans son *De arte curativâ ad Glauconem*, le célèbre praticien reconnaît trois sources d'indications curatives : la première se tire de la maladie elle-même ; la seconde concerne l'état des forces du sujet et la constitution naturelle de son corps ; la troisième enfin se rapporte à l'air ambiant. Trois ordres de moyens existent aussi pour venir en aide aux malheureux patients : la diététique, la pharmacie et la chirurgie.

Nous passerons sous silence la diététique, pour nous arrêter quelques instants sur les ressources que tient à notre disposition l'arsenal pharmaceutique. Les médicaments furent, en effet, l'objet d'une étude approfondie de sa part, et s'il déduisit leurs propriétés des qualités premières (chaud, froid, sec, humide), il n'en distingua pas moins

---

1. Cachexie palustre.

leurs effets primitifs ou immédiats d'avec leurs effets secondaires ou éloignés.

Galien eut plusieurs fois l'occasion de préparer la thériaque [1], et nous le voyons même prescrire, dans le cas d'éléphantiasis, la chair de vipère en sauce blanche.

« La chair des vipères, dit-il, est un médicament merveilleux contre l'éléphantiasis. Faites-les manger, comme vous l'avez vu faire aux Marses, éleveurs de bêtes et de serpents, en leur coupant d'abord la queue et la tête sur une longueur de quatre doigts, puis en leur enlevant tous les viscères et la peau, ensuite en leur lavant le corps dans l'eau. Jusque-là la préparation est semblable à celle de la thériaque ; mais le mode de cuisson diffère. Pour la thériaque, nous ajoutons dans l'eau de l'aneth et un peu de sel ; contre l'éléphantiasis nous préparons les vipères à la sauce blanche, comme des anguilles dans un plat. Voici le procédé : Versez beaucoup d'eau, un peu d'huile, et avec l'huile du poireau et de l'aneth. Il convient évidemment de faire bouillir la chair des vipères jusqu'à ce qu'elle devienne parfaitement molle. Le médicament même préparé avec des vipères et que l'on nomme antidote thériaque, est pris avantageusement en potion par les individus ainsi affectés, et sert, si l'on veut, pour frotter la peau [2]. »

Les vertus aphrodisiaques de la menthe ne lui échappèrent pas, et l'anis lui parut un stomachique et un carminatif. Sur ses vieux jours, il contracta l'habitude de manger tous les soirs une certaine quantité de laitue à son dernier repas, dans le but de se procurer un repos salutaire, et connut également les propriétés calmantes dont jouit le

---

1. La formule originale de cet électuaire n'a été reproduite que dans la *Pharmacopée* du Piémont.
2. Galien, *De la méth. thérap. à Glaucon.* II, XII.

suc de pavot. Les purgatifs étaient administrés de son temps pour dissiper la cacochymie, de même que la saignée fut usitée pour diminuer la pléthore. Il se servit rarement de spécifiques [1] et fit des ventouses le même usage qu'Hippocrate [2].

L'ouvrage qui a pour titre *De sanitate tuendâ* est le plus ancien traité d'hygiène que nous possédions : les divers agents susceptibles d'altérer la santé y sont passés en revue, et Galien étudie successivement le rôle que sont appelés à jouer l'air, le régime, le repos et l'exercice, le sommeil et la veille, les sécrétions, les passions de l'âme, etc..... Ses conseils sur l'enfance, la vieillesse, les divers tempéraments, resteront toujours des préceptes fort judicieux.

Enfin, bien que la plupart des écrits chirurgicaux du médecin de Pergame ne soient pas arrivés jusqu'à nous [3], nous savons qu'il connut la ligature des vaisseaux en cas d'hémorrhagie, et dans l'histoire qu'il nous rapporte d'un médecin inexpérimenté qui fut assez malheureux pour léser plusieurs artères, il arriva à temps et put recourir avec plein succès à ce procédé d'hémostase. La partie chirurgicale où il se montre le plus exercé et le plus habile est incontestablement celle qui a rapport aux bandages [4].

Au point de vue obstétrical, il n'ajouta à peu près rien aux maximes d'Hippocrate, et il est peu probable qu'il ait jamais pratiqué l'art des accouchements.

---

1. Néanmoins on le vit employer la cendre d'écrevisses contre la rage avec une absolue confiance.

2. Il ne paraît pas avoir usé de sangsues.

3. Galien avait été chargé, dans sa jeunesse, de soigner les gladiateurs et n'en avait pas perdu un seul, tandis qu'avant lui ils périssaient presque tous. Il eut, dit-on, une connaissance particulière des blessures des nerfs et une façon de les traiter inconnue auparavant.

4. Il en est longuement question dans s·s *Commentaires sur les Œuvres chirurgioalos d'Hippocrate.*

La médecine légale lui est redevable de la docimasie pulmonaire hydrostatique, et tout ce qui se rattache à notre art eut, comme il est facile de s'en convaincre, un égal droit à ses lumières [1].

Cherchons maintenant, au milieu du concert de louanges dont les uns l'environnent et de la blessante acrimonie avec laquelle le persécutent certains autres, à nous faire de cet homme une idée impartiale et équitable ; nous n'aurons pas de peine à nous convaincre que si le père de la médecine l'emporte sur Galien par son observation consommée, ce dernier n'en a pas moins été bon praticien en même temps que beau raisonneur, et tout en lui refusant le génie, nous ne saurions méconnaître son rare talent d'encyclopédiste.

« Hippocrate et Galien, dit Bouchut, représentent en médecine la cause de la nature obéissant à une loi suprême, émanée de Dieu pour la conservation du type des êtres créés, au milieu des causes de destruction qui les environnent. »

Hippocrate a été le premier des naturistes ; Galien fut son digne successeur.

CHAPITRE V

ORIBASE, AÉTIUS, ALEXANDRE DE TRALLES, PAUL D'ÉGINE.

La médecine entre après lui dans une période de transition qui en ralentit le progrès. Il se trouve néanmoins

---

1. Galien connut la nature particulière du pus qui provient des os, la signification qui se rattache à l'issue de l'air, dans les cas de plaies de poitrine ; il sut également que la rétention ou l'émission involontaire de l'urine

quelques hommes pour conserver intact le flambeau de la science ; de ce nombre sont Oribase et Aétius, plutôt compilateurs qu'auteurs de nouvelles doctrines.

Mais la domination semble vouloir se concentrer de toute part entre les mains d'un seul ; l'autorité de Galien règne sans rivale en médecine , et chacun place son ambition à devenir son apologiste. Dans une autre sphère d'idées, le monothéisme est venu substituer une volonté unique aux pléiades de dieux et de demi-dieux, et on voit, sous les coups de la pure morale prêchée par Jésus-Christ, sombrer avec fracas les superstitieuses pratiques du paganisme : les reliques de nos saints vont remplacer les charmes, et on croit lire dans les oracles rendus par les sibylles la prédiction du Dieu Sauveur [1].

L'Eglise accorde d'ailleurs sa haute protection à toutes les sciences et, quelques siècles plus tard, elle en sauvegardera elle-même le précieux dépôt, « durant cette longue et laborieuse éducation des peuples » que l'on appelle moyen âge. « L'unité de la science par Galien et Aristote, écrit Daremberg, comme l'unité politique et religieuse de l'Occident par l'Eglise, ont sauvé le moyen âge. Il faut aux peuples enfants l'autorité, aux nations adultes la liberté ! »

La médecine elle-même s'imprègne à ce contact d'un nouveau mysticisme, et on voit l'ombre de saint Pierre ressusciter les morts, en attendant que plus tard les monarques reçoivent avec l'onction sainte l'enviable privilège de guérir les écrouelles par l'imposition de leurs mains royales [2].

---

pouvait être symptomatique d'une affection médullaire, et les signes auxquels on reconnaît la présence des calculs dans la vessie ne lui furent pas non plus étrangers.

1.   « Ultima Cumæi venit jam carminis ætas ;
            « Magnus ab integro sæclorum nascitur ordo.
                              (*Virgile.*)

2. On attribua ce pouvoir aux rois, depuis l'avènement de Philippe Ier au trône de France et d'Edouard le Confesseur à celui d'Angleterre.

Partout enfin les questions scientifiques se trouvent mêlées aux disputes théologiques, et la véritable lumière ne jaillira qu'avec la Renaissance.

Oribase, médecin et ami de l'empereur Julien, eut pour patrie Pergame et vécut au IVe siècle de l'ère chrétienne ; ses écrits sont plutôt le fruit d'une compilation que d'un travail personnel. Le défaut d'originalité est d'ailleurs compensé chez lui par la clarté et la concision du style. Il nous indique parfois la clef de passages obscurs de Galien, et plusieurs médecins de l'antiquité ne sont guère connus que par ce qu'il nous en dit. Quelques rares fragments de sa collection médicinale ont échappé au naufrage du temps[1] ; elle comprenait dès le principe soixante-douze livres, mais l'abrégé désigné sous le nom de *Synopsis* et dédié à Eustathe suffit à donner une idée assez claire de cette volumineuse encyclopédie. Enfin Guinther a mis au jour des commentaires sur les Aphorismes d'Hippocrate, qu'il attribue fort gratuitement à cet auteur.

Oribase emprunta ses connaissances anatomiques à son illustre prédécesseur ; aussi l'appela-t-on, avec assez de raison, singe de Galien. Sa description des glandes salivaires semble pourtant lui appartenir en propre[2]. En pathologie, on lui attribue la découverte d'une forme particulière de mélancolie, dans laquelle les personnes affectées sortent le soir de leurs habitations, pour errer dans les cimetières jusqu'à la pointe du jour :

« Vous pouvez les reconnaître à ces symptômes : ils ont

---

1. Le tiers à peine.

2. « A chaque côté de la langue sont couchés les orifices des vaisseaux qui déchargent la salive, et dans lesquels on peut porter une sonde ; ces vaisseaux prennent leur origine des racines de la langue où les glandes sont situées. Ils sortent de ces glandes, de même que les artères, et conduisent la liqueur de la salive qui humecte la langue et toutes les parties voisines. »

la mine pâle, les yeux sont chargés, creux, secs, ils ne sont
point humectés de la liqueur qui forme les larmes; leur
langue est sèche et brûlante, la salive tarit, la soif est
extrême; leurs jambes, par les meurtrissures qu'ils s'y font
dans les chutes auxquelles ils sont exposés la nuit, se cou-
vrent d'ulcères incurables [1]. »

Nous devons encore à Oribase d'excellents principes sur
l'éducation physique des enfants et le choix des nourrices.
Somme toute, peu ou point d'originalité, de scrupuleuses
recherches, beaucoup de clarté dans l'exposition, telle est
la caractéristique de son œuvre [2].

Aétius, natif d'Amide, en Mésopotamie, étudia la médecine à Alexandrie et professa le christianisme. Ses
Tétrabibles (Βιβλια ιατριχα εχχαιδεχα) renferment tout ce
que contiennent de saillant les écrits de ses prédécesseurs,
et complètent même quelques-unes des lacunes qui existent
dans la collection médicale d'Oribase. On peut reprocher
à Aétius son manque de méthode; s'il émet parfois des
idées personnelles, son mysticisme outré l'induit trop souvent en erreur, et les paroles magiques qu'il avait coutume
de proférer contre la fistule ou dans le but de faire sortir
du gosier l'os qui s'y arrête [3], arrachent aujourd'hui un
sourire de pitié. Aétius mentionna le premier ce ver que
les Arabes appelèrent plus tard *Filaria Medinensis*, par
suite de sa fréquence à Médine. Retenons encore l'emploi

---

1. Aétius et Paul d'Egine ont fait la même description, avec quelques
légères variantes.

2. MM. Bussemaker, Ch. Daremberg et A. Molinier, collationnèrent
naguère sur les manuscrits et traduisirent en français les *Œuvres* de ce célèbre médecin.

3. « Os, sors de ce gosier, disait-il, comme Jésus-Christ fit sortir Lazare
du sépulcre, et comme Jonas sortit du ventre de la baleine » ; ou bien
encore : « Os, je te conjure par Blaise, martyr et serviteur de Jésus-Christ,
de descendre ou de sortir. »

que fit cet auteur du cautère actuel dans les affections chroniques et invétérées[1], et l'importance qu'il accorda aux applications extérieures (emplâtres, onguents, etc...)[2].

Alexandre naquit à Tralles, ville de Lydie, pendant le vie siècle. Après avoir voyagé dans les Gaules, en Espagne, en Italie, il se rendit à Rome où il fixa sa résidence. Ce ne fut pas un servile copiste, mais un observateur profond, et si on ne peut le comparer judicieusemement à Arétée, il n'en eut pas moins avec ce grand médecin plusieurs traits d'analogie.

Son admiration pour Galien, qu'il qualifiait d'ailleurs de très divin, ne l'empêcha pas d'émettre un avis différent du sien, lorsqu'il ne put partager sa manière de voir. On croit assez communément qu'Alexandre appartint à la religion judaïque ou à la religion chrétienne, mais il voua cependant une aveugle crédulité aux amulettes et aux charmes. Voulant consigner, sur ses vieux jours, les résultats de sa longue expérience dans un livre spécial, il écrivit son *Traité des maladies internes*, ouvrage qui se recommande par la pureté et la correction du style, sinon par l'élégance. Le diagnostic différentiel y est exposé avec soin, et si on surprend quelquefois une prolixité exagérée dans les formules thérapeutiques[3], on a peu de peine à entrevoir au contraire la remarquable sagacité d'Alexandre dans le choix des moyens destinés à assurer la guérison du malade. Nous avons encore de cet auteur une lettre à un de ses amis, Théodore, où il divise, à l'exemple de ses devanciers, les vers intestinaux en ascarides, lombricaux et ténias.

---

1. Paralysies, sciatiques, etc.

2. Il consacra presque un livre entier aux applications extérieures.

3. Alexandre avait un certain remède consistant en 365 potions qui devaient être absorbées en l'espace de deux ans.

C'est au commencement du VII° siècle que parut *Paul*, surnommé l'*Eginète* [1]. Plagiaire des anciens, il ne fut néanmoins pas dépourvu de toute originalité, et Fabrice d'Aquapendente put, au XVI° siècle, tirer de ses écrits le fonds même de sa doctrine. Accoucheur célèbre, Paul d'Egine se livra avec zèle à l'étude de la gynécologie [2], et la partie chirurgicale est de beaucoup la plus importante dans ses Œuvres. Rappelons ses travaux intéressants sur l'anévrysme [3], l'imperforation de l'anus et du vagin, la hernie, l'hydrocéphalie, et ses opérations de bronchotomie, de taille périnéale oblique, de paracentèse dans le cas d'ascite.

---

1. Contrairement à l'opinion de Le Clerc, qui le fait vivre au IV°.

2. Paul d'Egine est le premier accoucheur de quelque importance qui nous soit signalé ; il était, paraît-il, fréquemment appelé par les sages-femmes dans les cas difficiles : aussi les Arabes l'ont-ils dénommé *vir obstetrix*. Paul apprit, dit-on, à ne pas considérer comme trop défavorable la présentation des pieds.

3. Il décrivit pour la première fois l'anévrysme variqueux, et distingua l'anévrysme vrai de l'anévrysme faux.

LIVRE QUATRIÈME

DE LA MÉDECINE ARABE A LA RENAISSANCE.

La Médecine Arabe. — L'Ecole de Salerne. — Coup d'œil général
sur le XIIIe et le XIVe siècles.

CHAPITRE I

LA MÉDECINE ARABE.

Rien ne peut résister aux sauvages coups de l'islamisme
victorieux ; la riche bibliothèque d'Alexandrie devient la
proie des flammes [1], et au dire d'un historien, les précieux
volumes qu'elle renferme servent pendant plus de six mois
à chauffer les bains publics [2]. Cet acte d'inqualifiable van-
dalisme fait rétrograder la science, et partout avec la domination des Arabes on croit voir réapparaître l'antique
barbarie.

Mais la crise n'est heureusement pas de longue durée,

---

1. C'est en 640, sous le règne du second successeur de Mahomet, qu'est
détruite la bibliothèque d'Alexandrie.

2. L'auteur qui mentionne ce détail est l'historien Abulpharage. Voy.
pour la médecine arabe : Amoureux, *Essai historique et littéraire sur la
médecine des Arabes.* — Aronstein, *Quid Arabibus in arte medicâ et conser-
vanda et excolenda debeatur.* Berol., 1824. — Leclerc, *Sur la médecine des
Arabes* (*Gaz. méd. de Montpellier*, 1854).

et, revenus de leurs erreurs, les califes eux-mêmes tendent une main secourable à cette civilisation, dont ils ont si maladroitement enrayé le progrès. On voit surgir de tout côté des académies et des écoles, et Bagdad devient un des principaux centres intellectuels de l'époque [1]. La médecine, compagne inséparable des autres sciences dans leur chute, en suit également l'essor régénérateur, et son sceptre passe des Romains aux Arabes, comme il avait été légué des Grecs aux Romains.

La situation des nouveaux conquérants est au reste favorable aux vulgarisations scientifiques [2]. Possesseurs d'une grande partie de l'Asie, de l'Afrique et de l'Espagne, ils ont sur leur territoire les moyens d'instruction les plus puissants et les plus variés, mais ne savent malheureusement en tirer qu'un médiocre profit, et si leurs superstitieuses croyances les empêchent de pratiquer des autopsies ou des dissections, serviles admirateurs d'Aristote et de Galien, les Arabes n'osent pas davantage secouer le joug de leurs maîtres.

Accoutumés à croire et à servir, ces fanatiques se soumettent aux livres du chef des Péripatéticiens, comme ils s'étaient soumis à l'Alcoran, et adorent le philosophe de Stagyre, comme ils adoraient leurs califes. « La médecine, dit Bordeu, devint chez eux plus aristotélicienne et plus péripatéticienne que jamais ; ce qui ne pouvait être autre-

---

1. La ville de Bagdad avait été bâtie par Almanzor (762) ; son successeur Haroun-al-Raschid la dota d'hôpitaux et d'écoles considérables, et Almamon, fils du précédent calife, continua l'œuvre civilisatrice inaugurée par son père, et fonda, à proprement parler, l'Académie de Bagdad.

2. Les Arabes eurent pour premiers maîtres quelques savants nestoriens qui avaient établi à Dschondisabour (Gondisapor) une école de médecine, célèbre déjà dans le septième siècle. « Cette école, dit M. Prunelle, avait un hôpital dans lequel ses jeunes disciples étaient initiés à la pratique de l'art. »

ment, puisqu'un de leurs califes avait vu dans la nuit un spectre sous la figure d'Aristote qui l'exhortait à l'étude.

De fâcheuses influences pèsent d'ailleurs sur ce peuple, et sans parler de la haute valeur qu'il rattache à l'inspection sidérale, aux causes occultes, à l'action des démons, ses notions scientifiques et religieuses se confondent trop souvent dans un dédale de frivoles et subtiles discussions.

Le génie créateur fit toujours défaut aux Arabes, mais ils nous ont conservé les ouvrages des médecins grecs, et à ce titre nous leur devons toute notre reconnaissance.

Rhazès. — Un des premiers auteurs remarquables que nous offre cette période est sans contredit Rhazès. Il vécut à la fin du ix⁰ siècle, et les historiens de l'époque nous le représentent comme profondément versé dans la philosophie, l'astronomie, la chimie, la musique et la médecine. D'origine persane, il s'en fut à Bagdad, où il professa si brillamment qu'on vint de toute part assister à ses leçons. L'hôpital de cette ville fut confié à ses soins, et on le surnomma le Galien de son pays. Devenu aveugle à l'âge de 80 ans, il succomba l'an 932.

Durant sa longue existence, Rhazès composa de nombreux écrits ; la plupart ont été perdus, et il ne nous reste guère de lui qu'un ouvrage dédié à Almanzor et un volumineux recueil intitulé *Continent*. Le premier de ces traités renferme d'excellents conseils sur le choix d'un médecin. Quant au *Continent*, c'est un corps complet, ou plutôt un abrégé de médecine parfois un peu confus, il est vrai, mais écrit en vue de l'usage personnel de son auteur. Il suffit, d'ailleurs, d'y jeter un rapide coup d'œil pour s'assurer du peu de scrupule qu'il y met à copier les Grecs dans toutes les branches de notre art ; ce recueil n'en reste pas moins la mine la plus exploitée des autres Arabes et d'Avicenne lui-même, dans la compilation de leurs ouvrages respectifs. On cite de Rhazès une bonne description de la rage et du ver de Médine, ainsi qu'un traitement de la sciatique par des clystères composés de coloquinte et de nitre ; il a été enfin le premier à parler du spina ventosa. Son *Traité de la petite vérole et de la rougeole* [1] est devenu le sujet de longues controverses, sur la question de savoir si, oui ou non, ces fièvres éruptives furent connues avant lui [2]. Quoi qu'il en soit de ces hypothèses, « l'auteur arabe, dit le professeur Anglada, donne pour la prophylaxie de la variole des préceptes qui s'inspirent d'une sage hygiène, et ses prescriptions curatives décèlent un excellent esprit pratique. Il règle minutieusement la diète du malade, indique les moyens d'accélérer l'éruption, de prévenir les accidents résultant du siège des boutons sur les yeux, la bouche, le nez, les oreilles, etc. [3] ». Quant à la rougeole, il ne la considère que comme un diminutif de la petite vérole, et cette erreur a été accréditée pendant plusieurs siècles. Arnaud de Villeneuve nous apprend que Rhazès opérait avec fermeté, jugeait avec circonspection et avait en un mot un mérite éprouvé.

Haly-Abbas est postérieur à Rhazès de 50 ans environ ; son savoir vanté au loin lui valut le nom de Magus. Il écrivit vers 980 son *Amaleci* ou ouvrage royal, divisé en vingt livres, et qui renferme la médecine entière. Plusieurs historiens le préfèrent au Canon d'Avicenne. Le style en

---

1. Ce Traité a été plusieurs fois traduit, et en dernier lieu par MM. Leclerc et Lenoir. Paris, 1866, in-8.

2. Suivant Méad, c'est au VIe siècle, l'année de la mission de Mahomet en 572, que la variole éclata pour la première fois. Marius, évêque d'Avranches, en fait remonter l'apparition à 570. Ce n'est toutefois qu'au VIIe siècle, sous le règne du calife Omar, que cette maladie exerça ses plus grands ravages. Au VIIIe siècle, les croisades attirèrent le fléau sur l'Europe.

3. Ch. Anglada, *Etudes sur les maladies éteintes et les maladies nouvelles, pour servir à l'histoire des évolutions séculaires de la pathologie.* Paris, 1869.

est malheureusement par trop ampoulé, et l'auteur s'est en cela montré fidèle au genre oriental.

Avicenne naquit à Bokara, ville de Khorasan, vers 980. Il s'adonna de bonne heure à la philosophie et étudia la médecine à Bagdad, où il acquit bientôt une si grande réputation qu'on le surnomma le prince des médecins. Comblé de faveurs et disgracié tour à tour par les puissants de l'époque, il fut finalement jeté en prison, et ne recouvra la liberté qu'après plusieurs années de détention cruelle. Avicenne mourut à Médinc âgé de 58 ans et débilité par les excès de toute sorte qu'il avait commis. On disait généralement « que toute sa philosophie ne suffisait point à le rendre sage, ni toute sa médecine à le rendre sain [1] ». La réputation du Canon s'est longtemps perpétuée ; naguère encore les professeurs le commentaient et l'expliquaient dans nos Facultés de médecine, et l'auteur a été avec Galien un des oracles du moyen âge. L'érudit Haller a pourtant osé s'inscrire en faux contre le mérite de cet ouvrage, dont il prétend n'avoir jamais pu achever la lecture.

Avicenne, dans le chapitre spécial de ses œuvres qu'il a consacré à la petite vérole, recommande l'écume d'argent (*argenti spuma*) pour en effacer les traces, et proclame dès le début la contagiosité de cette maladie ainsi que celle de la rougeole.

Albucasis [2], originaire de Cordoue, vécut au commencement du XIIe siècle. Il composa un traité de médecine, dont la partie chirurgicale offre le principal intérêt [3]. Le

---

1. Freind, *Hist. de la médecine.*

2. Ainsi que l'ont démontré Schenck dans sa *Biblia iatrica*, et plus tard Freind dans son *Histoire de la médecine*, Albucasis n'est point différent d'Alsaharavi, auteui d'un *Traité de médecine théorique et pratique* intitulé *Al Tasrif.*

3. Albucasis, *La chirurgie*, traduite par L. Leclerc. Paris, 1861, in-8 de 342 pages avec planches.

premier livre est relatif à l'emploi des cautères, et l'auteur y admire avec transport la divine et secrète vertu du feu. Le second est entièrement consacré aux opérations dites par incision, et Albucasis n'en compte pas moins de 97. L'hydrocéphalie, l'hypertrophie des amygdales, les polypes des fosses nasales, les tumeurs thyroïdiennes y sont étudiées avec les procédés que comporte leur traitement. D'intéressantes observations ont trait à l'expulsion de l'arrière-faix, aux grossesses extrà-utérines, et le livre se termine enfin par la description des diverses méthodes usitées dans le cas de phlébotomie, à savoir la ponction avec un instrument en forme de feuille de myrrhe ou de feuille d'olivier, ou bien la section au moyen du couteau appelé *Phlebotomus cultellaris* [1]. Pour la saignée de la frontale, Albucasis conseille l'usage d'un certain outil nommé fossorium et sur lequel on doit frapper, dans le but d'ouvrir la veine. Rappelons, avant de quitter l'auteur arabe, qu'il fit partie, ainsi que Celse et Paul d'Egine, de ce fameux triumvirat auquel Fabrice d'Aquapendente nous dit avoir dû faire de nombreux emprunts.

Avenzoar naquit à Séville au commencement du XIIe siècle, et fut un peu antérieur à Averrhoès. Ce dernier parle de lui en termes très flatteurs et le traite à plusieurs reprises d'admirable, d'illustre, de trésor de toute science, de prince de la médecine. Dans son ouvrage intitulé *Thaisser compendium*, Avenzoar mentionne les abcès du médiastin et ceux du péricarde, les épaississements et l'hydropisie de la membrane péricardique, et s'occupe également de la dysphagie, des hernies, de l'empyème. Enfin c'est encore à lui que nous devons les premières notions exactes sur la sensibilité des os et des dents. On prétend

----

1. Guy de Chauliac pense que ce couteau n'est autre chose que la lancette ordinaire.

qu'Avenzoar eut le courage de faire saigner un de ses propres enfants, âgé seulement de deux ans, et cet acte lui valut dans la suite l'estime de tous les partisans de la phlébotomie [1].

Averrhoès de Cordoue est encore un médecin arabe du xiie siècle. Il étudia d'abord la jurisprudence et plus tard les mathématiques et la médecine. Auteur d'un grand nombre d'écrits sur le philosophe de Stagyre, il mérita de la sorte l'honneur d'être appelé le commentateur par excellence ou l'âme d'Aristote, et composa en outre un abrégé de médecine divisé en sept parties, qui est une fidèle reproduction des travaux de ses devanciers. Le principal but de cet ouvrage est de concilier les opinions d'Aristote avec celles de Galien ; nous y trouvons cependant une notion nouvelle : c'est l'immunité à la petite vérole de quiconque a déjà eu cette maladie.

Disons, pour résumer ici en quelques lignes l'opinion que nous devons nous faire du rôle des Arabes, qu'ils ont servi à former le trait d'union indispensable entre la médecine ancienne et la médecine moderne. Nous leur devons l'introduction des préparations chimiques dans la pratique de notre art et, s'ils n'ont aucunement perfectionné l'anatomie ou la pathologie, la matière médicale et la botanique ne leur en sont pas moins redevables de plusieurs découvertes qui les honorent.

---

1. C'est à tort que Bordeu attribue ce même acte à Averrhoès.

CHAPITRE II

L'ÉCOLE DE SALERNE.

Les ténèbres qui couvrirent l'Occident après la chute de l'Empire romain furent moins épaisses qu'on ne s'est plu à le répéter, et nous assombririons trop le tableau en représentant comme seule habitante de ces ruines la philosophie scolastique, avec une science créée de toute pièce à son image.

La médecine a été en effet, durant la première période du moyen âge, enseignée en plusieurs endroits ; le précieux dépôt en était non seulement confié aux clercs, mais encore aux laïques, et l'un des centres les plus remarquables d'érudition fut sans contredit *Salerne*.

MM. de Renzi [1] et Ch. Daremberg n'ont pas peu contribué à nous édifier sur ce que fut jadis cette célèbre école. L'époque précise où elle prit naissance, les diverses influences qui en facilitèrent les débuts, les noms des premiers maîtres qui y ont enseigné, nous sont également inconnus. Tout ce qu'on a pu dire à ce sujet appartient à la légende, non à l'histoire. Partout d'ailleurs où la certitude fait défaut, le champ reste libre aux hypothèses : aussi a-t-on tour à tour invoqué les plus gratuites conceptions de l'esprit, dans le but d'expliquer la fondation de l'Institut salernitain. Il est dû, suivant les uns, aux Sarrasins [2], tandis que d'autres font intervenir dans sa création un Arabe,

---

1. Renzi, *Storia documentata della scuola medica di Salerno*. Napoli, 1857.

2. Les invasions des Sarrasins en Sicile et en Italie n'eurent pas un caractère assez pacifique pour qu'on puisse attribuer à ce peuple la fondation d'une école médicale ; ils ne séjournèrent d'ailleurs jamais à Salerne.

un Juif, un Grec, et un Latin, et c'est là une personnification de ce fatidique nombre quatre à tout instant représenté dans la doctrine de Salerne.

Ackermann nous affirme, de son côté, que Constantin l'Africain en a été le véritable fondateur [1]. Mais, dans sa préface à la traduction de M. Meaux Saint-Marc [2], Charles Daremberg fait éloquemment justice d'opinions aussi erronées [3].

Il paraît probable que Salerne vit éclore en son sein un collège médical à une époque peu éloignée de la chute de l'Empire romain. La première mention qui en est faite se rencontre dans les archives du royaume de Naples et date de 846. Dès le commencement du XIe siècle, les documents se multiplient pour faire foi de la haute importance et du prompt développement de la nouvelle école. La suavité du climat, la beauté du site font d'ailleurs de Salerne une des stations les plus recommandables aux valétudinaires. Vers l'an 1040, un médecin du nom de Gariopuntus remanie et modifie à l'usage de ce collège une Somme médicale, jouissant alors d'une grande vogue, mais malheureusement trop empreinte de méthodisme. Cette doctrine ne jouit d'ailleurs pas d'une longue souveraineté, et bientôt se manifeste à Salerne un glorieux retour vers le naturisme d'Hippocrate, qui mérite à cette ville l'honneur insigne d'être désignée sous le nom de *Civitas Hippocratica*. L'école elle-même se place sous le patronage de saint Matthieu, et ses statuts attestent la sagesse de ceux qui la dirigent :

---

1. Soutenir cette opinion serait s'inscrire en faux contre tous les témoignages historiques.

2. *L'Ecole de Salerne*. Traduction en vers français par Ch. Meaux Saint-Marc, avec le texte latin, précédée d'une Introduction par le D[r] Ch. Daremberg, et suivie de commentaires avec figures. Paris, 1880.

3. M. de Renzi a réfuté à son tour l'hypothèse d'après laquelle on attribuait la fondation de l'Ecole de Salerne aux princes lombards du Bénévent ou aux Bénédictins.

Dix docteurs sont à la tête ; ils se succèdent par rang d'ancienneté. Les examens, fort sérieux d'ailleurs, roulent sur la thérapeutique de Galien, sur le 1er livre ou les Aphorismes d'Avicenne. Le candidat doit être âgé de 21 ans et prouver qu'il a étudié sept ans la médecine ; s'il se destine à la chirurgie, il aura fait un an d'études anatomiques ; puis il prête serment d'être fidèle et obéissant à la société, de ne recevoir aucun salaire du pauvre, et de n'avoir aucune part dans les gains des apothicaires. On lui met alors un livre à la main, un anneau au doigt, et la cérémonie se termine par la traditionnelle accolade.

La matrone Trotula exerçait, selon M. de Renzi, la médecine à Salerne vers l'an 1059 ; elle fut, paraît-il, fort instruite, et plusieurs chapitres du *Compendium Salernitanum* lui sont même empruntés [1]. Les femmes-médecins ne sont d'ailleurs point rares dans l'Ecole [2] (Abdalla, Mercuriade, etc...), et les professeurs ont pour elles une respectueuse estime.

Le mari de Trotula, connu sous le nom de Jean Plantearius l'ancien, Cophon l'ancien, Pétronius doivent encore être cités parmi les prédécesseurs de ce Constantin dont on a si tumultueusement exagéré le mérite.

C'est à la fin du xie siècle qu'il paraît ; moine bénédictin, il dédie à son abbé la plupart de ses ouvrages et introduit la médecine arabe en Italie ; ses livres au reste ne sont guère qu'une compilation des auteurs qui l'ont précédé.

Mentionnons encore Archimatœus (1100), Bartholo-

---

1. Trotula a publié un ouvrage sur les maladies des femmes, dans lequel il est assez longuement question des accouchements.

2. Voy. Le Duc (Philibert), *L'Ecole de Salerne*, avec la traduction burlesque du docteur Martin, 1875. — Renzi (S.), *Magistri Salerni, tabulæ et compendium*. Paris, 1859, in-8.

mœus, Cophon le jeune (1100 à 1120) et Bernard le Provincial[1] (1150 à 1160), au milieu des grands noms qui illustrèrent l'école.

Au XIIᵉ siècle appartient le fameux poème didactique qui a nom de *Schola Salernitana*, *Flos medicinæ* ou *Regimen sanitatis*, et dont l'origine est pour nous des plus obscures. Arnaud de Villeneuve en est le premier commentateur, et depuis son édition, des modifications nombreuses ont été introduites dans le texte original. Le Regimen sanitatis est une longue exclamation du bon sens de l'époque, et les dix parties dont il se compose renferment les principales règles de la pratique médicale.

M. Ch. Meaux Saint-Marc a heureusement vaincu, dans son élégante traduction, les difficultés inhérentes à une interprétation nette de préceptes coupés comme des axiomes, et le mérite du commentateur est d'autant plus grand, que nous le voyons s'attacher à traduire vers pour vers le texte original.

Citons ici quelques fragments de cette œuvre, pour mieux en faire ressortir le véritable cachet. S'agit-il des effets du bon vin ? voici de quelle manière ils se trouvent décrits :

> « Le bon vin au vieillard rend vigueur de jeunesse ;
> « Au jeune homme un vin plat prête un air de vieillesse.
> « Le vin pur réjouit le cerveau contristé
> « Et verse à l'estomac un ferment de gaîté.
> « Il chasse les vapeurs et les met en déroute,
> « Des viscères trop pleins il dégage la route,
> « De l'oreille plus fine aiguise les ressorts,
> « Donne à l'œil plus d'éclat, plus d'embonpoint au corps,
> « De l'homme plus robuste allonge l'existence,
> « Et des sens engourdis réveille la puissance. »

---

1. Bernard le Provincial nous donne d'intéressants détails sur la pratique des femmes salernitaines.

La tenue du médecin est réglée en quelques vers :

> « Vêtu d'habits décents, affable et plein de zèle,
> « Le médecin s'empresse à la voix qui l'appelle.
> « D'un rubis l'étincelle à son doigt brillera,
> « Sur un coursier fidèle en visite il ira.
> « Ce splendide attirail rehausse son mérite ;
> « Sur l'esprit du malade il réussit plus vite,
> « Reçoit cadeaux sans nombre : un mince accoutrement
> « Lui vaudrait profit mince et sec remercîment. »

Il n'entre pas dans notre plan de prolonger outre mesure ces citations, et ici se termine ce que nous avons à dire de Salerne ; son école obtint encore des privilèges, et en 1225, sur l'ordre de l'empereur Frédéric, elle conquit avec celle de Naples l'autorisation de conférer les grades.

CHAPITRE III

COUP D'ŒIL GÉNÉRAL SUR LE XIIIe ET LE XIVe SIÈCLES.

Au XIIe siècle, la médecine arabe et la médecine salernitaine jouissent d'une égale faveur ; mais le XIIIe est complètement arabiste. Il voit s'opérer dans les sphères artistique et littéraire une renaissance anticipée, précieux avant-goût de la renaissance véritable, qui doit glorieusement éclater deux cents ans plus tard.

Les études scientifiques éprouvent les bienfaits de cette généreuse impulsion ; on voit les rois de France, d'Angleterre et les papes eux-mêmes s'appliquer à en favoriser le développement.

De nouveaux centres d'instruction prennent naissance en Italie, en Angleterre, en Allemagne, pendant que nos facultés de Montpellier et de Paris s'organisent sur un plus grand pied. Le cardinal Conrad, légat du pape Honorius III, publie en 1220 [1] une bulle célèbre qui longtemps fera autorité dans la première de ces écoles [2]. L'immixtion du pouvoir ecclésiastique dans des questions de ce genre ne nous étonnera guère, si nous voulons bien nous rappeler la haute influence du clergé à cette époque. L'an 1289, Nicolas IV réunit les Facultés de droit et des arts à celle de médecine, et fonde ainsi l'Université de Montpellier.

Sa rivale de Paris ne reste point en arrière ; dès 1271, elle défend aux Juifs l'exercice de la médecine ; l'année suivante, nous la voyons fixer à neuf ans la durée des études, et en 1274, elle fait faire un sceau particulier. Enfin, elle donne en 1289 un nouveau signe d'existence : Barthélemy de Brice, *bedellus magistrorum in médicinâ*, conclut au nom de l'Université une convention avec le couvent de Saint-Germain-des-Prés. Ajoutons encore à sa louange que, durant ce XIIIe siècle, la Faculté de Paris confère gratuitement les titres aux écoliers sans fortune [3].

---

1. La bulle de Conrad porte la date du XVI avant les kalendes de septembre (15 août).

2. Il est dit dans cette bulle : 1° que personne ne pourra prétendre à l'honneur de la maîtrise, s'il n'a été auparavant examiné par les docteurs-régents ; 2° qu'on choisira à la pluralité des voix un des docteurs-régents pour être chancelier et juge de l'école ; 3° que ce chancelier aura le droit de régler les disputes et les différends qui existeraient entre les maîtres et les écoliers.

Voy., pour ce qui regarde l'école de Montpellier, les curieuses études de M. Germain, professeur d'histoire à la Faculté des lettres de cette ville, et le *Traité de la science médicale* d'Ed. Auber, qui renferme un résumé d'histoire de la médecine suivi de notices historiques et critiques sur les écoles de Cos, d'Alexandrie, de Salerne, de Paris, de Montpellier et de Strasbourg. 1853.

3. L'article 29 de ses statuts, qui remontent à 1270, est ainsi conçu : « Afin que l'entrée des grades en médecine ne soit pas fermée aux étudiants pauvres, on fera remise des rétributions dues à la Faculté pour la licence et le doctorat à ceux qui sont réellement pauvres, s'il est prouvé qu'ils sont honnêtes et instruits ; et cela, à condition qu'ils s'engageront, par un acte public, à payer ces rétributions lorsqu'ils seront parvenus à une meilleure position. »

On voit à cette époque quelques esprits indépendants secouer le joug des Arabes et introduire dans leurs recherches le véritable esprit d'observation : de ce nombre sont Arnaud de Villeneuve et le franciscain Roger Bacon.

Né en 1214 à Ilchester, dans le comté de Sommerset, *Bacon* crut trouver dans la solitude du cloître le moyen de se livrer en paix aux études scientifiques. L'universalité de ses connaissances faisait d'ailleurs de lui une encyclopédie vivante [1]. Mais comme celui de beaucoup de savants, son sort fut misérable, et il eut de cruels déboires à subir. « Le génie ne donne point droit au bonheur, a-t-on dit, et on est souvent réduit à répandre des larmes sur ceux qui, pour le bien de l'humanité et leur propre malheur, sont condamnés à être de grands hommes. »

La règle monastique était en formelle contradiction avec les tendances de son esprit, naturellement avide de savoir; c'est qu'en effet toute ambition scientifique doit chez les religieux de saint François faire place à une humilité profonde. L'abnégation de soi-même est le fonds de leur doctrine, et aux travaux de l'esprit ils substituent à toute heure la vie contemplative. C'est là le premier écueil que rencontre notre philosophe; ses labeurs réveillent la superstition, on l'accuse de magie; mais une déception plus amère encore lui est réservée. Il veut, dans un élan de loyale franchise, dénoncer au pape [2] les abus qu'il a cru surprendre dans les mœurs du clergé, et on l'incarcère impitoyablement. Pendant quatorze ans, il reste en prison [3], et vient enfin mourir à Oxford, où, longtemps après, on mon-

---

1. Roger Bacon avait un génie universel : son *Opus majus ad Clementem quartum, pontificem romanum*, le témoigne hautement.

2. Innocent IV occupait alors la chaire pontificale.

3. Suivant M. Emile Charles, il n'en sortit qu'en 1292. Voir *Roger Bacon, sa vie, ses ouvrages, ses doctrines, d'après des textes inédits*, par M. Emile Charles, professeur au lycée de Bordeaux. Paris, 1861, 1 vol. in-8.

trera dans son couvent la cellule du « frère Roger ».

L'œuvre de Bacon a été prodigieuse, et l'illustre moine mérita d'être surnommé le docteur admirable. Voltaire dit de lui « qu'il fut de l'or encroûté de toutes les ordures de son siècle ». Il y a du vrai dans cette parole, et à de lumineuses conceptions, Bacon a eu le tort de mêler de ridicules théories alchimiques. La physique, les mathématiques, lui sont également redevables de nombreux progrès. On lui attribue la connaissance, sinon la découverte de la poudre à canon ; il inventa plusieurs machines, corrigea le calendrier, écrivit des traités de médecine et donna notamment des recettes pour retarder les accidents de la vieillesse [1], dans un livre spécial dédié au Souverain Pontife Nicolas IV [2].

C'est probablement vers 1250 que naquit *Arnaud de Villeneuve*. Plusieurs auteurs sont d'avis que c'est à un village des environs de Montpellier appelé Villeneuve-lès-Maguelonne que revient l'honneur de lui avoir donné le jour [3]. Il étudia vingt ans à Paris, dix ans à Montpellier, voyagea en Italie, en Espagne, et acquit dans ce dernier pays une brillante réputation.

Arnaud est devenu célèbre par ses luttes contre la philosophie scolastique, non moins que par l'impiété dont il fit preuve en discourant publiquement et à diverses reprises contre plusieurs des dogmes de la religion catholique [4]. Son érudition fut remarquable, mais il paya un regrettable tribut à l'esprit de son siècle, en adoptant de ridicules

---

1. Il préconisa surtout la vertu de l'os que l'on trouve dans le cœur du cerf. Cet os, provenant d'un animal doué d'une longue vie, devait naturellement, à son avis, jouir de la propriété de prolonger l'existence.

2. *De retardandis senectutis accidentibus et sensibus confirmandis.* Oxford, 1590, in-8.

3. Quelques-uns le font naître en Espagne, d'autres en Italie.

4. Notamment contre l'Eucharistie.

théories alchimiques. Ses recherches eurent pourtant un bon côté, et on doit à Arnaud de Villeneuve la découverte de l'esprit-de-vin, ainsi que celle de l'huile de térébenthine. En 1313, Clément V, devenu malade, le fit appeler auprès de lui à Avignon, et le savant trouva la mort dans la traversée qu'il effectua pour se rendre de la Sicile sur les côtes de France.

Quelques autres noms méritent encore une mention spéciale, car ils nous rappellent des hommes qui se sont largement associés au mouvement intellectuel du XIIIe siècle.

Citons pour mémoire ceux de *Gilles de Corbeil* (fin du XIIe et commencement du XIIIe siècle), médecin de Philippe-Auguste [1]; de *Guillaume de Salicet* (mort en 1276), chirurgien italien d'un assez grand mérite ; de *Jean de Saint-Amand*, chanoine de Tournay [2]; de *Gérard de Crémone* [3], d'*Albert le Grand* et de *saint Thomas*.

Nous voici au XIVe siècle : la raison continue à vouloir s'affranchir, et Daremberg peut dire à bon droit que ce siècle est à la fois un résultat et un acheminement. Résultat du réveil partiel de l'esprit humain qui a éclaté au XIIIe; acheminement vers la grande renaissance.

L'observation directe tend de plus en plus à remplacer les subtiles raisonnements de la scolastique. L'École de Montpellier réinaugure les études pratiques d'anatomie, et en 1314, un de ses membres, Mundini de Luzzi, dissèque publiquement deux cadavres de femmes, malgré les foudres du Saint-Siège [4]. Vers 1376, l'usage s'introduit d'ouvrir

----

1. Auteur d'un Traité de médecine en vers.
2. Commentateur d'Hippocrate et de Galien.
3. Fameux traducteur.
4. Boniface VIII menaça d'anathème quiconque mutilerait ou ferait bouillir des cadavres.

des corps au moins une fois par an [1], et plus tard Sylvius établit à Paris des démonstrations anatomiques. Bertrucci, Hermondavilla, etc..., doivent être cités pour la part active qu'ils accordent à ces sortes d'exercices.

En médecine les consultations prennent naissance, et le XIVe siècle ne reste pas tout à fait infructueux au point de vue pathologique. Bernard de Gordon publie en 1305 son *Lilium medicinæ* [2], bizarre recueil de superstitieuses pratiques et de curieuses recettes. On doit en rapprocher la fameuse *Rosa anglica* de Jean de Gaddesden, qu'un trop acerbe critique a qualifiée de fade rose [3]. Pietro d'Abano [4] se rend célèbre à la même époque par son *Conciliator*, et Thomas de Garbo par sa *Somme*. Nous devons encore une mention à Guillaume de Varignana, François de Piémont, Jac. de Dondis, etc... ; mais c'est surtout dans les chirurgiens que nous reconnaîtrons les véritables possesseurs de la méthode rationnelle. Un grand nom nous apparaît parmi eux, c'est celui de Guy de Chauliac, qui a pour précurseur Lanfranc.

Ce dernier appartient à l'école italienne. Né à Milan et contraint de quitter son pays, il vient de bonne heure s'établir en France et étudie la médecine à Lyon. En 1295, Lanfranc se rend à Paris où, sollicité par le doyen de la Faculté Jean de Passavant ainsi que par les étudiants de l'époque, il inaugure un cours des plus brillants et des

---

1. Le duc d'Anjou accorde en 1376 l'autorisation à l'Université de Montpellier de disséquer chaque année le cadavre d'un criminel.

2. « Dans ce siècle affecté », dit Freind, « tout ce qu'on écrivait en médecine était lys ou rose. »

3. « On m'a envoyé cette fade rose », dit Guy de Chauliac ; « je croyais y trouver quelque saveur, et je n'y ai vu que des fables. »

4. P. d'Abano (1250-1316) ne voulait jamais sortir de Bologne pour aller voir un malade à moins de cinquante écus à la couronne par jour. Il en demanda 400 par jour pour aller à Rome soigner Honorius IV ; ce qui ne fut point accepté.

plus suivis. Tous ses moments de loisir sont consacrés à l'étude, et la *Grande Chirurgie* paraît en 1296.

On le considère généralement comme un opérateur prudent et exercé. « Lanfranc, dit Malgaigne, me paraît être le chirurgien de l'École arabiste qui a eu les idées les plus saines et posé les principes les plus originaux et les mieux raisonnés pour le traitement des plaies de tête. »

A cette époque, néanmoins, l'astre de la chirurgie semblait pâlir ; livrée à des praticiens de bas étage et le plus souvent incapables, elle perdit tous les jours de son prestige, et les médecins se refusèrent à envisager ceux qui l'exerçaient comme leurs égaux[1]. Guy de Chauliac se montre et vient protester en faveur de cet art, qu'il porte lui-même à un si haut degré de perfection.

L'époque précise de sa naissance et celle de sa mort sont pour nous pleines d'obscurité[2]. C'est à Chauliac, village du Gévaudan, qu'il vit le jour, vers la fin du XIIIᵉ siècle, et fit probablement ses humanités au collège de la cathédrale de Mende. Après avoir successivement étudié à Toulouse, à Montpellier, à Bologne et à Paris, nous le voyons revenir à Montpellier, pour s'y livrer à la pratique de la médecine. Plus tard les papes, qui résidaient alors à Avignon, l'appelèrent auprès d'eux ; Clément VI le prit pour médecin, et il occupa, suivant toute apparence, la même place sous Innocent V. A la mort de ce Souverain Pontife, Guy devint chapelain et commensal de son successeur Urbain V, qui était aussi son compatriote. Durant

---

1. Après Lanfranc, la chirurgie est représentée à Paris par Jean Pitard et Henri de Mandeville, qui s'inspire complètement de l'école italienne ; elle garde ensuite un long silence. En Angleterre, Ardern, successeur de Jean de Gaddesden, nous est peu connu. Daremberg, qui a copié ses manuscrits, le dépeint comme un auteur sans ordre et sans méthode.

2. Pierre II, roi d'Aragon, en la possession duquel se trouvait Montpellier, exila à perpétuité un certain nombre de bourgeois, et parmi eux était un *magister Guido,* dont on a voulu faire l'ancêtre de Guy de Chauliac.

son séjour à Avignon, il eut occasion d'observer à deux reprises une grave épidémie de peste et faillit être au nombre des victimes. La honte, nous dit-il, l'empêcha de fuir : « *Et ego propter infamiam, non fui ausus recedere* » ; et la relation qu'il nous a laissée de la maladie reste comme un chef-d'œuvre du genre.

C'est à bon droit que Montpellier revendique Guy de Chauliac : il lui appartient non seulement par ses études, mais encore par le séjour prolongé qu'il a fait dans ses murs. S'il choisit cette ville pour résidence, il dut apparemment y rencontrer une féconde mine à faire valoir. Grâce à sa position exceptionnelle, la célèbre école du Midi possédait en effet et les écrits médicaux des Arabes [1] et les Traités salernitains ; plusieurs traductions d'auteurs Grecs étaient de même en sa jouissance. Guy de Chauliac s'empare de toutes ces richesses et les féconde par son puissant génie. Il étudie, il consulte, il interroge et, à l'aide de cet éclectisme qui n'a rien que de louable, s'efforce d'accorder les théories et les systèmes avec les résultats de l'expérience : « Les auteurs italiens, nous dit-il, se suivent comme des grues » ; il reconnaît leurs défauts et évite de les imiter. Tous les chirurgiens du siècle sont mis à contribution pour des renseignements, et Guy accepte même avec reconnaissance les données des empiriques [2], s'il les croit propres à élucider quelque point difficile. Il cherche à utiliser tous les moyens d'investigation et ne néglige la

---

1. Guy de Chauliac avait en sa possession jusqu'à dix-huit auteurs arabes.

2. « Il ne dédaignait », nous dit Malgaigne, « ni Jacques l'apothicaire qui avait embaumé plusieurs papes, ni les barbiers de la cour de Rome, ni les barbiers de Montpellier, faisant profit de leurs recettes ; il avait même surpris, le digne clerc, quelques secrets de toilette aux dames de Bologne, de Montpellier et de Paris. » (*Histoire de la chirurgie en Occident, depuis le VI° jusqu'au XVI° siècle.*)

lecture d'aucun auteur qu'il juge susceptible de lui fournir un document précieux.

Avec de pareilles armes on ne peut que vaincre : la victoire lui reste en effet. Quand paraît sa *Grande Chirurgie* (1363) [1], elle est aussitôt commentée et traduite dans toutes les langues, et sert de code pratique à l'Europe entière.

Ce magnifique ouvrage renferme sept livres : le premier, essentiellement anatomique, contient des notions empruntées à Galien et aux Arabes. Le second est consacré aux apostèmes et aux diverses espèces de tumeurs. Les trois Traités suivants concernent les solutions de continuité qui existent soit dans les parties molles (plaies), soit dans les os (fractures). Le sixième s'occupe de plusieurs affections chirurgicales de nature diverse. Enfin au septième appartient la matière médicale et la petite chirurgie.

Outre ce gigantesque travail, Guy de Chauliac nous a encore légué plusieurs autres écrits. En voici l'énumération, suivant Malgaigne :

1° Le Formulaire, écrit à Montpellier vers 1340, dont deux exemplaires manuscrits se trouvent à la bibliothèque nationale, et qui a été imprimé sous le titre de : *Chirurgia parva Guidonis.*

2° Un traité sur l'astronomie, conservé manuscrit à la bibliothèque d'Avignon : *Astronomia Guidonis.*

3° Un traité sur la cataracte : il n'est point parvenu jusqu'à nous.

4° M. Dresse aurait possédé un manuscrit contenant les livres suivants : *Lapidarius, de conjunctione animalium*

---

1. C'est à la bibliothèque des Papes que l'on a, paraît-il, découvert le plus ancien manuscrit de la *Chirurgie* de Guy de Chauliac ; et le fait n'a rien d'étonnant pour quiconque se rappelle qu'il la composa à la cour des Souverains Pontifes.

ad se invicem : de conjunctione herbarum ad se invicem : de physiognomiâ.

5° J. Schenkius aurait eu de même un manuscrit intitulé : *Consilia medica.*

Si l'on en croit Marc-Aurèle Sévérin, Guy fut meilleur raisonneur qu'opérateur habile. Il eut cependant l'occasion de pratiquer la paracentèse abdominale dans des cas d'ascite, essaya également d'opérer la hernie, et nous parle enfin de l'extraction de la cataracte, comme d'une opération qui lui fut familière ; mais il partagea la répulsion de ses contemporains au sujet de la taille et en abandonna la pratique à des chirurgiens de bas étage.

Malgaigne place la *Grande Chirurgie* immédiatement après les traités Hippocratiques, et Ackermann ne lui trouve d'égale nulle part. Quoi d'étonnant ! Bacon et Guy de Chauliac lui-même ne nous l'ont-ils pas dit : « Les modernes sont plus grands que les anciens en s'élevant sur leurs épaules ? »

Daremberg nous semble avoir fait justice des éloges immodérés, tout en résumant habilement le caractère de ce grand homme :

« Ce fut un chirurgien surtout érudit, dit-il, cependant expert, sans être hardi. Ce qu'il a inventé de nouveau se réduit en partie à une bonne méthode d'exposition, à prendre le juste milieu entre tous les excès : la pusillanimité ou la témérité, à choisir le meilleur en toutes choses ; c'est presque le même portrait que celui d'A. Paré au XVIe siècle, mais avec moins d'originalité. »

Esprit peu inventif, mais érudit et prudent, Guy de Chauliac fut comme une aurore passagère qui projeta pendant quelques instants de lumineux rayons sur la chirurgie française. Grâce à son prestige, Montpellier jouit d'une réputation qui éclipsa Paris, et M. Cellarier [1] remarque

---

1. Cellarier, *Introduction à l'étude de Guy de Chauliac.* Montpellier, 1856.

que, bien avant le moment où devait paraître le véritable fondateur de la chirurgie parisienne, l'Ecole chirurgicale de Montpellier s'élevait au-dessus de toutes les autres avec Guy de Chauliac. « Si on le considère dans le siècle qu'il illustra, ajoute Dezeimeris, on sera forcé de convenir qu'il possédait à un haut degré toutes les qualités nécessaires pour mettre la chirurgie du xive siècle à la hauteur de celle de l'antiquité. »

Son influence n'est malheureusement pas de longue durée ; après lui, l'art chirurgical périclite encore. Il retombe aux mains de barbiers et d'autres hommes inexpérimentés, et on voit l'Ecole de Montpellier, suivant d'ailleurs en cela l'exemple de celle de Paris, refuser à ses docteurs le droit de pratiquer des opérations.

LIVRE CINQUIÈME

DE LA RENAISSANCE AU XVII° SIÈCLE.

Les Réformateurs du XV° et du XVI° siècles.— Rivalité des médecins et chirurgiens ; Ambroise Paré. — Paracelse et son système.

CHAPITRE I.

LES RÉFORMATEURS DU XV° ET DU XVI° SIÈCLES.

Toute révolution scientifique demande à être élaborée
de longue main ; on ne saurait abandonner en un jour les
dogmes du passé. Aussi a-t-il fallu et un précieux concours de circonstances heureuses pour préparer la
Renaissance, et de nombreux esprits d'élite pour la réaliser [1].

Un grand événement, qu'on aurait pu au premier abord
regarder comme défavorable, facilite néanmoins d'une
manière sensible le réveil de la pensée en Europe : c'est la
prise de Constantinople par Mahomet II. Les savants de

---

1. Diversement appréciée au point de vue littéraire, par cela même
qu'elle eut pour objet la résurrection de l'antiquité païenne, la Renaissance
sous le rapport médical, ne saurait trouver que des approbateurs, puisqu'en
vulgarisant la connaissance des auteurs anciens, elle fit revivre les plus pures
sources scientifiques.

tout genre que renferme cette ville s'expatrient, emportant avec eux les manuscrits qu'ils parviennent à sauver, et vont demander refuge à l'Italie, où les Pontifes de Rome aussi bien que les princes de la maison des Médicis les accueillent avec une généreuse bienveillance. Reconnaissants envers leurs bienfaiteurs, les nouveaux venus les récompensent de leur gracieuse hospitalité, en répandant à profusion sur l'Occident tout entier les fruits de leur érudition et de leur travail.

Les découvertes de l'époque contribuent d'un autre côté pour leur large part à cette résurrection de la science ; elles illuminent partout les ténèbres et les ruines. Il existe dans l'univers une sorte de fermentation générale ; l'élan est universel, tout s'ébranle, tout s'agite. Guttemberg de Mayence provoque, en inventant l'imprimerie, une transformation éclatante dans la vie politique et sociale des peuples, désormais en possession d'un ingénieux artifice, destiné à propager au loin les idées et la lumière. Le télescope ouvre de nouveaux horizons à l'astronome, en rapprochant de la terre les dernières limites des cieux, et la boussole au navigateur, en réunissant les parties les plus éloignées du globe. Le naturaliste lui-même peut, à l'aide de son microscope, se livrer à loisir à la pacifique contemplation de ses chers infiniment petits.

Armée de pareils instruments, la science ne peut qu'avancer ; ses progrès s'échelonnent en effet, mais il est dans son essence de les effectuer avec lenteur [1]. Une expérience

---

1. « La réforme scientifique, plus lente, il est vrai, que la réforme littéraire, fut donc tout aussi radicale ; elle était du moins beaucoup mieux justifiée, puisque la science n'est pas une simple production de l'esprit ou du génie, qu'elle ne repose pas sur des règles factices ou arbitraires, variant suivant les siècles et les nations, et qu'au contraire, elle se fonde essentiellement sur des faits authentiques, sur des méthodes sévères, sur des connaissances positives. » (Daremberg, *Préface* aux *Œuvres* de Galien.)

quelconque en exige une seconde pour la corroborer ou la détruire ; l'hypothèse demande un fait sur lequel elle puisse s'appuyer ; toute observation enfin appelle une observation congénère, et ces opérations successives réclament du temps. Aussi est-ce lentement qu'on s'achemine vers le but suprême, la vérité scientifique ; et bien différents dans leur évolution de ceux qui surgissent dans le monde littéraire, les changements qui concernent la science exigent de longues années pour s'accomplir. C'est ainsi qu'il faut arriver au xviie siècle pour voir découvrir la circulation du sang, tandis que pendant près de deux mille ans, on a follement discuté sur le rôle plus ou moins bizarre qu'est appelé à remplir le cœur !

Mais, si la marche de la science nous paraît lente et pénible, la tâche qui s'impose aux travailleurs n'en est que plus ardue. Reconquérir tous les trésors du passé, établir une saine et judicieuse démarcation entre les œuvres des anciens médecins véritablement dignes de leur appartenir et les ridicules théories n'ayant d'autre fondement que l'arbitraire ; créer deux sciences capitales : l'anatomie et la physiologie ; régler enfin les rapports indispensables de la médecine avec elles : tel fut à peu près, suivant le professeur Boyer, le programme de la Renaissance. Envisageons la façon dont elle sut le remplir.

I. *Erudits.* — Par leurs immenses travaux, les érudits permettent à la médecine de remonter aux pures sources de l'antiquité. Le premier qui s'offre à nous dans l'ordre chronologique est Nicolas Leonicenus, savant vulgarisateur des classiques grecs. Né à Lonigo, près de Vicence, en 1428, il occupa jusqu'à sa mort (1523) une chaire de mathématiques à l'Université de Ferrare. Leonicenus fut un helléniste consommé ; on lui doit une traduction latine des Aphorismes d'Hippocrate et de plusieurs livres de Galien, ainsi que des lettres où il relève quelques erreurs de Pline le naturaliste [1]. Ennemi déclaré des Arabes, tous les moyens lui paraissent bons pour les combattre, et loin d'adopter en aveugle les idées théoriques de ses prédécesseurs, il les soumet toujours au sévère contrôle de la raison et de l'expérience. Il est le premier à avoir écrit sur le mal français qu'il envisage comme une maladie nouvelle, et dont il attribue la cause à des inondations [2].

Linacre (Thomas) participe à la tendance générale qui pousse ses contemporains vers les études bibliographiques, et s'efforce d'imiter l'élégance de Térence et la clarté de Celse dans ses productions médicales [3]. Né à Cantorbéry vers 1460, il étudie d'abord à Oxford, et se rend ensuite en Italie, où il a pour maîtres Démétrius Chalcondylas et Ange Politien, qui l'instruisent, le premier dans la langue grecque, le second dans la langue latine. Devenu plus tard médecin des rois d'Angleterre (Henri VII, Henri VIII, la princesse Marie), Linacre est resté célèbre par la traduction de quelques traités Galéniques, et surtout par la fondation du collège royal de Londres, qu'il créa avec l'aide du cardinal Wolsey [4] ; il en fut le premier président, et les séances se tinrent en sa propre maison. Deux chaires de médecine furent également érigées, sur son désir, l'une à Oxford, l'autre à Cambridge, avec la condition expresse d'y expliquer Hippocrate aux étudiants. Le 20 octobre 1524, Linacre succombait aux atteintes d'une affection graveleuse.

Peu après une œuvre gigantesque allait voir le jour :

---

1. *Plinii et aliorum plurium auctorum, qui de simplicibus medicaminibus scripserunt, errores notatæ.* 1491.

2. *Libellus de epidemiâ, quam vulgò morbum gallicum vocant.* Venise, 1497.

3. Nous avons de Linacre : *Le régime de la diète pour la santé.*

4. Linacre obtint du roi des lettres patentes, en vertu desquelles le collège pouvait seul recevoir les médecins et avait droit général d'inspection sur toutes leurs ordonnances. Personne en outre ne devait à l'avenir exercer en Angleterre sans avoir été examiné par lui.

Anuce Foës [1], praticien peu fortuné, mais honnête, prépara dans le silence et le recueillement de l'étude une édition et une traduction complète des œuvres d'Hippocrate : la difficulté d'un semblable travail ne peut échapper à quiconque voudra bien se souvenir de la pénurie des bons manuscrits et de l'altération des textes de l'époque. Rien n'arrête cependant cet intrépide champion de la science, et après quarante années d'un labeur opiniâtre, Foës dote le monde savant de son précieux trésor [2] ; c'est en 1595 que la presse gémit à cet effet à Francfort-sur-le-Mein. En 1810, son buste fut placé dans une des salles de la Faculté de médecine [3] et inauguré par un discours de Percy ; il est malheureusement inutile de l'y chercher à l'heure actuelle.

Ajoutons Gonthier d'Andernach (1487-1574) [4], maître de Vésale et de Rondelet, à cette phalange d'érudits qui concoururent si puissamment par leurs travaux à la grande réforme, et signalons encore les noms de Jacques Houlier (1579) [5] et de Louis Duret [6], aussi glorieux pour la France que pour l'Hippocratisme qu'ils essayèrent de faire revivre.

Les médecins humanistes furent diversement appréciés et plusieurs leur ont reproché de s'être mis, en prenant parti pour les Grecs contre les Arabes, à la tête d'une réforme plutôt littéraire que scientifique. Loin d'accepter cette critique, nous devons, ce me semble, reconnaître les services qu'ils ont rendus à notre art en émancipant l'esprit et s'efforçant à la fois de réintégrer dans le domaine de la science les précieux monuments de l'antiquité.

---

1. Anuce Foës naquit à Metz en 1528 et mourut en 1595.

2. *Hippocratis opera omnia quæ extant.*

3. En souvenir de ses études qu'il avait faites à Paris.

4. Outre plusieurs ouvrages estimés d'anatomie, Gonthier a encore laissé la traduction latine de quelques traités Galéniques.

5. Houlier fut un célèbre commentateur d'Hippocrate.

6. Né en 1527, Duret devint médecin des rois Charles IX et Henri III, et mourut le 22 janvier 1586.

II. *Anatomistes.* — A la fin du xve et au début du xvie siècle, un merveilleux essor se communique de toute part aux études anatomiques. Les Papes lèvent leurs interdictions [1], et Sylvius continue à Paris ses cours publics.

Quelques années après (1556), Guillaume Rondelet [2], « cet incohérent mélange d'ardeur pour le travail et de passion pour le plaisir », est nommé chancelier à la Faculté de Montpellier, et sous son administration on édifie le premier amphithéâtre anatomique d'Europe : c'est là qu'il montre lui-même le placenta de ses deux fils jumeaux et a le triste courage de disséquer le cadavre de l'un de ses propres enfants.

Alexandre Benedetti [3] et Antoine Benivieni de Florence [4] marquent aussi un véritable progrès. Ils retirent l'un et l'autre les plus grands fruits de l'observation directe et ont des droits acquis à notre reconnaissance pour les lumières dont ils ont environné l'anatomie pathologique.

« Vous rapportez les commencements de l'anatomie pathologique à Vésale, Eustachi, Schenkius, Donatus, etc., dit Malgaigne ; bien longtemps avant eux Benivieni ouvrait les cadavres, non par hasard, mais à dessein, mais avec persévérance. » Le premier en effet il a décrit la lithiase biliaire, signalé des cas d'imperforation de l'anus et de la vulve, et rapporté des observations de cœur poilu (péricardite chronique) [5]. Les ouvrages de

---

1. Dès 1376 le Pape accorda la permission de disséquer des cadavres humains à Montpellier, et en 1482 il donna la même autorisation à Tubingue.

2. Le livre de Rondelet *sur les poissons* fit ranger son auteur parmi les grands naturalistes : Gulielmi Rondeletii, doctoris medici et medicinæ in scholâ Monspeliensi professoris regii, *Libri de piscibus marinis, in quibus veræ piscium effigies expressæ sunt*. Lugduni, MDLIIII.

3. Benedetti naquit à Legnago, près de Vérone, et mourut à Venise vers 1525, suivant Mazzuchelli.

4. Benivieni florissait vers la seconde moitié du xve siècle et mourut le 11 novembre 1502.

5. Au témoignage de Haller.

Benedetti renferment, d'après Sprengel, un grand nombre d'exemples rares et remarquables qui les recommandent à l'attention des praticiens modernes. Ces deux auteurs ont longuement traité de l'affection syphilitique [1].

Nous devons à Nicolas Massa [2] d'importantes notions sur les changements que peuvent subir à l'état de plénitude certains organes, tels que la vessie et l'estomac. Il a pour la première fois étudié la conformation de la prostate, et semble avoir entrevu la nature virulente de la syphilis, contre laquelle il préconise les fumigations mercurielles [3].

Bérenger de Carpi représente à son tour un des auteurs les plus originaux de la Renaissance. Né vers 1470, il s'adonna de bonne heure à la chirurgie, qu'il professa plus tard à Bologne. Son talent d'anatomiste lui valut une brillante réputation, et on lui doit la connaissance des cartilages arythénoïdes, ainsi que celle du niveau où se termine la moelle épinière. Bérenger découvrit en outre les sinus sphénoïdaux, donna une bonne description de la valvule mitrale et des valvules sigmoïdes, démontra que, contrairement à l'opinion de Galien, la cloison des ventricules cardiaques n'est pas percée, et fournit également d'intéressants détails sur la structure du rein. Si nous nous en rapportons à ses propres paroles, il aurait eu l'occasion de disséquer plusieurs centaines de cadavres. On le vit employer toute l'énergie de son talent à combattre l'ancien préjugé qui plaçait les filles du côté gauche et les garçons du côté droit de la matrice. Une théorie peu orthodoxe sur la génération, disent les uns ; de mensongères accusations,

---

1. Benivieni soutint l'ancienneté de la vérole et la regarda comme une espèce d'impétigo ou de lichen.

2. Mort à Venise en 1569.

3. Nicolai Massa Veneti *Liber de morbo Gallico*. 1532.

prétendent certains autres [1], le rendirent odieux au sacré tribunal de l'Inquisition, par ordre duquel il fut poursuivi et forcé à quitter Bologne (1523). Bérenger vint donc à Rome, où il réalisa une grosse fortune en préconisant les frictions mercurielles contre la vérole [2], et alla mourir à Ferrare en 1550.

Eustachi (1510-1574) est surtout connu pour avoir laissé son nom au repli membraneux situé à l'embouchure de la veine cave inférieure, dans l'oreillette droite du cœur (valvule d'Eustachi), et au conduit qui s'étend de la partie antérieure de la caisse du tympan vers la paroi externe de l'arrière-cavité des fosses nasales (trompe d'Eustache, tuba Eustachiana, conduit guttural). C'est d'ailleurs à de minutieuses recherches sur l'organe de l'ouïe qu'il s'est principalement appliqué [3]. Nous avons de lui une bonne description des muscles du marteau, de celui de l'étrier et de la cavité du limaçon. Eustachi aperçut pour la première fois le canal thoracique.

Au nom d'Ingrassia (1510-1580) se rattache le souvenir d'un sublime désintéressement. Pendant la durée de l'épidémie qui sévit à Palerme en 1575, la conduite de ce médecin fut vraiment héroïque, et ses services assidus auprès des pestiférés lui valurent le surnom d'*Hippocrate Sicilien*. Mais lorsque la ville reconnaissante voulut acquitter avec de l'or sa dette envers lui, l'homme du dévouement n'accepta qu'une faible portion de la somme qu'on lui offrait, et encore l'employa-t-il à l'embellissement de la cité. Ingrassia donna tous ses soins à l'ostéologie et aux

---

1. On l'accusait d'avoir ouvert vivants deux Espagnols, pour étudier sur eux les battements du cœur.

2. Le cardinal Colonna n'obtint les soins de Bérenger de Carpi qu'au prix d'un tableau de Raphaël.

3. Haller célébra cet anatomiste dans les meilleurs termes, et Vésale, dit-on, redoutait beaucoup ses critiques.

organes des sens. Les petites ailes du sphénoïde portent son nom (apophyses d'Ingrassia, ailes orbitaires, sphénoïde antérieur ou Ingrassial), et on lui doit la découverte de l'étrier, que Fallope fut le premier à décrire.

La célébrité de Varole (1543-1576), premier médecin du pape Grégoire XIII, tient probablement à la nouvelle méthode qu'il inaugura dans la dissection du cerveau, et le mésocéphale reçut en son honneur le nom de *pont de Varole*.

Fabrice d'Acquapendente (1537-1619) s'adonna tout spécialement à l'anatomie comparée et découvrit les valvules des veines, sans tirer toutefois de ce fait aucune déduction relative au cours du sang. Daremberg l'accuse d'avoir eu plus de réputation que de mérite.

Arantius (1530-1589) fut un des élèves de l'illustre Vésale. Il s'occupa surtout de la structure du fœtus et du placenta [1] et décrivit avec beaucoup de soin les petits tubercules des valvules sigmoïdes (tubercules d'Arantius), ainsi que les cornes d'Ammon.

Gabriel Fallope, célèbre anatomiste né à Modène en 1523 et mort à l'âge de 39 ans, fait justement époque dans l'histoire de notre science. Il eut le rare mérite d'allier des talents supérieurs à une modestie profonde. Après avoir étudié la médecine à Ferrare, il devint plus tard professeur à Padoue. L'organe de l'ouïe attira spécialement son attention et, outre les indications magistrales qu'il a laissées

---

1. « Il décrit avec autant d'exactitude que de précision le cordon ombilical, les artères et la veine qui le forment, leur distribution dans le placenta ; il n'admet ni l'allantoïde, ni l'ouraque dans le cordon humain, où ce dernier est remplacé par le ligament supérieur de la vessie. La description du fœtus présente un grand nombre de remarques neuves et importantes. Arantius décrit parfaitement les différences du cœur du fœtus comparé à celui de l'adulte, la disposition du canal artériel, le trou ovale et sa valvule, leur occlusion après la naissance, la communication de la veine ombilicale avec la veine porte. » (Dezeimeris, *Dict. hist.*)

sur la conformation de l'oreille interne, il a encore pour la première fois décrit l'étrier. A lui l'honneur d'avoir fait connaître aussi l'aqueduc qui porte son nom et d'avoir appelé *ligament de Fallope* l'arcade crurale ou fémorale, qui s'étend de l'épine iliaque antérieure et supérieure à·la symphyse du pubis. Aucune des parties constitutives du corps humain ne resta d'ailleurs indifférente à l'anatomiste de Modène : les notions si exactes qu'il possédait sur les os du fœtus, la découverte de plusieurs muscles [1], la connaissance d'anastomoses veineuses difficiles à apercevoir [2], l'énumération des nerfs de l'œil, enfin une mention particulière du rameau nasal récurrent et du nerf glosso-pharyngien, témoignent suffisamment de sa compétence, et il poussa même assez loin ses investigations pour entrevoir les vaisseaux chylifères, dont l'invention était réservée à Aselli [3].

Fallope possédait primitivement un canonicat, mais naturellement enclin aux études pratiques d'anatomie, on le vit déserter l'état ecclésiastique pour les dissections et devenir disciple de Vésale ; son nom est désormais inséparable du nom de ce savant.

« Tel qu'un lion courageux, dit M. Chéreau [4], on vit bientôt s'élancer dans l'arène un jeune homme qui osa tout

---

1. Fallope découvrit les occipitaux, le releveur de la paupière supérieure, le génio-hyoïdien, le ptérygoïdien externe, les muscles de l'oreille externe, le droit latéral de la tête, les muscles du voile du palais et du pharynx, le pyramidal de l'abdomen.

2. Les anastomoses, par exemple, des diaphragmatiques avec les mammaires ; des mammaires avec les épigastriques et les intercostales ; de l'azygos avec les veines émulgentes et les veines lombaires.

3. La plupart des découvertes de Fallope ont été consignées dans ses *Observationes anatomicæ* ; c'est d'ailleurs le seul ouvrage que le célèbre anatomiste ait publié lui-même ; tous les autres sont posthumes et ont été imprimés par ses élèves.

4. A. Chéreau, *Dict. encycl. des sciences médicales.* Art. ANATOMIE (Histoire).

au profit de la vérité, de la science et de la raison, et qui, sans prendre soin des dangers dont sa carrière va être environnée, brise tout sur son passage et renverse les barrières qui avaient arrêté l'essor de ses prédécesseurs. » André Vésale fut en effet une noble et belle figure ; reflétant à la fois le génie et le malheur, elle inspire un respect mêlé de compassion. Trop loué par les uns, indignement calomnié par d'autres, l'illustre anatomiste s'est vu rarement apprécié à son juste mérite : l'exagération ou l'envie ont tour à tour élevé ou rabaissé son piédestal. Il serait injuste pourtant, malgré les services si nombreux qu'il rendit à la science, d'exalter trop brillamment sa mémoire aux dépens de celle de ses contemporains. S'il fut la personnification vivante des découvertes de son époque, d'autres savants ont pris une part active à ses labeurs et doivent conséquemment partager sa gloire.

Né à Bruxelles en 1514, Vésale fit ses premières études à Louvain, sous Gonthier d'Andernach. Le goût de l'anatomie se dévoila de bonne heure chez le jeune écolier, qui employait ses heures de loisir à disséquer des taupes et des rats. Attiré plus tard à Paris, Vésale répéta chaque jour sur le cadavre les expériences de son maître Sylvius, et ne craignit pas d'errer nuitamment dans les cimetières pour y faire la chasse aux morts. A l'âge de 23 ans, il se voyait nommé professeur à Padoue, et il publiait à 29 son fameux ouvrage : *De corporis humani fabricâ*. Peu de temps après, Charles-Quint l'appelait comme premier médecin à la cour, et Philippe II lui continua sa confiance.

Traduit probablement devant les Inquisiteurs, sous la grave inculpation d'avoir disséqué vivant un gentilhomme espagnol, il dut effectuer un pèlerinage expiatoire en Terre-Sainte et mourut pendant la traversée. Quelques auteurs prétendent qu'il fut empoisonné par ordre du sacré tribunal.

Par sa connaissance approfondie du corps de l'homme,

Vésale avait été l'orgueil de son siècle et devait devenir un objet d'admiration pour la postérité. A une époque où le Galénisme, bien que défiguré et tronqué par l'Arabisme, régnait encore, le savant Belge avait eu le louable courage d'élever seul la voix contre le maître, en proclamant bien haut que Galien n'avait jamais pu disséquer que des singes. Reconnaissons-lui donc le mérite de s'être toujours montré jaloux de la vérité et d'avoir su au moins penser par lui-même.

III. *Physiologistes.* — Michel Servet (1511-1553) [1], Mattéo Realdo Colombo [2] et André Césalpin (1519-1602) [3] forment au XVIᵉ siècle une triade physiologique qui, sans éclat apparent, aplanit singulièrement les voies à l'immortel Harvey. Tous trois découvrent chacun de leur côté, et pour ainsi dire en même temps, la circulation pulmonaire ; tous trois s'érigent aussi en précurseurs inconscients, mais réels, du grand physiologiste que l'Angleterre recueillie se prépare à enfanter.

Somme toute, plus d'essais dans les études physiologiques que de fruits véritables ; on amasse petit à petit et sans s'en douter les matériaux nécessaires à la découverte de la grande circulation.

IV. *Pathologistes* et *Cliniciens.* — La réforme par la

---

1. Le fameux livre de Michel Servet, *Christianismi restitutio*, fut saisi par l'Inquisition et fit condamner son auteur au supplice du feu. C'est dans cet ouvrage que se trouve décrite la circulation du sang à travers les poumons ; il échappa aux flammes du bûcher où fut brûlé Servet et est devenu, paraît-il, fort rare. On en conserve un exemplaire à la bibliothèque Nationale.

2. Colombo résume ainsi la circulation pulmonaire : « Sanguis per arteriosam venam ad pulmonem fertur, ibique attenuatur deinde cum acre una per arteriam venalem ad sinistrum cordis ventriculum defertur ».

3. Césalpin fut un naturaliste célèbre et proposa une classification des végétaux plus rationnelle que toutes celles qui existaient avant lui.

clinique est pour nous plus intéressante ; durant cette période, en effet, une glorieuse série d'éminents pathologistes attachèrent l'autorité de leur nom aux études nosographiques, dont Fernel et Baillou se montraient les dignes représentants. Ces deux médecins surtout réclament l'attention de l'historien : le premier, par ses travaux, mérita le surnom de Galien moderne, tandis que, par son exhumation des dogmes Hippocratiques, le second se vit qualifié d'Hippocrate français.

Jean Fernel [1], premier médecin de Henri II, naquit à Clermont, en Beauvoisis, l'an 1496. Reçu docteur en 1530, il mourut à Paris le 26 avril 1558. « Fernel parut comme l'éclair, dit Bordeu [2], qui perce les nuages les plus épais ; il naquit dans l'Ecole et s'éleva bientôt jusqu'aux cieux. Jamais auteur si élégant n'orna nos chaires, jamais génie si aisé, si agréable, ne traita notre médecine. Tout le monde lui a donné un rang distingué parmi les médecins ; je le place à côté de Celse, de Thémison, d'Avicenne, presque de niveau avec Galien, et un peu plus bas qu'Asclépiade et qu'Hippocrate. »

C'est à lui que revient l'honneur d'avoir pour la première fois mesuré une portion du méridien, et, malgré les imperfections inhérentes à une méthode fort primitive, les résultats qu'il obtint furent assez exacts [3]. Scrupuleux observateur de la méthode Galénique, Fernel réintègre dans la science la distinction jadis établie par le maître des deux termes « affection et maladie » (*morbi instrumentarii, morbi totius substantiæ*). Ce n'est d'ailleurs pas là chez ce savant médecin une notion isolée de pathologie générale.

---

1. Catherine de Médicis se prétendait redevable de sa fécondité à Fernel.

2. Bordeu, *Recherches sur l'histoire de la Médecine.*

3. Ces résultats se trouvent contenus dans l'ouvrage qui a pour titre : *Cosmotheoria*, 1528.

et les causes morbides deviennent l'objet d'une étude approfondie de sa part : c'est à les combattre, dit-il, qu'une thérapeutique vraiment rationnelle doit s'étudier, tout en tenant un compte rigoureux de la constitution particulière du sujet, de l'état des forces, de la nature de la maladie, etc...

Un grand nombre de pages se rapportent aussi dans ses livres [1] à des généralités séméiologiques, et, abordant ensuite la pathologie spéciale, il établit deux grandes classes : les maladies générales et les maladies locales.

Tandis que la première ne renferme que les fièvres, à la seconde au contraire se rattachent toutes les affections des organes sus et sous-diaphragmatiques, et les maladies dites externes ou chirurgicales. La syphilis est, parmi les affections d'origine récente, la seule qu'il mentionne, et il la désigne sous le nom de *lues venerea;* toutes les autres descriptions sont reproduites d'après Galien.

En thérapeutique [2], l'adage « *contraria contrariis curantur* » résume tout par la façon quelque peu élastique et arbitraire dont Fernel l'interprète. Les médications évacuante, purgative et altérante sont les grands modificateurs de l'organisme.

Tout en rendant un juste tribut d'hommages à ce médecin, aussi remarquable par l'élégance du style que par la solidité des doctrines, reprochons-lui de s'être parfois laissé un peu trop dominer par le milieu où il a vécu, et d'avoir aveuglément suivi les préceptes de Galien, lorsque sa destinée l'appelait à en être le régénérateur.

Né à Paris en 1538, Guillaume Baillou mérite d'être

---

1. Fernelii *Pathologiæ* libri septem. Paris, 1638. — Fernelii *Medicina*, Paris, 1554.

2. Fernel, *Therapeuticæ universalis, seu medendi rationis* libri septem. Lyon, 1569.

rangé parmi les auteurs qui ont le plus contribué à faire revivre la médecine Hippocratique. Il prit le bonnet doctoral en 1570, et sa vivacité dans les argumentations le fit bientôt surnommer le fléau des bacheliers. Elève de Fernel, Baillou sut pousser plus loin que son illustre modèle l'imitation du Père de la Médecine. Dans son livre des *Ephémérides* [1], écrit lors des épidémies de 1570, il se dévoile comme le véritable créateur des constitutions médicales saisonnières [2]. La nature préside pour lui à tous les actes hygides et morbides de l'organisme. A l'exemple d'Hippocrate, Baillou se déclare partisan de la théorie humorale et envisage la maladie comme produite par l'altération des liquides : la crise elle-même en est un mode de terminaison assez fréquent. Enfin, comme si ce ne fut point assez d'admettre l'existence des quatre humeurs cardinales (sang, bile, atrabile, pituite), il en imagine une cinquième, le sérum ou ichor, auquel il fait jouer un grand rôle dans les maladies épidémiques. Outre ses travaux de médecine, signalons les progrès qu'il imprime à l'anatomie normale et à l'anatomie pathologique. En 1580, ses collègues, dont il avait toujours su se concilier l'estime, l'appelèrent à être doyen de la Faculté de Paris et il mourut en 1616.

A peu près à la même époque vivait à Montpellier Laurent Joubert (1529-1583) [3]. Ce fut aussi un véritable médecin Hippocratique, et il a par cela même des titres assurés à notre sympathie. Une infinité de questions se trouvent traitées dans son ouvrage sur les *Erreurs populaires* [4], et le succès de ce livre, tiré à 4600 exemplaires,

---

1. Baillou, *Epidemiorum et Ephemeridum* libri duo. — Édit. d'Yvaren, in-8° 1858.

2. La découverte des constitutions médicales stationnaires était réservée à Sydenham.

3. Joubert a signalé la putréfaction comme seul signe certain de la mort réelle.

4. Ce livre fut dédié à Marguerite de Valois.

nous indique suffisamment la vogue dont il dut jouir.

Il faut joindre à cette illustre lignée de grands patholo-gistes les noms de Pierre Forestus (1522-1597) [1], de Mar-cellus Donatus [2], de Jacques Houlier (1579) et de Louis Duret (1527-1586) [3]. L'espace nous fait défaut pour par-ler de ces savants aussi longuement que nous le désirerions et qu'ils le mériteraient eux-mêmes. Rendons-leur donc ici un hommage collectif, ainsi qu'à tous ceux qui soit en France, soit à l'étranger, ont pris une part active ou indi-recte au grand mouvement de la Renaissance.

On ne saurait abandonner l'histoire du xve et du xvie siècles, sans dire au moins un mot des terribles épidémies qui sévirent si cruellement durant cette période.

La syphilis, la suette, la coqueluche, l'ergotisme, etc..., suscitèrent des études spéciales, soit que ces maladies fissent leur première apparition dans le monde, soit qu'il se trouvât alors des observateurs plus attentifs pour les décrire.

Cette dernière hypothèse semble prévaloir de nos jours, et sans nous hasarder dans les discussions longues et déli-

---

1. Nous devons à Forestus un recueil d'observations que l'on pourra tou-jours consulter avec fruit.

2. Marcellus Donatus exerçait à Padoue, vers la fin du xvie siècle.

3. « Duret fut encore, plus que Houlier et Baillou, pénétré du système d'expectation répandu dans les prénotions de Cos : il fut convaincu par cet ouvrage, dont il s'était nourri, que la nature guérit les malades, et que les remèdes sont impuissants lorsqu'elle ne se prête pas aux révolutions salu-taires. Il donna une preuve évidente de son attachement à ces principes par une expérience qu'il fit sur lui-même : car, autant qu'il m'en souvient, l'histoire suivante le regarde ; en tout cas, elle ne peut appartenir qu'à un médecin de sa secte.

« Etant, dans une maladie, visité par plusieurs de ses confrères, qui vou-laient lui faire des remèdes fondés sur leurs opinions particulières, il résista courageusement à tous leurs efforts : il voulut attendre la crise, cette crise arriva et le guérit. » (Bordeu, *Loc. cit.*)

cates d'un terrain trop rebattu pour offrir encore grand intérêt, nous dirons que la plupart des auteurs paraissent d'accord sur l'origine ancienne de ces diverses maladies : seule la syphilis donne lieu à des dissentiments.

On retrouve d'ailleurs dans les deux camps des noms également autorisés et dont la notoriété syphiliographique est incontestable. Aussi pourra-t-on s'abriter, en adoptant l'une ou l'autre manière de voir, sous l'égide de monographes aussi sagaces qu'érudits. Nous inclinons, quant à nous, vers l'opinion du professeur Anglada, qui s'exprime en ces termes [1] :

« Non ! les Grecs et les Romains, qui avaient poussé jusqu'aux plus extrêmes limites le débordement des mœurs, n'eurent pas à compter avec cette triste plaie de l'humanité. Les courtisanes célèbres, les Phryné, les Laïs, les Flora, n'ont pas subi cette expiation. On n'a jamais dit que Messaline, dont le nom seul est devenu une obscénité, ait laissé à ses nombreux amants des souvenirs amers de ses rendez-vous. Les écrivains du temps, dont le cynisme est sans pudeur, et qui n'ont pas flatté le tableau de la dépravation publique, auraient montré la peine à côté de la faute, et cette nouvelle épée de Damoclès menaçant le débauché dans l'ivresse des plaisirs. »

---

1. Ch. Anglada, *loco citato*.

Voir également la thèse de Bach, Paris, 1867, qui a pour titre : *Aperçu historique de la syphilis et résumé des principales opinions émises de nos jours sur cette maladie*, ainsi que celle de Bassereau, *Origine de la syphilis*. Paris, 1873.

CHAPITRE II

RIVALITÉ DES MÉDECINS, CHIRURGIENS ET BARBIERS.
AMBROISE PARÉ.

Si, à l'exemple du voyageur repassant en esprit de temps à autre les diverses étapes de chemin parcouru, nous jetons un coup d'œil retrospectif sur l'histoire de la chirurgie ancienne, il nous sera facile de voir son origine confondue avec celle de la médecine elle-même. Issues du même point de départ, la connaissance de l'homme, elles poursuivent toutes deux le même but, la recherche des moyens propres à le soulager. La différence unique qui règne donc entre ces deux branches distinctes de l'art de guérir consiste en ce que la chirurgie s'occupe des lésions extérieures, tandis que la médecine a pour rôle le traitement des troubles organiques ou fonctionnels d'origine interne.

La chirurgie jusqu'à Hippocrate ne saurait être considérée comme une science ; le médecin de Cos l'a dotée le premier de cet esprit d'observation rigoureuse qui vaudrait équitablement à son auteur le titre glorieux de Père de la Chirurgie. Ses divers Traités sur les fractures, les luxations, les plaies de tête, les fistules etc..., attestent suffisamment d'ailleurs sa haute compétence en matière chirurgicale ; divers instruments lui furent connus, et il posséda même quelques notions gynécologiques.

Celse décrivit plus-tard, dans son ouvrage *De re medica*, la plupart des grandes opérations ; on y retrouve un nouveau procédé pour la taille et de grands détails touchant l'application du trépan.

Galien lui-même apprit à lier les artères et a laissé un remarquable *Traité des bandages*.

On rencontre quelques grands noms après lui dans l'école Arabe et l'école Salernitaine : celui d'Albucasis entre autres qui posséda le vrai talent chirurgical. Vient enfin Lanfranc, le précurseur de Guy de Chauliac; mais la décadence se fait déjà sentir. Après la mort du célèbre chirurgien de Montpellier, l'art sur lequel il avait projeté de si éclatantes lueurs semble se rendormir dans le linceul d'où il l'avait momentanément fait revivre, et la chirurgie demeure sourde au grand mouvement de la Renaissance. Il faut néanmoins signaler une sorte de travail intime durant cette période, mais ce travail, produit par la diffusion de connaissances déjà acquises, reste l'œuvre de quelques spécialistes, et la scène va se voir tristement occupée par l'interminable lutte des médecins, chirurgiens et barbiers.

On doit invoquer plusieurs causes, à l'effet d'expliquer la séparation de la médecine avec la chirurgie. Nous avons vu les anciens s'occuper indistinctement de l'une et de l'autre ; au moyen âge, la médecine passe aux mains d'hommes consacrés à Dieu et le vieil adage « l'Église a horreur du sang » se dresse menaçant devant eux pour leur interdire la pratique des opérations. A cette maxime viennent d'ailleurs se joindre les préjugés de toute sorte contre les exercices manuels. Le besoin de l'anatomie se fait enfin sentir pour la médecine opératoire, et les médecins clercs se voient contraints à décliner leur compétence. L'art chirurgical est rabaissé, pour ainsi dire avili ; ceux qui l'exercent passent pour les serviteurs et les esclaves des médecins; la Faculté de médecine, l'Université de Paris refusent de les reconnaître, et la rivalité qu'engendre cet état de choses se perpétue jusqu'à la Révolution française, qui confond tout pour faire victorieusement surgir du cahos un éclatant principe d'égalité.

Il existait déjà parmi les chirurgiens du XIVe siècle une confrérie qui, placée sous le patronage de saint Côme et saint Damien, faisait remonter à saint Louis l'époque de sa fondation [1]. Réprimer les empiètements toujours croissants des barbiers dans le domaine chirurgical, faire des cours et conférer des grades, édifier en un mot une faculté nouvelle contre la faculté de médecine déjà existante : tel était le but de la société. Plusieurs ordonnances furent rendues en sa faveur, et l'une des plus remarquables est sans contredit celle dans laquelle Philippe le Bel atteste la nécessité de la corporation (novembre 1311) [2] : *Sunto chirurgi communitas, confraternitas, jurati; habento licentiam operandi, etc...* »

A côté de ces chirurgiens à robe longue, la confrérie des barbiers devenait de jour en jour plus redoutable. Charles V, en leur conférant, le 13 octobre 1372, le droit de pratiquer la saignée, de soigner les plaies légères, les clous, les

---

1. Les chirurgiens de Saint-Côme conservaient dans leur église un portrait de saint Louis, au dessous duquel se trouvait l'inscription : *Sic in Saracenos.* Malgré tous leurs efforts, ils ne purent jamais trouver la pièce authentique qui réglementait leur corporation et remontait, disaient-ils, à 1226 et à 1260.

2. « En avril 1352, le roi Jean confirma cette ordonnance, et il faut arriver jusqu'en 1356 pour trouver une nouvelle confirmation des édits de saint Louis, de Philippe le Bel et du roi Jean par Charles, régent de France, comme « confrère d'icelle », car il faisait partie de la corporation à titre honoraire. On voit ces édits renouvelés et confirmés de nouveau par le régent Charles en 1360, par Charles VI en 1381, par Henri V en 1424, pendant l'occupation des Anglais, par Charles VII en 1441, par Louis XI en 1470, par Charles VIII en 1484, par Louis XII en 1498 et par François Ier, la première année de son règne. Les arts et les sciences renaissaient en France; François Ier avait fondé le collège royal en 1530, et l'Université avait une large place dans ses préoccupations administratives. Au mois de janvier 1544, il octroya des lettres au collège des chirurgiens de Paris par lesquelles il leur accorda les mêmes privilèges qu'aux autres suppôts de l'université.... Tous les autres souverains les confirmèrent : Henri II en 1547, Charles IX en 1567, Henri III en 1576, Henri IV en 1594, Louis XIII en 1611, Louis XIV en 1644. » (*L'ancienne Faculté de Médecine de Paris,* par le docteur A. Corlieu.)

bosses, avait encore étendu leurs prétentions ; cet édit fut d'ailleurs confirmé en mai 1385 : l'idéal était pour eux de se rapprocher de plus en plus des chirurgiens de Saint-Côme.

Venait enfin la Faculté de médecine ; sa ligne de conduite tendait naturellement à l'humiliation collective des chirurgiens et des barbiers : de là des discussions sans fin, des procès sans relâche.

Cependant les envahissements de ces derniers augmentent tous les jours ; légitimement émus, les chirurgiens adressent leurs plaintes à l'École. Ils la reconnaissent pour leur suzeraine, et les médecins leur concèdent en échange tous les privilèges attachés au titre d'élèves ; la convention susdite est encore ratifiée en 1470.

Mais les empiètements se réitèrent, la chirurgie perd dans chaque procès quelqu'une de ses prérogatives, et moins redoutables à cause de leur ignorance même, les barbiers se voient tendre par l'Université une main secourable. On établit des cours à leur usage, malgré les justes récriminations des chirurgiens indignés et en 1505, par un contrat [1] avec les *tonsores chirurgici*, la Faculté daigne

---

1. Par ce contrat, dit Malgaigne, les barbiers s'engageaient à prêter serment comme vrais écoliers à la Faculté, à se faire inscrire chaque année au décanat, et à payer pour leur inscription deux sous parisis. Nul barbier ne serait admis à la maîtrise qu'avec l'intervention de deux docteurs de la Faculté, lesquels, après la délibération des maîtres barbiers, avaient encore droit d'admission ou de refus, et recevaient chacun deux écus sol pour salaire. En cas d'admission, le récipiendaire jurait entre les mains des docteurs commissaires de se borner à la chirurgie manuelle et de ne point administrer de potions laxatives ; mais, quand il serait question de médecine, d'appeler l'un des maîtres de la Faculté, à l'exclusion formelle de tout autre médecin. Moyennant quoi, la Faculté promettait de leur continuer ses leçons sur la chirurgie et l'anatomie, et si quelqu'un voulait les troubler dans l'exercice de la chirurgie, de prendre pour eux fait et cause, et de se charger de leur défense, en laissant toutefois les dépens à leurs frais. (Malgaigne, *Histoire de la Chirurgie en Occident*.)

les reconnaître pour disciples, et ceux-ci forment la corporation des barbiers chirurgiens ou chirurgiens de robe courte. Avec l'appui de ces respectueux subalternes, l'arrogance de l'Université ne fait que s'accroître ; mais le collège de Saint-Côme, ayant le droit de son côté, obtient toujours dans les jugements des arrêts favorables.

Fatigués pourtant de toutes ces discussions, les chirurgiens se décident à implorer de nouveau la paix et se présentent dans ce but, le 31 janvier 1510, au bureau de la Faculté qui les accueille cette fois avec bienveillance et leur accorde, en date du 5 mars 1515, le renouvellement des lettres de 1436.

Il s'ensuit une trève prolongée, durant laquelle le vigoureux génie d'Ambroise Paré prépare de nouvelles splendeurs à la chirurgie française. « Autour de ce nom incomparable, dit Maurice Raynaud [1], se groupent ceux de ses disciples chéris, Pigray et Guillemeau, ceux de Demarque, des deux Colot, de Girault, de Severin Pineau, et d'autres noms illustres qui attestent, au moins par le nombre, la fécondité de cette époque remarquable. »

Citons parmi les prédécesseurs de Paré, Bérenger de Carpi, aussi grand chirurgien qu'excellent anatomiste, et Jean de Vigo, auquel nous devons encore consacrer quelques lignes.

Représentant de l'Université romaine, Jean de Vigo (né vers 1460) se concilia l'estime du pape Jules II, devint son médecin et l'accompagna en cette qualité dans les diverses expéditions où ses goûts belliqueux l'entraînèrent. Son ouvrage intitulé *Practica copiosa*, et imprimé à Rome en 1514, eut, dit-on, un rapide succès [2] ; l'extrême rareté des

---

1. Maurice Raynaud, *La Médecine au temps de Molière : Mœurs, institutions, doctrines*. Paris, 1866.

2. Cet ouvrage eut en moins de trente ans 21 éditions.

livres de ce genre, aussi bien que la brillante réputation de
l'auteur, contribuèrent pour leur large part à sa propaga-
tion. Jean de Vigo joignit d'ailleurs à un génie d'observation remarquable une érudition des plus vastes. Excellent
quant au fonds, la forme seule laissa parfois chez lui quelque chose à désirer, et on pourrait peut-être à bon droit lui
reprocher son défaut de méthode. Un des plus intéressants
chapitres de son Traité se rapporte à la gangrène, et cet
habile chirurgien reconnaît plusieurs causes à la mortifica-
tion des tissus ; il a même observé des cas de gangrène
sénile et prétend également avoir guéri le cardinal Cor-
nario d'une fistule anale, au moyen de l'oxyde rouge de
mercure. Les plaies par armes à feu attirèrent aussi son
attention ; enfin, dans la rétention d'urine, une ulcération
existe suivant lui au col de la vessie : la preuve en est,
dit-il, dans l'écartement des parties perçu en cet endroit
par la sonde et l'émission de sang consécutive. Le savant
Italien cite encore l'observation d'un fœtus mort dans la
matrice et préconise un nouveau traitement contre le mal
français.

Jean de Vigo a été un opérateur réservé : il n'usa du
fer et du feu que dans des cas exceptionnels et leur préféra
toujours les topiques anodins. Sa répulsion pour le trépan
lui valut de sarcastiques ricaneries de la part de Béranger
de Carpi, son contemporain.

Mais bien que les Ecoles italiennes vissent luire pour
elles quelques jours glorieux avec les Jean de Vigo, les
Béranger de Carpi, pendant que les Ecoles d'Allemagne,
ayant celle de Strasbourg à leur tête [1], rappellent avec
honneur les noms de Jérôme de Brunswich [2], de Jean

---

1. L'école de Strasbourg fut la première à donner l'exemple des publications écrites en langue vulgaire.

2. L'ouvrage de Brunswich, écrit en 1497, est intitulé : *Buch der Cirur-*

Gersdorf[1] etc..., et que Pierre Franco dévoile à la Suisse la haute puissance de l'esprit d'observation[2], la plus noble part dans le mouvement chirurgical de l'époque appartient à la France, et Ambroise Paré communique à son art la plus énergique et la plus brillante impulsion.

Paré reçut le jour à Laval (Mayenne) au commencement du XVIe siècle et mérita par ses remarquables travaux la flatteuse qualification de Père de la Chirurgie moderne. L'époque précise de sa naissance lui resta toujours inconnue et il en rapporta successivement lui-même la date aux années 1510, 1514, 1516, 1518[3]. Ses parents étaient, dit-on, huguenots[4], et son père exerçait la profession de coffretier.

Il entra d'abord en qualité d'apprenti chez un barbier de province et, arrivé à Paris en 1532 ou 1533, il eut encore pour maître un chirurgien barbier. Mais l'éducation que donnait le docteur régent ne tarda pas à lui paraître insuffisante[5], et on le vit bientôt abandonner la boutique pour entrer en qualité d'interne à l'Hôtel-Dieu. Que de fois, dans la suite, n'évoque-t-il pas avec bonheur le souvenir de son séjour à l'hôpital ! C'est pour lui un vrai titre de gloire, et puisqu'il le dut vraisemblablement à son seul mérite, il a raison de s'en montrer fier. Pas plus alors

---

gia, die Hantwirkung der Wundarzney ; c'est une compilation des auteurs arabes.

1. Malgré les emprunts faits par Gersdorf aux Arabistes, son œuvre offre cependant un certain cachet d'originalité.

2. On doit à Franco de remarquables recherches sur les hernies et les calculs vésicaux.

3. M. E. Bégin désigne l'année 1517 comme date de sa naissance.

4. Malgaigne, dans son *Introduction* aux *Œuvres* d'Ambroise Paré, s'inscrit en faux contre cette opinion.

5. L'état des jeunes apprentis barbiers était tellement assujettissant, que le docteur régent se voyait contraint de leur donner des leçons de chirurgie dès quatre heures du matin. (*Le Chirurgien médecin,* Paris, 1726.)

qu'aujourd'hui, l'internat n'était un droit commun, une faveur ordinaire [1].

C'est en 1536 qu'il quitta l'Hôtel-Dieu, dans le but de se faire recevoir maître barbier chirurgien, et partit peu de temps après, avec le maréchal de Monte-Jan, pour commencer avec lui cette première campagne qui devait lui procurer son premier triomphe.

Un jour, durant cette expédition, l'eau bouillante dont on se sert pour cautériser les plaies par armes à feu fait défaut ; l'anxiété du chirurgien est indescriptible, mais bientôt il se rassure et ne tarde pas à constater l'heureux résultat d'une circonstance qu'il a tout d'abord envisagée comme défavorable. Les plaies non cautérisées se cicatrisent plus rapidement que les autres, et tous les efforts de Paré tendent dès lors à combattre sur ce point la conduite de ses contemporains. C'est là un premier exploit ; le hasard l'a sans doute favorisé, mais à son génie si puissamment inventif revient l'incontestable honneur d'avoir su tirer de cette expérience les déductions pratiques. « Epargner la douleur, a-t-on dit, c'est épargner la vie des « hommes. »

L'année suivante, la chirurgie militaire le réclame de nouveau, et il va rejoindre, en compagnie d'un autre maître, M. de Rohan [2], une armée campée à Perpignan. Ici

---

1. « Faut sçavoir, dit-il, que, par l'espace de trois ans, i'ay résidé en l'Hostel-Dieu de Paris, où i'ay eu le moyen de veoir et connoistre (eu esgard à la grande diuersité de malades y gisans ordinairement) tout ce qui peut estre d'altération et maladie au corps humain : et ensemble y apprendre sur une infinité de corps morts tout ce qui se peut dire et considérer sur l'anatomie, ainsi que souvent i'en ay fait preuve très-suffisante, et cela publiquement, à Paris ,aux escholes de médecine. »

En parlant ailleurs d'un médecin de Milan, émerveillé de son savoir, il ajoute : « Mais le bonhomme ne sçauait pas que i'auais demeuré trois ans à l'Hostel-Dieu de Paris pour y traiter les malades. »

2. C'est probablement à ses relations de famille qu'il fut redevable de c choix.

encore même sagacité, même courage, mêmes succès [1] ! A son retour, Sylvins l'appelle et lui prodigue de chaleureux encouragements, le suppliant avec instance de mettre au jour ses observations et sa doctrine sur les plaies d'arquebuses. Sensible à un témoignage aussi sympathique qu'honorable, notre habile chirurgien publie en 1545 son fameux livre, intitulé : « *La méthode de traicter les playes faictes par les arquebutes et aultres bastons à feu, et de celles qui sont faictes par flèches, dardz et semblables ; aussi des combustions spécialement faictes par la pouldre à canon* [2] ».

Le succès de cette publication dépassa toutes les espérances, et son auteur, favorisé par la fortune, se signalait la même année, au siège de Boulogne, par un nouvel exploit : c'est bien à lui que revient en effet la gloire d'avoir extrait le tronçon de lance qui frappa le duc de Guise [3] en pleine figure.

Paré consacra ensuite aux études anatomiques les loisirs d'une trop courte paix, institua des expériences de physiologie sur les animaux [4], et entreprit, avec l'aide de son ami Thierry de Héry, des dissections publiques aux écoles de la Faculté [5] ; enfin, en 1550, parut sa *Briefve collection de l'administration anatomique*, et tout ce qui est dit dans cet ouvrage a été contrôlé le scalpel à la main.

---

1. Il put, durant cette expédition, distinguer la balle qu'avait reçue le maréchal de Brissac à l'épaule droite, en faisant mettre le blessé dans la position où il se trouvait au moment où le coup lui avait été porté.

2. Cet ouvrage parut chez Vivant Gaulterot, libraire juré en l'Université de Paris.

3. La cicatrice qu'il en conserva lui valut le surnom de *Balafré*.

4. Il répéta, dit-on, les expériences de Galien sur les nerfs récurrents.

5. Il eut à cette époque l'occasion de disséquer une femme dont les pariétaux avaient en quelques points la minceur de l'ongle, et constata sur deux autres femmes mortes en couches l'écartement de toutes les symphyses du bassin.

La guerre se rallume en 1551 et vient remettre en lumière son génie chirurgical. Après avoir épargné les atroces douleurs de la cautérisation au fer rouge aux blessés par armes à feu, c'est maintenant la ligature qu'il a la prétention de substituer chez les amputés à la cruelle application du feu. Le nouveau procédé est pour la première fois mis en usage chez un gentilhomme de M. de Rohan, dont le membre a été broyé d'un coup de couleuvrine. Un merveilleux succès couronne cette tentative, et dans un généreux élan de reconnaissance, le patient témoigne sa joie d'en avoir été quitte à si bon marché.

Un an après, saisi d'admiration au récit de ses innombrables cures, le roi lui-même fit inscrire Paré au nombre de ses chirurgiens ordinaires, et le siège de Metz par Charles-Quint (1552) fournit bientôt à cet homme aussi actif que courageux une occasion favorable de justifier pleinement l'insigne faveur qu'il avait reçue de son souverain. Grâce à d'ingénieux artifices, il parvient à s'introduire parmi les assiégeants dont il reçoit le plus sympathique accueil. Avec lui la garnison se regarde comme invincible, il devient l'idole de l'armée. Les chefs l'acclament et l'embrassent à l'envi, et de nombreuses guérisons ne tardent pas à légitimer la confiance qu'on lui manifeste de toute part [1]. Plus tard, après la reddition d'Hesdin, il est malheureusement fait prisonnier; mais la fortune, qui avait toujours paru lui sourire, le tire encore de ce mauvais pas; il guérit M. de Vaudeville [2] d'un ulcère à la jambe, et obtient sa liberté en récompense.

Ambroise Paré avait alors 36 ans; toutes les gloires l'en-

---

1. Dès le premier jour, Paré raccoutre la jambe de M. de Magnane, et décide le lendemain qu'on trépanera M. de Bugueno, frappé d'un éclat de pierre à la tête, et sans connaissance depuis quatorze jours. Tous deux furent guéris.

2. M. de Vaudeville était gouverneur de Gravelines.

vironnaient. Chirurgien du roi de France, il était en même temps l'honneur de la chirurgie militaire ; l'Allemagne et l'Italie, remplies d'admiration pour sa personne, ne pouvaient lui susciter aucun rival. Aussi le collège de Saint-Côme avait-il tout intérêt à s'attirer un homme dont la réputation grandissait chaque jour, et auprès du roi et auprès du peuple. On transgressa donc tous les règlements pour son admission. Il ne savait pas le latin, et les statuts exigeaient des candidats une connaissance approfondie de cette langue, mais on passa outre, et de plus, chose peut-être inouïe, sa réception fut entièrement gratuite. Nommé bachelier le 23 août 1554, et licencié le 8 octobre, il reçut le bonnet de maître le 18 décembre de la même année.

C'était en effet une excellente acquisition pour le collège ; l'estime qu'avait pour lui Henri II fit de son nom une digue infranchissable aux audacieuses prétentions de la Faculté envers Saint-Côme. A l'abri de cette glorieuse personnalité, les chirurgiens purent désormais disséquer en paix, et Rostaing de Binosque fut chargé parmi eux des leçons d'anatomie.

Mais, sur ces entrefaites, Henri II succombait. Deux mois après, Paré demanda et obtint l'autorisation d'écrire tout ce qu'il lui plairait tant en anatomie qu'en chirurgie, et son *Traité des plaies de tête*, auquel la maladie du roi imprimait une triste actualité, fut le premier à voir le jour ; il parut le 28 février 1561.

Vers cette époque aussi, le grand Vésale faisait éditer son bel ouvrage en langue française. A. Paré lui emprunta de nombreux détails, fit copier plusieurs planches et publia lui-même, le 15 avril 1561, sa propre Anatomie, qui devait pendant longues années servir de manuel aux chirurgiens. Rivaux de gloire et de génie, ces deux hommes ne se jalousèrent jamais l'un l'autre. « Paré lui-même, dit Malgaigne, a hautement reconnu ce qu'il devait

à Vésale ; chacun d'eux, roi dans son domaine, n'a fait que
d'assez malheureuses excursions sur le terrain de l'autre. »

Un nouveau fleuron vient encore s'ajouter au glorieux
diadème qui ceint la tête du noble émule de Vésale, et en récompense de ses services au siège de Rouen, il est nommé
premier chirurgien du roi [1]. Ce titre lui est accordé par
Charles IX et confirmé dans la suite par Henri III.

Cependant, malgré les exigences de sa pratique civile,
malgré les voyages et les expéditions auxquelles on le vit
prendre part, il sut trouver des heures pour l'étude. C'est
ainsi qu'en 1564 paraissait son livre *des chaudes pisses,
des pierres et des rétentions d'urine* ; en 1568, son *Traité
de la peste, de la petite vérole et rougeole, avec une description
de la lèpre*; en 1572, ses *Cinq livres de chirurgie*, où il traitait entre autres choses *des tumeurs en particulier et en
général, des plaies et des luxations* ; en 1573, ses *Deux livres de chirurgie, de la génération et des monstres*. Enfin
les *Œuvres complètes* furent pour la première fois éditées
en 1575. Ce magnifique et important ouvrage rencontra
dès son apparition plusieurs obstacles. La Faculté repro-
chait à son auteur d'avoir abordé des questions purement
médicales, et les chirurgiens se plaignaient à leur tour de
ce qu'il eût divulgué les arcanes de leur art. Paré soutint
victorieusement la lutte ; son livre fut commenté et traduit
en plusieurs langues, et depuis Guy de Chauliac, aucun
monument aussi vaste n'avait été élevé à la chirurgie
française. Si l'érudition et la méthode caractérisent l'œuvre du chirurgien de Montpellier, à Ambroise Paré on ne
saurait refuser la grandeur et la profondeur des vues ; il a
été en chirurgie le colosse de la Renaissance [2].

---

1. Peyrilhe fixe cette promotion à l'année 1562.
2. Paré s'éteignit, le 20 décembre 1590, à l'âge de 80 ans, et son corps fut
inhumé en l'église Saint-André-des-Arts. Le 29 juillet 1840, ses compatriotes

CHAPITRE III

PARACELSE ET SON SYSTÈME.

Le moyen âge déteignit sur la médecine, et celle-ci se doubla d'une sorte de chimiâtrie théologique. Transformer les métaux vils en métaux nobles et substituer à la longue élaboration par la terre l'action rapide d'un puissant ferment, tel fut le but de l'alchimie. Elle fournit aux partisans des grandes Ecoles le moyen de faire revivre la médecine surnaturelle. « Dieu, dit Sprengel, redevint la cause agissante immédiate de tous les phénomènes, et la physique fut transformée en une véritable théosophie. »

L'astrologie, de son côté, régnait en souveraine ; son influence sur notre art devint de jour en jour grandissante, et on ne tenta plus aucune médication sans avoir au préalable consulté le ciel. Les planètes correspondent, dit-on, avec les corps terrestres par certains signes, et c'est là le fondement de la doctrine dite des *signatures* [1].

Les sorciers eux-mêmes font grand bruit, et il faut à tout prix extirper le prétendu vice de magie. On se livre

---

inauguraient à Laval une statue en son honneur, et M. Pariset se fit en cette occasion l'éloquent interprète de l'Académie de médecine, qu'il représentait à titre de secrétaire perpétuel. Voyez Pariset, *Histoire des membres de l'Académie de médecine.* Paris, 1850.

1. « Telle plante fut nommée *Saturnine*, parce qu'elle était née et développée sous l'influence mauvaise et pernicieuse de la planète Saturne ; telle autre, au contraire, fut baptisée de *Joviale*, parce que Jupiter présidait à son épanouissement ; Mars prit aussi sous sa protection les herbes *martiales* ; Vénus, la tendre Vénus, reçut dans son giron les plantes *vénériennes* ; Mercure, du haut de son trône, présida à l'évolution des *mercuriales* ; la lune eut ses plantes *lunatiques* ; le soleil commandait de toute sa majesté aux plantes *solaires* et, donnant sa forme aux fleurs du Chrysanthemum, de l'Helianthus, communiqua aussi à ces herbes des vertus *cordiales*. » (A. Chéreau, *Dict. encycl. des sciences médic.* Art. SIGNATURES MYSTIQUES.)

contre eux à une persécution véritable, et pendant que Georges Pictorius soumet ces malheureux à toute sorte de tourments, un autre médecin du nom de Scribonius (Guillaume-Adolphe) les recommande à la sévérité des juges et s'attache à montrer « qu'on peut légitimement avoir recours à l'épreuve de l'eau pour lever les doutes qui restent à éclaircir sur la qualité des personnes soupçonnées d'un crime regardé alors comme irrémissible ». (*Biogr. Panch.*)

C'est sous le règne de cette trilogie bâtarde représentée par l'alchimie, l'astrologie et la sorcellerie, que surgit Paracelse. Nous verrons plus tard la science transformer par son souffle puissant l'astrologie en astronomie et l'alchimie en chimie. Seule la sorcellerie du moyen âge subsistera jusqu'à nos jours. Elle subira sans doute de profondes métamorphoses, mais elle revit tout entière aujourd'hui dans le spiritisme actuel avec ses guéridons frappeurs et ses êtres invisibles.

Paracelse naquit en 1493, à Ensielden, à deux milles de Zurich. Il eut pour père Guillaume de Hohenheim, médecin distingué, et apprit de lui les premiers éléments de l'alchimie (philosophie adepte) et de la médecine [1].

En parcourant plus tard, dans le but de s'instruire, les divers pays d'Europe, il s'attacha surtout à rechercher la société des devins, des alchimistes et des sorciers; ses biographes le comparent à nos vendeurs d'orviétan. Mais, jeune encore, il se plongea dans la plus ignoble débauche, et Oporin, son secrétaire, nous a légué de tristes détails sur ses dégradantes habitudes d'ivrognerie [2].

---

1. On prétend que Paracelse, gardant dans son enfance un troupeau d'oies, aurait été maltraité par un soldat qui le rendit eunuque; d'où l'antipathie qu'on crut surprendre en lui pour les femmes.

2. « Il lui arrivait souvent, dit Oporin, de se lever au milieu de la nuit, de tirer son sabre, qu'il se vantait d'avoir eu d'un bourreau, et de faire le moulinet, frappant à grands coups le plancher et les murailles, si bien que je tremblais à chaque instant qu'il me fendît la tête. »

En 1526, le Sénat de Bâle l'appelait à la chaire publique de physique et de chirurgie. Au jour de sa première leçon, une foule de curieux l'environnaient, et au grand scandale des pédants de l'époque, on le vit rompre avec les vieilles habitudes universitaires en s'exprimant en langue vulgaire [1]. Il brûla en outre, avant de commencer, les Œuvres de Galien et d'Avicenne, prétendant que les boucles de ses souliers et les poils de son chignon pourraient en enseigner plus que de pareils maîtres.

Il s'exaltait ensuite élogieusement lui-même, exposant ses vues avec orgueil et n'hésitant pas à se placer au-dessus de tous ses prédécesseurs :

« Sachez, médecins, s'écria-t-il, que mon bonnet est plus savant que vous ; ma barbe a plus d'expérience que vos académies. Grecs, Latins, Français, Italiens, je serai votre roi.....

« Vous me suivrez, toi Avicenne, toi Galien, toi Rhazès, toi Montagnana, toi Mésué. Vous de Paris, vous de Montpellier, vous Suèves, vous Misniens, vous de Cologne et de Vienne...., je serai votre monarque, vous nettoierez mes fourneaux..... Mon école triomphera de Pline et d'Aristote, qu'à leur tour on appellera caco-Pline et caco-Aristote.. .. Voilà ce que produira l'art d'extraire les minéraux.....

« Vous serez purgés par le feu ; le soufre et l'antimoine vaudront plus que de l'or.

« Vous m'accusez de plagiat ; depuis dix ans je n'ai pas lu vos livres ; ce que vous m'avez appris a fondu comme la neige. Vous voulez me pulvériser, me brûler, je reviendrai, et vous serez des figuiers desséchés.

« Ce qui fait un médecin, ce ne sont pas les empereurs, les papes, les privilèges, ce sont les cures. Je guéris le mal

---

1. Au lieu de s'exprimer en latin, comme le comportaient les mœurs du temps, il parla allemand à des auditeurs allemands.

vénérien, le pire de tous, et vous me traînez dans la boue..... Vous êtes des imposteurs, des ignorants....; je ne vous confierais pas un chien. Je ne hante pas la cour des rois, est-ce que j'en vaux moins? Est-ce que la servilité ou un serment rendent le médecin plus habile?..... L'esprit public vous donne un démenti..... Quand viendra le jour où les médecins connaîtront les arcanes, les mystères, les teintures, quel rang donc aurez-vous?.... »

Ces paroles ne lui furent jamais pardonnées ; quelque temps après, poursuivi par des calomniateurs, il se vit contraint à quitter Bâle [1] et reprit dès lors sa vie errante durant plusieurs années, puis s'éteignit calme et confiant dans la durée de son œuvre, le 24 septembre 1541, à l'hôpital Saint-Etienne de Salzbourg ; il avait institué par testament [2] les pauvres héritiers de tous ses biens, léguant toutefois ses manuscrits à un chirurgien du nom de André Wendl [3].

Peu d'hommes ont été aussi diversement jugés que Paracelse : « Les chimistes ont à leur tête une espèce de monstre, disait le chancelier Bacon, c'est Paracelse. Singe d'Epicure dans la météorologie, il nous donne comme des oracles ce que l'autre ne propose que comme une opinion. Le destin règle tout dans Epicure, mais, plus aveugle que le destin, plus capricieux que le hasard, Paracelse ne s'en

---

1. Un certain nombre d'auteurs affirment qu'il abandonna la ville à la suite d'un déni de justice. Sur un refus d'honoraires formulé par un chanoine, auquel il avait prodigué ses soins, Paracelse s'adressa au magistrat, qui se déclara incompétent, s'en rapportant au conseil des médecins. Ceux-ci affirmèrent que le chanoine ne devait pas payer, et, indigné d'une pareille injustice, le fougueux réformateur partit avec son secrétaire.

2. Ce testament fut dicté et signé par lui à Salzbourg, en l'auberge du Cheval-Blanc, par-devant maître Jean Karlsborg.

3. Sa bibliothèque se composait de sept manuscrits, de la Bible, des Évangiles et d'un livre de médecine.

rapporte qu'à lui-même. Plus une chose est absurde, et plus il est prompt à l'assurer!.... »

Sprengel et quelques autres nous le représentent à leur tour comme un diseur de bonne aventure, un visionnaire, un devin. Suivant Daremberg, « il rêva en plein midi et délira en pleine santé ». Enfin, si l'on en croit le professeur Boyer, « Paracelse a beaucoup nui à la médecine en joignant ses efforts à ceux de tous les systématiques qui à diverses époques avaient voulu rattacher notre art aux mystères et à la cabale ».

Malgaigne s'est mis à la tête d'une réaction toute contraire.

« C'est un homme, écrit-il, qui, jeune encore, a beaucoup lu, beaucoup vu, et beaucoup médité ; il y a dans cette tête une révolution tout entière, mais préparée, mûrie, combinée de longue main ; et nous comprenons maintenant comment, appuyé sur des études préliminaires plus solides que celles d'aucun médecin de son temps, sur cette vaste expérience qui a fouillé l'Europe entière, sur cette méditation puissante qui puise encore une nouvelle force dans son instinct religieux, cet homme a dû avoir de grands succès, à dû rencontrer et briser devant lui de grands obstacles, et enfin arriver à une audacieuse confiance en lui-même. »

Bouchut s'est également érigé en panégyriste du professeur de Bâle. « Sous beaucoup de rapports, dit-il, il y a lieu de réhabiliter le nom injustement calomnié de Paracelse. Mystique, il a eu le tort de laisser pénétrer dans la science une partie de son mysticisme, qui était celui de son époque; mais, réformateur convaincu, il a inauguré l'ère de l'expérimentation et de l'analyse chimique. On lui doit en grande partie la méthode et la philosophie qui régissent la chimie moderne ; la médecine a reçu de lui la doctrine de la spécificité, et, s'il faut l'en croire, la découverte du mercure, comme spécifique de la vérole. »

Maurice Raynaud lui-même résume ainsi qu'il suit[1] sa pensée sur l'audacieux novateur : « Il eut toutes les qualités et tous les défauts des gens qui font école : une éloquence entraînante, une imagination vive, des airs inspirés, une confiance en lui-même allant jusqu'à l'impudence, une bizarrerie d'idées et de langage qui empêchera toujours de savoir au juste si c'était un fou ou un homme de génie. Peut-être était-il l'un et l'autre. »

S'il nous est permis maintenant, après avoir cité des noms aussi illustres que recommandables, d'exposer timidement notre appréciation personnelle, nous dirons que Paracelse, malgré son nébuleux cortège de sciences occultes, et malgré les idées superstitieuses auxquelles il accorda une trop aveugle confiance, nous semble avoir apporté sa pierre à la « gigantesque tour de la Renaissance ». L'influence qu'il exerça sur son siècle n'est plus contestable : il a bien réellement inauguré la philosophie médicale des temps modernes, et beaucoup de ses rêveries sont devenues aujourd'hui des vérités. En secouant le joug autoritaire des anciens, il prit une puissante part à l'affranchissement de la raison humaine et jeta, en recommandant l'expérimentation, de lumineux aperçus que les siècles suivants verront développés. On ne saurait néanmoins lui attribuer aucune découverte. Non seulement, en effet, son alchimie ne pourrait être raisonnablement comparée à la chimie moderne, mais encore « ses écrits ne renferment rien qui n'ait été dit mille et mille fois par les théosophes alexandrins, par les Arabes, etc... » (Hoefer.)

Le langage du professeur de Bâle est ténébreux et mystique ; de fréquentes antithèses, parfois de véritables contradictions se surajoutent encore à la bizarrerie du style. « Aussi n'est-ce point chose aisée, dit Leclerc, que de

1. Maurice Raynaud, *Les Médecins au temps de Molière.*

donner le précis de son système. » C'est en effet un incohérent assemblage d'idées disparates ; les éléments en sont empruntés à l'alchimie, à l'astrologie, au vitalisme, à l'animisme.

« Le but de la médecine, s'écrie-t-il au début de son *Paramirum*, est de trouver des remèdes aux maladies. »

Cinq influences sont susceptibles d'engendrer ces dernières :

1° L'*Ens astrale* (l'influence des astres). Les astres n'ont aucune action sur la nature et la semence de l'homme ; ils sont à notre semence ce que le soleil est au germe. Tant que dure l'influence des astres, la maladie ne cesse pas.

2° L'*Ens veneni* (les venins). Chacun de nos aliments renferme un venin. Or Dieu a placé dans notre estomac un alchimiste, à qui incombe la difficile mission de séparer le bon principe d'avec la matière nuisible. S'il manque à son devoir, la maladie ne tarde pas à paraître, soit dans l'organe où le poison s'est localisé, soit dans une de ses voies d'élimination.

3° L'*Ens naturale* (les vices de nature). Par une loi de similitude générale, le macrocosme a son analogue dans le microcosme. De tout le mécanisme qui régit le corps humain résulte la liqueur de vie (*liquor vitæ*). Cette liqueur qui, dans le macrocosme, engendre, suivant qu'elle est bonne ou mauvaise, les métaux nobles ou les métaux vils, est de même source de santé ou de maladie dans le microcosme.

4° L'*Ens spirituale* (les esprits, les maléfices) est assez bien représenté de nos jours par le magnétisme animal ou Mesmérisme [1]. C'est une substance invisible, inhérente au corps de chacun de nous, ayant un mode d'action spécial ,

---

1. « De ce que les planètes agissent les unes sur les autres, de ce que le Soleil et la Lune agissent sur notre atmosphère et sur nos mers, Mesmer

et en vertu de laquelle on conçoit la sympathie ou l'antipathie, l'amour ou la haine. La puissance de l'esprit est si grande qu'il peut par sa volonté seule jeter sur nous des maladies.

5° L'*Ens Dei* (l'intervention divine). Malgré son orthodoxie plus que douteuse, Paracelse atteste l'intervention directe de la divinité. Dieu envoie la maladie (*flagellum*) aux mortels : elle est pour eux un purgatoire anticipé et persiste jusqu'au moment où l'expiation est jugée suffisante.

Mais ce n'est pas tout, et l'homme n'est guère à ses yeux qu'un appareil chimique. Ses divers organes jouent le rôle de cornues ou de fourneaux, et on ne sera par suite point étonné de voir dépendre la maladie de l'état des principes constitutifs de l'économie.

« Notre corps n'est composé que de soufre, de mercure et de sel. Ses maladies proviennent de ce que le mercure est en nous précipité, distillé ou sublimé, de ce que le soufre est coagulé, congelé ou dissous, et de ce que le sel est calciné, réverbéré ou alcalisé [1]. »

La thérapeutique est la suite naturelle de sa pathogénie : il se préoccupe surtout de trouver des remèdes secrets, des sortilèges, des talismans pour combattre avec efficacité le vice chimiquement engendré dans l'intérieur de l'organisme. C'est, d'après lui, au moyen des quintessences que l'on peut avantageusement remédier aux ma-

---

concluait que ces grands corps agissent aussi sur les corps animés, particulièrement sur le système nerveux, moyennant un fluide très subtil qui pénètre tout. Et de même que, sous cette influence, il s'opère dans la mer un flux et un reflux, ainsi, dans les corps animés, il y a une tension et une rémission, des sortes de marées. Ce fluide subtil, l'agent général de tous ces changements, ressemble beaucoup par ses propriétés à l'aimant. En conséquence, il s'appellera *Magnétisme animal*. » (*Mesmer, le Magnétisme animal, les tables tournantes et les esprits*, par Ernest Bersot. Paris, 1879.)

1. Bourdet, *L'évolution de la Médecine*. Thèse de Paris, 1875.

ladies spéciales, et les préparations dont il fit usage doivent être ramenées à quatre grandes classes : 1° De mineralibus indigestis. 2° De gemmis. 3° De salibus. 4° De metallis.

« Paracelse thérapeutiste ne le cède en rien au médecin : la quintessence aujourd'hui règne en maîtresse, tous les principes actifs sont dégagés de leur gangue ; les arcanes de la science moderne, ce sont : les alcaloïdes de l'opium, le sulfate de quinine, la vératrine, l'atropine, précieuses substances alors ignorées et devinées par le maître [1]. »

Personne n'ignore l'importance qu'accordait le réformateur au métal isolé pour la première fois par Basile Valentin. La Faculté s'opposa, paraît-il, obstinément à son usage, et obtint en 1566 un arrêt solennel du Parlement de Paris contre l'antimoine [2] ; mais un nouvel arrêt du même Parlement le réhabilitait un siècle plus tard (1666).

On doit encore à Paracelse un remède fait d'opium et de mercure, qui jouit, dit-on, d'une immense vogue contre la syphilis, et contribua puissamment à faire de son auteur le plus célèbre des alchimistes.

C'est surtout dans ce qu'il a écrit des plaies qu'il se dévoile, au dire de Malgaigne, comme un habile chirurgien. En parlant en effet d'un suc nourricier et réparateur qui opère leur cicatrisation, il semble entrevoir le germe d'une importante vérité que développera dans la suite John Hunter :

« Ce qu'il importe avant tout de connaître, c'est la manière dont guérissent les plaies ; et ce qui les guérit, c'est

---

1. Clément Jobert, *Essai sur Paracelse et sa réforme médicale au XVI° siècle*. Thèse de Paris, 1866.

2. La légende nous enseigne que Basile Valentin, après avoir obtenu d'excellents résultats de l'emploi de ce métal sur les porcs, voulut en faire prendre aux moines de son couvent, qui en furent tous incommodés, d'où le nom d'*antimoine*.

la mumie, c'est-à-dire cette liqueur répandue par tout le corps, diverse toutefois pour chaque organe et pour chaque partie, qui les conserve dans leur intégrité, les répare quand elles sont lésées ; en sorte que les plaies de la chair guérissent par le suc ou la mumie propre à la chair, les plaies des ligaments par le suc propre aux ligaments, etc... Ce suc est plus puissant chez les jeunes gens, comme la sève pour les jeunes arbres ; chez les vieillards, il est rare et comme desséché, d'où vient que les plaies des vieillards exigent plus de temps et plus de soins pour guérir que celles des jeunes. »

Paracelse rejette toutes les sutures dans le traitement des plaies, mais fait néanmoins une exception pour les intestins, dont il réunit les solutions ·de continuité avec des canules d'argent, et n'admet enfin, dans les cas de fractures, ni les coussinets ni les attelles ordinaires : il se sert uniquement, pour maintenir le contact des fragments, de cercles de fer attachés à des vis.

Ce fut, en résumé, un véritable novateur. Pour entrer plus hardiment dans la voie des réformes, il fit appel à toutes les sciences et se distingua surtout par sa rupture éclatante avec les traditions de l'antiquité [1]. Personne n'osera lui contester la vive impulsion qu'il imprima aux recherches personnelles. « Paracelse, dit Bouchut, a inauguré le règne de l'analyse. »

Il laissa en Allemagne un assez grand nombre d'adeptes ; la plupart furent des fanatiques ou des illuminés. L'histoire nous a légué les noms d'Answald, de Thurneysser, de Siloranus, etc.

---

1. Voy. *Toxitis, Onomasticum medicum et explicatio verborum Paracelsi.* Argent., 1574. — Couring, *De hermeticâ medicinâ.* Helmstadt, 1669.

Loos, *Schilderung des Theoph. Paracelsus (Zeitsch. von Creuzer und Daub.* Frankfurt, 1805.)

LIVRE SIXIÈME

DU XVIIᵉ AU XIXᵉ SIÈCLE.

Généralités sur le XVIIᵉ et le XVIIIᵉ siècles. — Anatomie et Physiologie. — Anatomie pathologique. — Solidisme. — Humorisme. — Animisme, vitalisme. — Etudes cliniques et nosographiques. — Chirurgie et Accouchements.

CHAPITRE I

GÉNÉRALITÉS SUR LE XVIIᵉ ET LE XVIIIᵉ SIÈCLES.

L'étude de l'histoire nous offre à chaque page une œuvre de bouleversement ou une œuvre de reconstitution. « Les individus, a dit Bossuet, vivent assujettis au changement, et c'est là la loi qui les régit. » Ce que l'éloquent évêque de Meaux disait des individus, nous pouvons l'appliquer équitablement à la vie sociale et politique des peuples. Le XVIIᵉ siècle inaugure à ce point de vue une ère nouvelle, et nous devons le considérer à bon droit comme le nœud de la médecine. Par lui, en effet, les temps modernes sont reliés à la période ancienne, par lui aussi se trouve sanctionné l'oubli du passé ; avec lui enfin prend naissance la méthode expérimentale, dont le principal honneur revient au grand philosophe, François Bacon.

Descartes introduit, de son côté, dans la philosophie de

l'époque une véritable révolution, en substituant une bonne méthode logique aux subtiles raisonnements que la scolastique du moyen âge avait mis en vigueur [1].

Mais le génie pour induire a besoin d'observer ; aussi est-ce à une induction basée sur une observation rigoureuse que les xviie et xviiie siècles ont dû leur supériorité incontestable sur les âges qui les avaient précédés.

Si l'on a pu dire avec quelque raison que, sous le rapport littéraire, le dix-septième siècle est « la recherche et l'expression du vrai », cette parole me paraît aussi légitime au point de vue scientifique. La vérité opiniâtrément recherchée, assez souvent reconnue, constitue le caractère fondamental de cette période, durant laquelle ont apparu des hommes qui se sont, pour ainsi dire, distribué le domaine de la vérité universelle.

En médecine, notamment, la voie se trouvait parsemée d'épaisses broussailles, de nombreux systèmes avaient surgi, de violentes attaques s'étaient déchainées contre eux. La marche de la science fut donc momentanément entravée ; mais une ample moisson de découvertes, parmi lesquelles la circulation du sang doit occuper la première place, ne tarda pas à venir dédommager les infatigables travailleurs de leurs courageux efforts.

Malgré tout ce qu'a pu prétendre l'essaim trop nombreux des détracteurs de ce grand homme, c'est bien réellement à Guillaume Harvey que nous devons rapporter la gloire d'avoir immortalisé son nom par la plus grande conquête physiologique des temps modernes. Avant lui, en effet, ni Fabrice d'Aquapendente, qui avait pourtant vu les valvules des veines, ni Michel Servet, ni André Césalpin, auxquels

---

1. La méthode de Descartes, suivant un philosophe allemand, a fait naître parmi nous plus de vérités en deux siècles, que n'en a possédé le genre humain durant les quarante siècles qu'embrasse l'Histoire de la philosophie.

la petite circulation était partiellement connue, aucun d'eux, disons-nous, n'avait eu la notion de la grande. Aussi vit-on s'élever aussitôt une nouvelle aurore sur la médecine ; des préjugés nombreux allaient être déracinés.

En physiologie aussi bien qu'en anatomie, les travaux se multiplient ; la pathologie et la clinique semblent résister davantage à l'impulsion reconstitutive : les folles idées des novateurs en ralentissent l'essor. Du côté de la chimie enfin, il existe encore un torrent d'hypothèses que détruira victorieusement Lavoisier au dix-huitième siècle, en leur substituant ses admirables découvertes.

Nous dirons en un mot avec Boyer « que le xviie et le xviiie siècles vont accomplir une révolution radicale, ou du moins lui fournir ses principaux éléments ».

CHAPITRE

ANATOMIE ET PHYSIOLOGIE.

Dès le seizième siècle l'anatomie descriptive était à peu près connue ; le xviie se signale d'abord par ses découvertes en physiologie, et la théorie de la circulation du sang ouvre à cette science des horizons nouveaux[1]. Les minutieuses recherches attirent ensuite l'attention des savants : l'anatomie de texture, l'anatomie comparée offrent à leurs

---

1. « On crut, dit Dumas dans son *Discours sur les progrès futurs de la science de l'homme,* que la physiologie et la médecine allaient changer de face, mais on exagéra beaucoup trop les prétentions et les espérances fondées sur l'universalité de ce phénomène. » (Voy. pour la bibliographie de la découverte d'Harvey : Flourens, *Histoire de la circulation du sang.— Harvey. Conférence historique faite à la Faculté de Médecine de Paris* par le professeur Béclard, etc.)

investigations un vaste champ de fécondes expériences. Mais une singulière défaveur semble se rattacher aux dissections humaines, on leur préfère les vivisections ou les études pratiques sur les animaux, et c'est d'ailleurs à cette tendance manifeste des esprits que la physiologie se verra redevable de ses plus merveilleuses conquêtes. Pour avoir su réagir contre la répugnance de ses contemporains à l'égard des démonstrations cadavériques, Riolan s'est couvert de gloire, et on ne saurait en vérité lui contester le mérite de s'être montré dans toutes ses descriptions scrupuleux observateur des faits.

Après lui, les remarquables travaux de Duverney sur l'organe de l'ouïe assignent à leur auteur une des premières places parmi nos savants, et vers la fin du dernier siècle ou le commencement du nôtre, de nombreux anatomistes tiennent à honneur de faire refleurir la science dont ils sont les représentants ; ils s'en distribuent les différentes parties et l'enrichissent d'apports nouveaux et de précieuses découvertes : la création de l'anatomie générale par Xavier Bichat et la constitution définitive de la zoologie par Georges Cuvier [1] resteront l'éternel honneur de cette époque, dont la physiologie se confond avec l'histoire des systèmes qui occupent la scène médicale.

Elle n'a pas tardé néanmoins à s'y trouver mal à l'aise, et affranchie de nos jours, grâce aux savants expérimentateurs de ce siècle, nous l'avons vue complètement transformée, sous la féconde impulsion des Magendie, des Flourens et des Claude Bernard, dont les noms sont si glorieux pour la médecine et la physiologie françaises !

---

1. C'est Cuvier qui, le premier, donna l'anatomie comparée pour base aux classifications zoologiques et associa l'étude des espèces vivantes à celle des espèces fossiles.

ARTICLE Ier.

HARVEY ET LA CIRCULATION DU SANG.

« Voici Harvey, s'écrie Daremberg. Comme au jour de
« la création, le chaos se débrouille, la lumière se sépare
« des ténèbres. Harvey regarde longtemps et il finit par
« voir, il cherche avec patience et il finit par trouver, il
« fait peu d'expériences, mais elles sont décisives, il use
« des raisonnements, mais ils sont concluants. »

Guillaume Harvey naquit à Folkestone, dans le comté
de Kent (Angleterre), le 1er avril 1578. Après avoir voyagé
en France, en Allemagne, en Italie, il étudia quatre ans
à Padoue, sous Fabrice d'Aquapendente, puis revint dans
son pays et s'établit à Londres. On le vit, durant longues
années, n'ayant d'autre livre que la nature et d'autre maître que son génie, se livrer à des vivisections assidues sur
des reptiles ou des poissons dont il utilisa la résistance vitale pour mieux observer les mouvements du cœur, et ainsi
se préparait dans le silence et le recueillement du laboratoire la plus grande découverte du xviie siècle.

En liant les artères, Harvey constata l'afflux du sang
dans l'espace compris entre la ligature et le cœur, et put
au contraire se convaincre, par la ligature des veines, de
l'état de vacuité de l'organe cardiaque. C'était là une première observation. Etudiant ensuite le rhythme des contractions, l'éminent physiologiste fut surpris à la vue de
l'énorme quantité de sang expulsée par chacune d'elles ;
ce fut un éclair de génie, il en fit la preuve la plus convaincante de sa découverte. « Les artères, se dit-il, se
rompraient inévitablement, si une heureuse disposition ne
leur permettait de se vider au fur et à mesure qu'elles
s'emplissent. »

De là à imaginer le grand mouvement circulaire, il n'y

avait plus qu'un pas, Harvey le franchit aisément, et sa découverte restera comme un modèle d'induction basée sur une expérimentation parfaite.

Après avoir exposé sa doctrine dans ses leçons anatomiques, il en fit plus tard la démonstration aux membres du Collège des médecins de Londres, et la livra définitivement au public, en 1628, dans son livre intitulé : *Exercitatio anatomica de motu cordis et sanguinis circulatione.*

Le triomphe fut primitivement moins complet qu'on n'aurait dû s'y attendre : d'acerbes critiques surgirent de toute part, et de nombreuses objections furent adressées à l'illustre Anglais, que l'on appela par dérision le *Circulateur* [1].

Les membres de la Faculté de Paris s'élevèrent euxmêmes en détracteurs de sa doctrine, et Riolan, qui se fit l'organe de leurs plaintes, parvint à maintenir, à force de talent, la balance un instant égale entre l'erreur et la vérité [2]. Il fut d'ailleurs le seul adversaire qu'Harvey jugea digne d'une réponse.

Guy Patin était, lui aussi, trop servilement attaché aux anciens, pour ne pas jalouser les modernes ; il s'en donna à cœur joie, et débita toutes sortes de mauvaises plaisan-

---

1. *Circulator* signifie *charlatan*.

Parmi les principaux adversaires qu'il eut à combattre, nous devons citer un certain Primerose, jeune médecin, Français d'origine, qui exerçait la médecine dans le Yorkshire. Pas plus ses arguments d'ailleurs que ceux d'un autre opposant du nom de Parisanus, élève de l'Ecole de Padoue et disciple de Fabrice d'Aquapendente, ne furent soumis par leurs auteurs au contrôle de l'expérience, et l'hostilité sourde qu'ils s'efforcèrent d'organiser contre Harvey n'eut d'autre mobile qu'une ignorance malveillante.

2. Dans une de ses *notationes*, Riolan s'exprime comme il suit :

« Laudo tuum inventum de circulatione sanguinis, tuam industriam, et
« ingenii subtilitatem in eo probando : sed pace tuâ dicam, multa te pro-
« posuisse absurda, pluraque falsa. »

« J'admire ton invention de la circulation du sang, l'industrie et la subtilité ingénieuse que tu as déployées pour la démontrer ; mais je te dirai,

teries contre la circulation ; son esprit ne brillait qu'à la condition d'être méchant [1].

Mais s'il rencontra de vifs opposants, Harvey trouva aussi d'intrépides défenseurs.

René Descartes eut la gloire d'être un des premiers à adopter sa doctrine, et on aime à voir de tels hommes adhérer à de pareilles découvertes [2] ; il félicite hautement l'immortel Anglais « d'avoir rompu la glace sur ce point ».

Jean Walœus, professeur à l'Université de Leyde, confirma bientôt la nouvelle théorie par ses expériences personnelles, et Plempius de Louvain, après s'être rangé du côté des anti-circulateurs, reconnut finalement ses torts.

Enfin, lorsque Harvey succomba en 1657, il eut la douce satisfaction de voir sa découverte généralement admise ; mais il n'avait pu toutefois constater par lui-même le passage direct du sang des artères dans les veines.

Ce ne fut qu'en 1661 que Malpighi vit au microscope la circulation capillaire sur le poumon de la grenouille, et

---

pour ta gouverne, que tu as cherché à prouver beaucoup de choses absurdes et un plus grand nombre de fausses. »

Falsa, remarque le professeur Béclard à qui j'emprunte cette citation, passe encore, pour un adversaire convaincu ; mais *absurda* dépasse, vous l'avouerez, la mesure. Quand on a recours à de pareilles expressions, il est bien rare qu'on ait raison.

1. « Il y a de tout dans cet homme, qu'un riche mariage a enrichi ; on y
« sent la haine contre le pouvoir qui lui a retranché un quartier de rentes,
« on a pris cela pour du libéralisme ; il y a dans ses lettres des réflexions de
« Jérôme Paturot à la recherche d'une position sociale. On le voit dans sa
« chaire de doyen, voluptueusement et majestueusement drapé dans sa
« loque d'hermine, heureux, content, épanoui, comme un mulet sous ses
« reliques: Type des hommes de l'ancien régime, il a horreur des nouveautés,
« laisse aller toute seule la Faculté, cette bonne machine ; pas de réformes,
« pourtant il n'aime pas la polypharmacie. Boudeur, il hait ceux dont les
« querelles importunent ses oreilles ; il injurie les Jésuites, insulte Mazarin,
« le dissèque mort en imagination, en cela plagiaire de Rabelais, faisant
« l'Anatomie de Quaresme-prenant, et tout cela par égoïsme. » (Clément
Jobert. Thèse de Paris, 1866.)

2. Descartes, *Discours de la méthode.*

sept ans plus tard (1668), Antoine de Leeuwenhoek répétait la même expérience sur l'aile membraneuse de la chauve-souris [1].

ARTICLE II.

DÉCOUVERTE DES CHYLIFÈRES PAR ASELLI.

A peu près à la même époque, un professeur de Padoue, Gaspard Aselli [2], faisait une autre découverte qui, pour avoir eu moins d'éclat, n'en fut pas moins remarquable que la précédente.

Le 23 juillet 1622, en examinant sur un chien vivant les nerfs récurrents et les mouvements du diaphragme, il aperçut tout à coup, ô prodige ! « des cordons très ténus et très blancs, dispersés sur tout le mésentère et les intestins, avec des racines en nombre infini ».

Qu'étaient donc ces vaisseaux ? — Pour résoudre le problème, Aselli pique l'un d'eux ; il en sort une liqueur blanche, semblable à du lait ou à de la crème [3]. A cette vue, et dans un élan de sublime enthousiasme, il accourt en toute hâte chez Tadinus et chez Septalius, tous deux membres du Collège des médecins, et, répétant le fameux ευρηκα d'Archimède, les convie au merveilleux spectacle qu'il observe ; mais le chien meurt, et tout s'évanouit.

Le lendemain on en ouvre un second ; aucun vaisseau

---

1. En 1673, Louis XIV confiait à Dionis une chaire spéciale d'Anatomie au Jardin des plantes, avec mission de propager la circulation du sang.

2. Aselli naquit à Crémone, vers 1581, et mourut en 1626, sans avoir eu le temps de publier son importante découverte. Il légua ce soin à ses deux amis Tadinus et Septalius, qui en avaient d'ailleurs été les témoins oculaires.

3. On peut supposer que Fallope et Eustachi avaient vu les chylifères avant Aselli, mais sans savoir de quoi il s'agissait.

n'apparaît. Aselli se rappelle alors que l'animal est à jeun, et attribue son insuccès à cette cause.

Le 26 du même mois, on recommence l'opération ; le chien qui sert de sujet est ouvert quelques heures après avoir mangé. Cette fois, le résultat est conforme aux espérances : le triomphe est aussi éclatant que possible, et Aselli appelle les nouveaux vaisseaux *venæ albæ et lacteæ*[1].

Mais il faut malheureusement toujours et partout une ombre au tableau. Après avoir admirablement décrit les chylifères et fort bien indiqué aussi l'existence des valvules à leur point de départ intestinal et sur tout leur parcours, l'auteur italien a le tort d'assigner à ces vaisseaux le foie pour rendez-vous commun, et le mérite d'avoir établi la vérité des faits revient à Pecquet, qui donna ainsi à la découverte d'Aselli son couronnement nécessaire [2].

ARTICLE III.

PECQUET DÉCOUVRE LE RÉSERVOIR QUI PORTE SON NOM
ET LE CANAL THORACIQUE.

Si l'Angleterre revendique pour elle l'honneur d'avoir donné le jour à Harvey, s'il est bien vrai que le nom d'Aselli appartienne aux Italiens, nous pouvons citer à notre tour avec un légitime orgueil celui de Jean Pecquet. C'est lui qui renversa définitivement l'organe hépatique de son

---

1. L'ouvrage dans lequel se trouve consignée son immortelle découverte a pour titre : *De lactibus sive lacteis venis quarto vasorum mesaraïcorum genere novo invento* Gasparis Aselii, Cremonensis anatomici Ticinensis, *Dissertatio, qua sententiæ anatomicæ multæ vel perperam receptæ convelluntur, vel partim percepie illustrantur, ad amplissimum et excellentissimum regium senatum medicorum*, 1627.

2. Aselli eut aussi ses contradicteurs, et il est assez curieux de voir Harvey occuper un des premiers rangs parmi eux.

piédestal séculaire, où l'avaient pompeusement élevé les
Galénistes, en attendant que Th. Bartholin entonne son
solennel *De profundis* [1].

Vers 1647, en effet, notre jeune compatriote Pecquet,
alors étudiant à Montpellier, découvrit le réservoir qui
porte son nom et constitue l'origine du canal thoracique [2].
Dans ce réservoir arrivent les lymphatiques du membre
inférieur et des viscères abdominaux, et c'est à tort qu'A-
selli leur assignait le foie pour aboutissant.

Comme celle d'Harvey, la découverte de Pecquet rencontra d'ailleurs des opposants. Parmi eux, Jean Riolan [3]
se fit remarquer par son ardeur à lutter contre la nouvelle
doctrine, et Pecquet transforma par anagramme son nom
en celui de *Joannes ore insanus*.

Le triomphe resta, comme toujours, du côté de la vérité,
et en 1666 Pecquet entrait à l'Académie des sciences. Il
conserva, sa vie durant, d'excellentes relations avec le sur-

---

1. Thomas Bartholin alla même jusqu'à faire une épitaphe au pauvre foie.
Voir : *Defensio lacteorum et lymphaticorum, et dubiorum anatomicorum
contra Riolanum*, 1655.

2. Le titre de l'ouvrage de Pecquet est le suivant : *Experimenta nova
anatomica quibus incognitum hactenus chyli receptaculum, et ab eo, per
thoracem in ramos usque subclavios vasa lactea deteguntur. Ejusdem dissertatio anatomica de circulatione sanguinis et chyli motu*. Paris, 1651.

3. « Riolan était loin d'être un homme ordinaire : nul n'a jamais eu plus
que lui et n'a gardé plus constamment le feu sacré de la science ; et je ne
parle pas seulement de l'érudition (quoique la sienne fût immense), mais de
cet amour passionné de la vérité, qui cherche à se satisfaire, moins dans
les livres, que dans l'étude attentive et continuelle de la nature. Anatomiste
habile et profond, fort élevé au-dessus des préjugés de son temps, qui inter-
disaient au savant l'usage du scalpel et les manipulations du laboratoire, il
ne cessa de prêcher d'exemple, conviant la jeunesse aux travaux sérieux et
pratiques, à l'observation des faits, et animé lui-même d'une véritable passion pour l'anatomie qu'il a enrichie de plusieurs découvertes importantes.
Il joignait à ces qualités une merveilleuse aptitude pour l'enseignement,
une diction élégante, parfois une véritable éloquence, et, ce qui ne gâte
rien, des connaissances littéraires fort étendues, servies par la mémoire la
plus heureuse. » (Raynaud, *Les Médecins au temps de Molière*.)

intendant Fouquet, et la faveur dont il jouit auprès de
Madame de Sévigné [1] aurait seule suffi à l'immortaliser,
s'il n'avait possédé d'autre titre à la reconnaissance de la
postérité.

Pecquet succomba à l'âge de 52 ans, victime de l'abus
des liqueurs fortes.

Joignons à ces trois découvertes concernant les voies
circulatoires celle d'Olaüs Rudbeck (1630-1702), qui vit le
premier les lymphatiques du corps, et auquel Thomas Bartholin s'efforça vainement de ravir sa gloire.

ARTICLE IV.

THÉORIE DE LA NUTRITION. — PROGRÈS RÉALISÉS EN ANATOMIE DESCRIPTIVE.

Tous les arcanes des circulations sanguine et lymphatique se trouvaient ainsi à peu près dévoilés, mais restait
encore à créer une théorie de la nutrition.

Deux Anglais, Wharton (1610-1673) et Glisson (1596-
1677), dont les noms se rattachent si intimement, le premier au conduit excréteur de la glande sous-maxillaire,
le second au tissu lamineux qui environne dans le foie les
ramifications de la veine-porte, se chargèrent de nous la
fournir, et la nouvelle doctrine, qui n'eut de fondement sérieux que dans l'imagination même de ceux qui l'avaient
émise, se vit destinée à faire époque par sa bizarrerie,
mais ne reçut jamais la sanction décisive de l'expérience.

« On ne peut pas, d'après Daremberg, séparer Glisson
et Wharton ; l'amitié les avait unis ; une certaine communauté de vues et de recherches a resserré ces liens que
l'histoire ne doit pas rompre. »

---

1. Mme de Sévigné ne dédaignait pas de l'appeler dans ses Lettres *notre
petit Pecquet.*

Wharton rangeait les glandes parmi les parties blanches ou spermatiques [1], et le principe nutritif de ces dernières aurait, suivant lui, les nerfs pour conducteurs. Tantôt ceux-ci reçoivent quelque chose des glandes, tantôt, au contraire, ils le leur fournissent; d'où un double courant que l'illustre adénographe s'évertue ingénieusement à expliquer par la multiplicité des fibres renfermées dans un même nerf. En résumé, les glandes sont, dans cette hypothèse, les servantes du fluide nerveux [2].

François Glisson consacra à son tour les mêmes erreurs [3]. Les nerfs sont doués, pour lui aussi, d'une propriété aspiratrice, et comme la source de la lymphe réside à ses yeux dans l'estomac et l'intestin, les anastomoses du trisplanchnique lui semblent merveilleusement disposées sur ces organes pour assurer le mode de distribution du suc nourricier. S'agit-il maintenant d'expliquer le mécanisme d'après lequel ce liquide se trouve projeté dans les cordons nerveux, le systématique Glisson ne s'en embarrasse guère, et nous le voyons invoquer un terme qui est à lui tout seul, comme le dit Daremberg, une révélation véritable : il nous parle de l'*irritation*. Ce n'est point là un mot prononcé en l'air ou jeté au hasard, le célèbre professeur de Cambridge aime à le répéter et se plaît à y revenir, notamment à propos des canaux biliaires:

« Nemini dubium est, dit-il, quin vasa sellea interdum « irritentur. Et plus loin : Constat nempe, vesiculam sel- « leam nervis præditam esse, uti et porum bilarium : de-

---

1. Suivant les anciens, les parties se divisaient en blanches ou spermatiques et rouges ou sanguines.

2. Le *Traité des glandes* de Thomas Wharton a été publié à Londres en 1656, sous le titre suivant : *Adenographia, sive glandularum totius corporis descriptio.*

3. *Anatomia hepatis, cui præmittuntur quædam ad rem anatomicam universe spectantia.* Londres, 1654.

« bent itaque sensitivæ esse ac motivæ, adeo irritabiles.....
« Profecto quidquid incommodum alicunde illatum perci-
« pit, idemque a se amoliri satagit ; id proprie dixeris
« irritari. Idcirco, cum partes istæ injurias persentiscant,
« seseque ab iisdem vindicare conentur ; irritationis quo-
« que capaces merito dicendæ sunt. Imo vero duplicem
« irritationem subeunt : quarum alteram originaliter
« habent a se ipsis, alteram a mutuo cum aliis partibus
« consensu. »

Telle est sa manière de voir.

Le système de Glisson est sans doute bien éloigné encore des idées physiologiques modernes, mais il indique un pas de plus vers la vérité et le progrès. L'irritabilité cesse dès à présent d'être considérée comme une entité vivante pour être envisagée comme une propriété des parties. Albert de Haller, vers le milieu du xviii° siècle, reprendra [1] l'hypothèse de Glisson et excitera, en l'érigeant en fait indiscutable, l'admiration du monde savant !

Edifier des théories pour les renverser ensuite, en leur substituant plus tard l'exacte vérité, c'est là le cours de la science. La doctrine de Wharton et de Glisson sur le prétendu rôle des nerfs et des glandes n'échappa point à cette révision ultérieure qui atteint fatalement les vues de l'esprit, lorsqu'on cherche à les dégager de leur seul principe fondamental, l'expérience.

Un nouvel anatomiste, Nicolas Sténon (1638-1687) [2] vint bientôt réduire à néant les conceptions physiologiques de ses prédécesseurs et acquit d'emblée, grâce à son immense talent d'observation, une supériorité incontestable sur

---

1. Haller, *Eléments de physiologie.*

2. Nicolas Sténon est resté aussi célèbre pour son zèle religieux que pour son habileté en anatomie. Il se convertit du luthéranisme à la religion catholique, s'engagea dans les ordres et devint évêque de Titiopolis.

tous ceux qui ne demandent le criterium de la vérité qu'à leur imagination pure.

Sténon s'efforce de prouver, en prenant le lait pour base de son expérimentation, que les organes glandulaires empruntent réellement au sang leurs matériaux sécrétoires, et qu'ils les transforment ensuite par des élaborations spéciales.

Nous lui devons en outre la description du conduit excréteur de la glande parotide, auquel il a pour jamais attaché son nom, et la connaissance de la structure lamelleuse du cristallin. Ses études sur la marche et les usages de la lymphe sont aussi instructives qu'intéressantes, et, répudiant les erreurs de ses devanciers, le savant Danois établit d'une manière irréfutable les rapports des vaisseaux et des glandes lymphatiques.

Nous le voyons enfin concentrer sur la myologie une attention particulière, et c'est ainsi qu'il explique successivement, et avec ce rare talent d'exposition qui le caractérise, la disposition des muscles de la langue, l'enroulement des fibres cardiaques à la pointe de l'organe [1], la distinction des fibres musculaires et tendineuses, leur structure et les phénomènes de la contraction musculaire.

Les actes si profondément mystérieux de la génération piquent aussi la curiosité des observateurs de l'époque, et les noms d'Antoine Deusingius (1612-1666), de Charles Drelincourt (1633-1697), de Regnier de Graaf (1641-1673), rappellent sinon des découvertes véritables, de laborieuses et savantes recherches.

Néanmoins la répulsion pour les œuvres manuelles s'accroît en France de jour en jour, et les docteurs en médecine envisagent comme un déshonneur de toucher aux cada-

---

1. Sténon fut en cela le précurseur de Lower.

vres, au moment où Riolan (1580-1657), « cet homme vaniteux, grossier et querelleur, comme l'appelle Sprengel, et que ses contemporains surnommèrent *le prince des anatomistes*, s'efforce de faire comprendre combien est erronée une semblable appréciation [1]. Et lui, si partisan de l'autorité sur d'autres points, secoue hardiment le joug des préjugés en disséquant lui-même. Aussi ses descriptions sont-elles empreintes d'une exactitude qui fait souvent défaut aux ouvrages analogues publiés de nos jours. Son *Discours sur les os* (1614)[2], son *Anthropographie* (1618), son *Anatomie pneumatique* ont incontestablement mis en lumière de nouveaux faits ; mais c'est au *Bouquet anatomique*, dont les fleurs correspondent aux muscles et ligaments styliens, que le nom de Riolan sera toujours redevable de sa célébrité [3].

En 1685, Raymond de Vieussens met au jour sa *Névrographie universelle* [4], production d'un certain mérite sans doute et regardée à bon droit comme le complément de l'œuvre de Willis, mais que déparent trop souvent des idées étranges sur la fermentation, et Duverney (1648-1730) sait conquérir vers la même époque, par ses magnifiques recherches sur l'organe de l'ouïe, une des premières places parmi les anatomistes français.

---

1. « Qu'on dise maintenant, tant qu'on voudra, que j'exerce une publique « escorcherie, que je faicts le chirurgien, et que je faicts tort à ma profession, « dont les docteurs ne doivent apprendre l'anatomie que dans les livres, et « ne sont tenus de l'enseigner que dans les harangues publiques. Quoi ! peut-« on bien dire que je fais une publique boucherie des corps, pour ce que je « les dissèque de mes propres mains, qui est une action indigne d'un méde-« cin, au dire de mes censeurs, et qui n'appartient qu'au chirurgien ? »

2. Riolan s'efforce de prouver dans ce *Traité d'Ostéologie* que c'est d'après l'examen des squelettes humains que Galien a écrit son livre *Des os*.

3. Quelques auteurs prétendent même qu'il aurait offert ce bouquet à sa fiancée, le jour de son mariage.

4. *Nevrologia universalis, hoc est, omnium humani corporis nervorum simul ac cerebri, medul'æque spinalis descriptio anatomica.* Lyon, 1685.

Lower (1631-1691) dévoile à son tour des vues neuves et originales sur l'organe central de la circulation, et au XVIIIe siècle, Sénac les mettra à profit pour ce *Traité du cœur* qui figure si honorablement dans la littérature médicale.

Peyer (1653-1712) et Brunner (1653-1727), de leur côté, concentrent leurs études sur les glandes intestinales.

Enfin, au milieu de ces flots imposants d'œuvres scientifiques, retenons encore les noms de Mery (1645-1722), Littre (1658-1725), Clopton Havers, Verheyen (1648-1710), etc., que leur génie et leurs travaux immortalisèrent !

ARTICLE V.

ANATOMIE DE TEXTURE.

Le XVIIe siècle créa, avons-nous dit, l'anatomie des tissus. Marcel Malpighi (1628-1694), Frédéric Ruysch (1638-1727) et Antoine Leeuwenhoeck (1632-1723) s'efforcèrent de fouiller la nature dans ses parties les plus délicates, pour lui arracher les secrets de son organisation intime, et l'histoire ne saurait, sans grand préjudice, séparer ces trois noms, qu'une communauté de vues scientifiques tendit toujours à réunir.

Malpighi nous initia le premier à la structure lobulaire du poumon, et tandis que ses devanciers envisageaient cet organe comme un viscère charnu, il établit clairement, à l'aide de son microscope, qu'il se compose de petites vésicules, tapissées d'un réseau vasculaire, communiquant entre elles et avec les bronches. L'anatomiste italien mit encore à nu la couche profonde de l'épiderme, et la désigna sous le nom de *corpus mucosum* (corps muqueux de Malpighi). Il découvrit également les papilles nerveuses et leur spécialisation aux sens du tact et du goût. Ses ingénieuses recherches sur le cerveau, le foie, la rate, témoignent aussi de sa sagacité [1]. A Malpighi, enfin, revient l'honneur d'avoir fait connaître la structure intime du rein, et d'avoir signalé l'existence et même la texture des glandules urinaires.

Loin de limiter aux animaux supérieurs ses intéressantes recherches, il les étendit aux insectes et aux végétaux eux-mêmes [2], et la science reconnaissante créera plus tard en son honneur la famille des *Malpighiacées* [3].

Ruysch s'illustra moins par ses découvertes que par ses magnifiques injections de cadavres et par ses pièces anatomiques.

« On pourrait presque dire qu'il découvrit le secret de
« ressusciter les morts. Ses momies étaient un spectacle de
« vie, au lieu que celles des Egyptiens n'offraient que l'image
« de la mort. L'homme semblait continuer de vivre dans
« les unes, et continuer de mourir dans les autres. Le ca-
« binet de Ruysch était orné de monuments vivants de son
« habileté, tous prononçant en faveur de son art et réfu-
« tant les contradicteurs. Le lieu qui contenait ces raretés
« était si riche qu'on l'aurait pris pour le cabinet d'un
« roi, plutôt que pour la collection d'un particulier. Outre
« la multitude et la variété qui y régnaient, il était em-
« belli par un ordre et des ornements qui en relevaient
« infiniment la vue. Des plantes disposées en bosquets, des

---

1. *De viscerum nominatim pulmonum, hepatis, cerebri corticis, renum, lienis, structurâ, exercitationes anatomicæ.* Amsterdam, 1669.

2. Malpighi, *Anatome plantarum.* Londres, 1675.

3. Plumier donna d'abord le nom de *Malpighia* à un genre de plantes de la famille des Erables, et plus tard on appela *Malpighiacées* la famille à laquelle appartient ce genre. Ce sont des Dicotylédones, voisines des Acéri-nées et des Sapindacées.

« coquillages arrangés en dessins, étaient mêlés avec des
« squelettes et des membres anatomisés ; et afin qu'on
« n'eût plus rien à désirer, il avait animé le tout par des
« inscriptions placées sur chaque chose et tirées des
« meilleures poètes latins. Ce cabinet faisait l'admiration
« des étrangers. Les généraux d'armées, les ambassa-
« deurs, les électeurs, les princes et les rois eux - mêmes,
« ne dédaignèrent point de le visiter. Le czar Pierre, pas-
« sant par la Hollande, en 1695, vit le cabinet de Ruysch.
« Il fut tellement frappé de la beauté d'un petit enfant, en
« qui brillaient toutes les grâces d'un enfant vivant de son
« âge, et qui semblait lui sourire, qu'il ne put s'empêcher
« de le baiser. A son retour en Hollande, en 1714, il
« acheta cette collection et la fit passer à Pétersbourg [1]. »

Nous avons cédé au plaisir de citer ce témoignage qui
est presque d'un contemporain, pour prouver le degré de
perfection qu'atteignirent, au commencement du dernier
siècle, les procédés de conservation anatomique. Ruysch
a laissé une bonne description du tissu connectif et montré
des vaisseaux capillaires là où on n'avait jamais soupçonné
leur existence ; nous lui devons aussi la découverte de la
couche interne de la choroïde [2], et la démonstration, contre
Bils [3], de l'existence des valvules dans les lymphatiques et
les chylifères.

Leeuwenhoeck peut à bon droit être considéré comme le
premier des micrographes. Il a surpris ces atomes vivants
qui sont les éléments essentiels de la vie de l'homme, et
s'est laissé captiver d'une façon admirable par le monde des

---

1. *Dictionnaire universel de médecine,* traduit de l'anglais de M. James,
par MM. Diderot, Eidous et Toussaint, 1746.

2. La couche interne de la choroïde porte le nom de *membrane de
Ruysch.*

3. Bils, auteur d'une théorie bizarre sur la circulation du chyle, et dont le
principal mérite est d'avoir ouvert la voie aux embaumeurs,

infiniment petits; les observations histologiques firent
l'objet de ses investigations constantes. C'est Leeuwenhoeck qui dès 1688 rendit évidentes, grâce au perfectionnement de ses microscopes, les anastomoses des artères
avec les veines; c'est lui aussi qui démontra l'importance
du sang, sa présence dans toute la série animale, et qui reconnut au liquide nourricier deux parties distinctes, l'une
solide et l'autre séreuse, dans laquelle nagent des globules
de couleur, de forme et de volume variables, suivant les espèces où on les observe. Il vérifia enfin la structure
lamelleuse du cristallin et décrivit le premier les sperma-
tozoïdes qu'avait aperçus, en 1677, un de ses élèves, du nom
de Louis de Hamman [1].

S'il est vrai que ce prince de la micrographie ait beaucoup vu, il est aussi hors de doute que les verres grossis-
sants eurent parfois pour lui trop de complaisances ; il crut
alors voir ce qui n'existait pas, et édifia des théories que
l'avenir n'a point justifiées.

ARTICLE VI.

ANATOMO-PHYSIOLOGIE AU XVIIIe SIÈCLE.

Le xviiie siècle apparaît ; s'il ne forme pas, à proprement parler, une période nouvelle, s'il est logiquement et
chronologiquement fils du xviie et père du xixe, il ne me
semble pas moins digne d'attirer l'attention spéciale de
l'historiographe. Celui qui l'a précédé réalisa sans doute
dans le domaine de l'anatomie des progrès réels, vit éclore
de judicieuses inventions et s'opérer de salutaires réformes,
mais notre patrie n'eut, hélas ! qu'une bien faible part à
revendiquer dans ces institutions diverses. A la nouvelle

----

1. Hartsoëker disputa à Leeuwenhoeck cette découverte et prétendit
l'avoir faite en 1674. Ce qu'il y a de sûr, c'est qu'il ne l'avait pas publiée.

époque que nous inaugurons, se rattachent des travaux non moins recommandables, et plusieurs de ces anatomistes qui étonneront le monde par l'étendue de leur génie seront des Français; en les honorant nous glorifierons nos aïeux. N'est-ce pas là un légitime sujet de satisfaction et d'orgueil? — Vicq-d'Azyr, Bichat, Chaussier, Cuvier s'engagent courageusement dans la voie si brillamment ouverte par Haller, et au moment où le prince du solidisme suscite l'admiration de l'Europe entière par la glorieuse série de faits dont il enrichit la science, surgissent de toute part des savants éclairés qui perfectionnent l'anatomie. Prochaska, Blumenbach, Reil, Sœmmering, Walter en Allemagne; Spallanzani, Cotugno, Scarpa, Mascagni en Italie; Cruikshank en Angleterre et Camper en Hollande, forment ce chœur imposant d'anatomistes, au-dessus desquels planent sur la médecine, à la façon de deux génies tutélaires, l'illustre naturaliste Georges Cuvier, et le créateur de l'anatomie générale, le divin jeune homme, Xavier Bichat.

La physiologie reste encore confinée dans le moule des systèmes, et il se produit un temps d'arrêt dans l'étude structurale des tissus; c'est à l'anatomie comparée, c'est à l'anatomie descriptive que donnent leurs soins la plupart des observateurs, et dans cette anatomie descriptive, déjà si perfectionnée, on s'attache surtout aux parties fines et délicates, telles que les systèmes nerveux et lymphatique, les organes des sens.

ARTICLE VII.

ETUDES RELATIVES AU SYSTÈME NERVEUX.

Pacchioni (1665-1726) et Valsalva (1666-1723) étudient la structure de la dure-mère, et quelques anatomistes désignent l'orifice elliptique qui livre passage à la protubérance annulaire sous le nom de *trou ovale de Pacchioni*.

Bien qu'entrevu déjà par Haller, le liquide céphalo-rachidien est définitivement observé par Cotugno (1736-1818), auquel revient le mérite d'en avoir donné la première description exacte, et Magendie n'aura, dans ses recherches ultérieures, que bien peu de choses à ajouter aux vues si précises de l'anatomiste italien. Celui-ci reconnaît en effet que l'espace compris dans la gaîne du rachis n'est jamais vide, et il ne peut être rempli, dit-il, chez l'individu vivant, que par du liquide ou de la vapeur séreuse ; or la vapeur, en se condensant, ne saurait donner naissance à la quantité de liquide que l'on trouve après la mort. Si Cotugno, d'ailleurs, n'a pu vérifier expérimentalement l'existence de cette sérosité sur l'homme, pendant la vie, il lui a été donné plusieurs fois d'en constater la présence sur des poissons vivants de différentes espèces [1]. Magendie démontrera plus tard que ce liquide est animé d'un double mouvement de flux et de reflux, et que son absence possible dans les ventricules cérébraux sur le cadavre tient évidemment à ce qu'il s'est porté dans le rachis.

Scarpa (1747-1832), l'élève de Morgagni, s'efforce d'élucider le rôle des plexus et des ganglions nerveux ; il décrit les nerfs olfactifs et le nerf naso-palatin, déjà découvert par Cotugno, et met en évidence, dans ses tableaux iconographiques, les nombreux filets qui, contrairement à l'opinion de Berhends [2], communiquent au cœur le sentiment et la vie.

Signalons encore les recherches de Malacarne (1744-

---

1. Cotugno fut le premier à décrire le liquide céphalo-rachidien, mais la sérosité qui baigne les ventricules cérébraux avait été soupçonnée bien avant lui ; Vieussens, Willis et Galien lui-même en admirent l'existence.

2. En 1792, Berhends publia une dissertation intitulée : *Quâ demonstratur cor nervis carere.*

1816) sur la structure de l'encéphale et les puissants services rendus à l'anatomie du système nerveux par Reil (1759-1813), qui parvient à séparer, au moyen de l'acide nitrique, les filets nerveux de leur gaîne lamineuse, et attache son nom à la saillie du cerveau que l'on voit dans l'intervalle de la bifurcation de la scissure de Sylvius (*insula de Reil*) [1].

La publication de Sœmmering (1755-1830), qui a pour titre : *Tabulæ baseos encephali*, présente, avec des planches d'un rare mérite, des observations fort intéressantes sur l'origine apparente des nerfs ; et Sabatier (1732-1811), Vicq-d'Azyr (1748-1794), Chaussier (1746-1828), enrichissent la science de diverses particularités relatives à ces mêmes organes.

Enfin nous ne saurions passer sous un silence absolu la doctrine du phrénologiste Gall (1758-1828), moins peut-être à cause de sa valeur réelle, que par suite de la révolution qu'elle provoqua dans l'histoire anatomique des centres nerveux les plus élevés. Elle se résume d'ailleurs dans les deux principes suivants : 1° l'intelligence a pour siège exclusif le cerveau ; 2° chacune de ses facultés a, dans le cerveau, un organe propre. « Or, dit Flourens, de ces deux propositions, la première n'a certainement rien de neuf, et la seconde n'a peut-être rien de vrai [2]. » Que d'erreurs, au reste, dans les applications spéciales qu'il fit de ses théories ! S'agit-il des éminences cérébrales, susceptibles d'expliquer les facultés diverses, nous voyons Gall s'appliquer à apprécier, non plus la masse totale de

---

1. Cette saillie ne se rencontre que chez l'homme et le singe. Lisse chez ce dernier, elle est pourvue de cinq plis chez l'homme.

2. Les phrénologistes qui, à l'exemple de Gall et de Spurzheim, ont placé les facultés intellectuelles dans le cerveau pris en masse, se sont trompés, car ces facultés résident exclusivement dans les *hémisphères*.

l'intelligence, par la masse totale du cerveau, mais l'intensité de telle ou telle faculté, par le volume de telle ou telle bosse, et il est conduit de la sorte à attribuer à l'oie, par exemple, l'instinct de la musique. Aussi, l'Empereur d'Autriche dit-il facétieusement, en l'expulsant de ses états : « que cette doctrine des têtes n'était bonne qu'à faire tourner les têtes ».

ARTICLE VIII.

SYSTÈME CIRCULATOIRE, ANATOMIE DES LYMPHATIQUES.

A propos du système circulatoire un hommage particulier est dû à Sénac (1693-1752) qui, rassemblant les idées et les travaux de ses prédécesseurs, fit paraître un ouvrage empreint d'une savante originalité sur la structure et les maladies de l'organe cardiaque ; c'est le premier *Traité* possédant une certaine valeur qui ait été publié en France sur cette matière.

Les découvertes de l'Italien Mascagni (1752-1815) et de l'Anglais Cruikshank (1745-1800) rattachent leurs noms avec éclat à l'histoire des progrès que fit l'anatomie des vaisseaux absorbants. Les faits signalés antérieurement furent soumis par eux à un contrôle sévère; ils continuèrent, en les complétant, les études de leurs prédécesseurs. La beauté des préparations et l'excellence même du texte font de l'*Histoire iconographique* un véritable chef-d'œuvre.

Mascagni y considère les séreuses comme des plexus lymphatiques et émet l'idée que le tissu cellulaire et tous les tissus blancs sont constitués par des vaisseaux de cette catégorie, ou, en d'autres termes, le système lymphatique a pour origine le tissu cellulaire. Il signale en outre l'existence des conduits de la lymphe sur des points nombreux, et soutient avec juste raison que tout lymphatique traverse au moins un ganglion avant de s'ouvrir dans l'un des deux troncs qui terminent le système absorbant.

Cruikshank démontre à son tour l'existence des conduits de la lymphe dans l'économie entière, sans excepter le cerveau, et s'attache à prouver que, sauf le sang, tous les autres liquides organiques sont pompés par eux. Il résulte enfin de leurs observations respectives une particularité uniformément admise de nos jours, à savoir que les lymphatiques ne communiquent pas avec d'autres veines que les sous-clavières et les jugulaires internes. [1]

ARTICLE IX.

ORGANES DES SENS.

Du côté des organes des sens, les explications basées sur l'étude des faits viennent se substituer aux conjectures imaginées par les anciens.

La découverte par Cotugno de l'humeur labyrinthique, ses études sur les usages du limaçon, du vestibule et des canaux demi-circulaires, les travaux de Ténon (1724-1816) sur l'appareil de la vision, ceux de Scarpa sur l'ouïe et l'odorat ajoutent des perfectionnements utiles aux notions préalablement acquises sur ces matières.

ARTICLE X.

ANATOMIE COMPARÉE.

Enfin de remarquables monographies dues à Blumembach (1752-1840), Spallanzani (— 1799), Vicq-d'Azyr et Camper (1722-1789), impriment à l'anatomie comparée une direction salutaire. Les recherches se multiplient de

---

1. L'étude des lymphatiques a été brillamment reprise de nos jours par un anatomiste aussi consciencieux que savant, M. le professeur Sappey, qui a voulu contrôler par lui-même les assertions de ses prédécesseurs.

toute part, les connaissances sur la structure des orga-
nismes animaux prennent une nouvelle extension, et
d'heureuses tendances se font jour sur l'appréciation des
faits.

A ce moment, Georges Cuvier (1769-1832) se montre, et
sa puissante influence aidera encore à la transformation
de la zoologie [1].

Le goût de l'histoire naturelle s'était développé chez lui
de bonne heure, et sa correspondance avec Geoffroy Saint-
Hilaire favorisa ses dispositions instinctives. Le plus beau
titre de cet esprit aussi élevé que méthodique fut de réunir
définitivement l'anatomie à la zoologie et de féconder
l'une par l'autre ces deux sciences. Toutes ses classifications sont fondées sur l'anatomie comparée, l'étude des
espèces vivantes marche chez lui de front avec celle des
espèces fossiles et, grâce à cette lumineuse méthode,
Cuvier est réputé à bon droit le premier naturaliste des
temps modernes [2].

———

CHAPITRE III

ANATOMIE PATHOLOGIQUE.

Ruysch, Malpighi, Leeuwenhoeck, ont jeté les bases de
l'anatomie de texture, mais c'est à Th. Bonet et à Morgagni
que revient l'honneur d'avoir édifié à l'anatomie patholo-

———

1. Voy. son éloge lu à l'Acad. de Médecine le 9 juillet 1833, *in Hist. des
membres de l'Acad. Royale de Médecine*, par E. Pariset. Paris, 1850.

2. Consulter l'*Histoire de la Zoologie depuis les temps les plus reculés
jusqu'à nos jours*, par Ferdinand Hœfer. Paris, 1873, et l'*Hist. de la Zoologie
depuis l'antiquité jusqu'au XIXe siècle*, par Victor Carus, et notes par A.
Shneider. Paris, 1880, 1 vol. in-8.

gique un monument véritablement digne d'elle et de la médecine elle-même [1].

Les anciens avaient bien observé certaines altérations ; Hippocrate s'efforçait déjà de son temps de rattacher le symptôme à la lésion qu'il supposait devoir le produire. Hérophile et Erasistrate, Celse, Arétée, suivirent en cela l'exemple du Père de la médecine, et on vit Galien lui-même proclamer bien haut le rapport nécessaire du trouble fonctionnel avec l'altération causale.

Mais ce principe si nettement formulé par le médecin de Pergame resta longtemps infécond, et ce ne fut guère que vers la fin du xve siècle qu'on essaya d'en tirer les conséquences pratiques. Benivieni de Florence et Benedetti de Venise méritent une mention spéciale pour leur empressement à pratiquer des autopsies.

Plus tard l'essor que communiquèrent aux sciences anatomiques les travaux si remarquables du xviie siècle imprima encore aux études nécroscopiques une impulsion nouvelle. Les observations se multiplièrent ; les cas intéressants furent publiés, on les présenta aux sociétés savantes. Enfin Thomas Bartholin, Panaroli, Peyer, etc..., projetèrent aussi par leurs recherches cadavériques une vive lumière sur la nature et le siège des maladies. Mais les relations de tous ces savants se trouvaient malheureusement enfouies dans de gros volumes ; le besoin se fit sentir de les exhumer et de les isoler : ce fut la tâche que s'imposa Théophile Bonet (1620-1689).

Le vaillant précurseur de Morgagni ne se dissimulait d'ailleurs aucunement la difficulté de son entreprise et comprit d'avance toute la peine qu'il aurait à réaliser

---

1. Voy. le Mémoire de Saucerotte, en réponse à cette question : *Quelle a été l'influence de l'anatomie pathologique sur la médecine, depuis Morgagni jusqu'à nos jours ?* Paris, 1837. — Risueno D'Amador, *Influence de l'anatomie pathologique sur la médecine, depuis Morgagni jusqu'à nos jours.* Paris, 1837.

noblement son dessein. Nonobstant ces considérations personnelles, Bonet se mit résolument au travail, et le nombre d'observations éparses qu'il a reproduites dans son *Sepulchretum* [1] est prodigieux. Mais si ce fut là une œuvre gigantesque, elle brille bien plutôt par l'érudition et la patience que par l'ordre et la méthode ; il y règne beaucoup de confusion, parfois de l'inexactitude, et son auteur a le tort de ranger parmi les causes productrices de la maladie certains phénomènes que l'on est autorisé à envisager comme survenus réellement après la mort. Le *Sepulchretum* comprend quatre livres : les trois premiers sont consacrés aux affections de la tête, de la poitrine et de l'abdomen ; dans le quatrième, Bonet étudie celles qui lui paraissent d'une localisation difficile. Malgré ses imperfections nombreuses, cette compilation quelque peu indigeste n'en est pas moins le recueil le plus complet qui ait été publié jusqu'à la fin du XVIIe siècle, et l'influence qu'il exerça sur la marche ultérieure de l'anatomie pathologique et l'évolution de la clinique elle-même nous semble absolument indéniable.

En 1762, parut le grand ouvrage de Morgagni, *De sedibus et causis morborum per anatomiam indagatis* ; il réalisait l'idée contenue en germe dans le Traité *De locis affectis* de Galien. Les observations relatées dans ce volumineux travail appartiennent en propre à l'auteur ou sont empruntées à son maître Valsalva. Morgagni a le mérite d'éviter les stériles discussions ; il laisse parler les faits, et son œuvre est d'autant plus remarquable que les procédés dont il dispose sont plus primitifs et moins perfectionnés. Le style du professeur de Padoue est admirable de lucidité et offre néanmoins des éclairs d'originalité inouïe ; sa cri-

---

Théophile Bonet, *Sepulchretum, sive Anatomia practica*. Genève, 1679.

tique est juste, quoique sévère, et il ne cherche à déguiser aucun des emprunts qu'il fait soit à ses prédécesseurs, soit à ses contemporains. S'il interroge avec soin les organes, c'est pour mieux étudier les altérations que peut produire la maladie dans les solides et les liquides de l'économie, et afin aussi de dégager d'une façon plus évidente le rapport qui existe nécessairement entre la lésion et le symptôme.

Les données de l'histologie se trouvent ainsi appliquées à l'homme malade, et c'est au prince des anatomo-pathologistes, c'est à l'immortel Morgagni que revient le mérite de cette glorieuse tentative[1]. S'il est vrai en effet de dire que Bonet lui prépara les voies, il est aussi juste de rapporter au célèbre anatomiste de Forli l'honneur d'avoir fondé à tout jamais l'école anatomo-pathologique. Cette école, sans doute, rencontrera des opposants, des adversaires même qui s'efforceront de la flétrir par d'injurieuses épithètes et en jetant le discrédit sur les études nécroscopiques. Mais aux ironiques sarcasmes de tous ses insulteurs elle répondra victorieusement en suscitant une généreuse pléïade de champions aussi ardents pour sa cause que l'avaient été les Aselli, les Pecquet, les Wharton, etc., pour celle de l'anatomie elle-même.

Les noms de Corvisart, de Bichat, de Dupuytren, de Cruveilhier[2], d'Andral et de Lebert[3] suffisent à rappeler

---

1. Mercandetti grava en l'honneur de Morgagni une grande médaille représentant une Pallas qui offre à Esculape un scalpel avec lequel ce dernier pratique l'ouverture d'un cadavre.

2. Cruveilhier, *Anatomie pathologique du corps humain, ou description avec figures lithographiées et coloriées des diverses altérations morbides dont le corps humain est susceptible*. Paris, 1830-1842, 2 vol. in fol. 230 pl. col.

3. Lebert, *Traité d'anatomie pathologique générale et spéciale, ou description et iconographie pathologique des affections morbides, tant liquides que solides, observées dans le corps humain*. Paris, 1855-1861, 2 vol. in fol. avec 200 pl. col.

cette génération nouvelle qui a si puissamment contribué, par la contemplation de la mort, à éclairer les mystérieux rouages de la vie. L'illustre Ecole de la Salpétrière poursuit de nos jours cette œuvre avec succès, et, brillamment secondée par l'observation clinique, l'anatomie morbide avance sûrement dans la voie des découvertes qui en assureront le progrès véritable.

Les XVIIe et XVIIIe siècles virent éclore bon nombre de doctrines opposées. A la description de chacune d'entre elles nous rattacherons, comme de juste, les noms des pathologistes ou cliniciens qui la représentèrent, et l'étude de leur œuvre au point de vue médical avec tout le développement qu'elle comporte.

Le Père de la médecine considérait dans le corps humain les solides, les liquides et les forces. Cette division, toute simple qu'elle est, nous semble s'adapter merveilleusement aux trois grandes classes de systèmes que nous devons maintenant passer en revue. Aux solides correspond le *solidisme;* aux liquides, l'*humorisme;* les forces enfin se trouvent assez bien représentées par le *vitalisme* et l'*animisme.*

CHAPITRE IV

SOLIDISME.

Subordonner entièrement aux lois ordinaires de la mécanique les mouvements si complexes d'ordre hygide ou morbide dont l'économie vivante est le théâtre et chercher à les expliquer par ces mêmes lois, en invoquant le concours des formules algébriques, tel fut le but poursuivi par les iatro-mécaniciens ou iatro-mathématiciens.

De nos jours sans doute quelques progrès ont été réalisés dans cet ordre de recherches, mais il est des actes dont le mécanisme moléculaire échappera longtemps encore aux investigations des savants, et les manifestations locomotrices sont les mieux connues à l'heure actuelle.

Le dix-septième siècle n'était pas assez mûr pour faire dans ce domaine des acquisitions sérieuses, et le moment n'était point venu de scruter fructueusement ces problèmes si ardus de la biologie. Aussi ne se rattache-t-il guère d'autre intérêt aux noms illustres de la plupart des iatro-mécaniciens que celui que l'on accorde à des jalons naturels pouvant guider dans l'histoire de la mécanique animale.

On fait généralement rentrer, bien qu'elle n'en soit qu'une partie accessoire et secondaire, la médecine statique de Sanctorius dans l'iatro-mécanisme. Son auteur n'a pu profiter des grandes découvertes anatomiques de la seconde moitié du XVIIe siècle, et nous devons l'envisager plutôt comme le précurseur que comme le fondateur de la nouvelle doctrine.

Né à Capo d'Istria, Sanctorius fit ses premières études à Padoue et se rendit ensuite à Venise où il mourut en 1636. Durant longues années on prononça son éloge dans cette dernière ville et, il y a environ deux siècles, chacun pouvait contempler dans les rues de Padoue une colonne où se trouvait gravé au milieu le nom de Sanctorius et sur les côtés une balance au dessous de laquelle il était écrit : *Hùc sta salus!*

C'est dans son livre sur la médecine statique que sont renfermés ses remarquables travaux[1] ; ils portent principalement sur la transpiration insensible, dont Sanctorius le premier tenta l'appréciation exacte[2]. Pour rendre son

---

1. Sanctorius, *De staticâ medicinâ aphorismorum sectionibus septem comprehensa.* Venetiis, 1614. Suivant le témoignage de Boerhaave, aucun ouvrage médical n'atteignit le degré de perfection de la médecine statique de Sanctorius : « Nullus liber in re medicâ ad eam perfectionem scriptus est ».

2. On connaissait avant Sanctorius la transpiration insensible, on était

expérience aussi concluante que possible, il eut l'admirable patience de demeurer presque continuellement assis pendant trente années consécutives, sur une sorte de siège soutenu par quatre piliers de bois et suspendu à une romaine, afin de pouvoir ainsi évaluer approximativement les pertes de poids éprouvées par son propre corps.

Nul doute que Sanctorius n'ait exagéré l'importance de ce genre d'études, puisqu'il alla jusqu'à attribuer toutes les maladies à l'excès ou au défaut de transpiration. C'est d'ailleurs le propre des novateurs que d'outrepasser les conséquences de leurs théories.

Quoi qu'il en soit, les résultats obtenus furent rédigés en 466 aphorismes comprenant eux-mêmes sept sections différentes. La première a trait au poids de la transpiration insensible ; la seconde à l'air et aux eaux ; la troisième concerne la nourriture et la boisson ; la quatrième le sommeil et la veille ; la cinquième s'occupe du repos et de l'exercice ; la sixième de l'acte vénérien ; la septième enfin des affections de l'âme.

Dans ses commentaires sur Avicenne, Sanctorius nous a laissé aussi la description et la figure d'un thermomètre à eau [1], d'un hygromètre [2], d'appareils spéciaux pour les bains [3] et pour l'extraction de la pierre, ainsi que d'un *pulsilogium* ou instrument particulier destiné à faire connaitre le degré de fréquence ou de rareté du pouls.

Ce fut en résumé un esprit original et qui personnifia assez

---

même convaincu de son importance, mais nul n'avait essayé de l'apprécier numériquement.

1. Sa sensibilité ne devait pas être à l'abri de tout reproche.

2. L'hygromètre de Sanctorius était fabriqué à la façon des capucins de nos jours.

3. Lorsqu'un malade alité devait prendre un bain, Sanctorius le faisait introduire dans un sac qui pouvait s'emplir et se vider au moyen de deux robinets.

bien les applications faites à son époque des sciences physiques à la médecine.

René Descartes (1596-1650) peut être scientifiquement envisagé comme le véritable inspirateur de l'iatro-mécanisme. Cet incomparable génie conçut le hardi projet de réunir toutes les sciences et de les utiliser au perfectionnement l'une de l'autre. Après avoir appliqué dans ce but la géométrie et l'algébre à la mécanique, nous le voyons tenter l'application de la mécanique elle-même à l'anatomie. Descartes veut se rendre compte de sa propre vie, de ses mouvements, de ses sens, et pour scruter les difficiles problèmes offerts par l'organisme vivant, il remonte comme toujours de l'effet à la cause, examine scrupuleusement les rapports réciproques des parties et leurs rapports avec le tout. Mais, accoutumé à franchir d'un bond des intervalles immenses, son esprit, trop enclin à une généralisation anticipée, lui fait commettre de funestes erreurs dans le domaine des sciences dites expérimentales.

« Un plus grand objet vient se présenter à lui, dit Tho-
« mas [1] ; une machine plus étonnante, composée de parties
« innombrables, dont plusieurs sont d'une finesse qui les
« rend imperceptibles à l'œil même le plus perçant ; ma-
« chine qui par ses parties solides représente des leviers,
« des cordes, des poulies, des poids et des contre-poids, et
« est assujettie aux lois de la statique ordinaire ; qui, par
« ses fluides et les vaisseaux qui les contiennent, suit les
« règles de l'équilibre et du mouvement des liqueurs ; qui,
« par des pompes qui aspirent l'air et qui le rendent, est
« asservie aux inégalités et à la pression de l'atmosphère ;
« qui, par des filets presque invisibles répandus à toutes ses

---

1. Thomas, *Eloge de René Descartes.* Discours qui a remporté le prix de l'Académie française, en 1765,

« extrémités, a des rapports innombrables et rapides avec
« ce qui l'environne ; machine sur laquelle tous les objets
« de l'univers viennent agir, et qui réagit sur eux ; qui,
« comme la plante, se nourrit, se développe et se reproduit,
« mais qui à la vie végétale joint le mouvement progres-
« sif ; machine organisée, mécanique vivante, mais dont
« tous les ressorts sont intérieurs et dérobés à l'œil, tan-
« dis qu'au dehors on ne voit qu'une décoration simple à la
« fois et magnifique, où sont rassemblés et le charme des
« couleurs, et la beauté des formes, et l'élégance des contours,
« et l'harmonie des proportions : c'est le corps humain. »

Descartes considère le cœur de l'homme comme le foyer
de la vie interne : il s'y accomplit un bouillonnement
analogue à celui qu'éprouvent les liqueurs nouvelles, et
c'est par le feu secret qui l'anime que s'exécutent toutes
les fonctions de l'âme ; grâce à lui aussi, les parties les
plus subtiles du sang sont converties en un principe moteur, et voué lui-même à une éternelle agitation qui a
reçu nom *d'esprits animaux ;* ces esprits portent partout
l'activité et la souplesse.....

L'estomac est un fourneau chimique où les aliments,
dissous par des liqueurs fermentescibles, se décomposent
pour se transformer ultérieurement en sang ; les artères
charrient le sang par des routes innombrables, jusqu'aux
extrémités de la machine humaine, et les veines ont pour
mission de ramener le liquide nourricier des extrémités
vers le cœur.

Le cerveau est le siège de l'âme ; c'est là qu'elle est
avertie de tout ce qui se passe aux limites de son vaste empire ; de là aussi elle distribue ses ordres aux nerfs, mes-
sagers fidèles de ses volontés. A chacune des opérations
de l'âme correspond une modification particulière dans les
fibres cérébrales ou dans le cours des esprits. L'âme est à
la fois intelligente et sensible.

Les idées pathogéniques de Descartes sont peut-être
encore moins nettes et moins précises, et Daremberg
porte sur l'illustre philosophe de la Touraine un jugement
sévère.

« Ni le physiologiste, ni le médecin, dit-il, ne sont en
rien redevables au grand esprit de Descartes des résultats positifs qu'ils ont obtenus. »

Mais si le temps a fait justice de ses opinions médicales,
la gloire du grand philosophe et du hardi mathématicien
n'en est aucunement amoindrie. L'esprit de Descartes
sera immortel, et tant que règnera l'amour de la vérité,
on rendra à sa mémoire l'équitable hommage d'une reconnaissante admiration.

Sanctorius, par sa médecine statique, prépara les voies
aux iatro-mathématiciens; Descartes, en appliquant la
mécanique à l'anatomie, devint l'inspirateur de la jeune
école. Mais il était réservé à Alphonse Borelli (1608-1679),
d'en être le véritable promoteur ; ce fut lui, en effet, qui
tenta l'application définitive aux mouvements des êtres
animés, des lois qui régissent la statique et les mathématiques.

Borelli assimile, par une ingénieuse comparaison, les
os qui forment la charpente du corps humain à des leviers, dont les muscles représenteraient exactement la
puissance, et évalue même approximativement la déper-
dition de forces qui résulte de l'obliquité d'insertion de
ces derniers. Pour vaincre une résistance, si légère soit-
elle, le muscle doit déployer une énergie considérable. La
reptation, le vol, la nage, se trouvent expliqués d'une façon
toute naturelle dans cette doctrine, et la science est également redevable au grand esprit du physiologiste italien
de précieuses données sur le rôle des muscles intercostaux
dans l'acte respiratoire.

Borelli, s'est montré toutefois un peu moins heureux dans sa théorie de la contraction musculaire : la cause prochaine de ce phénomène résiderait, suivant lui, dans un gonflement de l'organe, gonflement dû lui-même au mélange du sang et du fluide nerveux dans les cellules spongieuses des muscles. Les esprits ou fluide nerveux opéreraient ainsi au contact du liquide nourricier une action chimique spéciale, qui aurait le mouvement contractile pour résultat nécessaire et immédiat [1].

Ce n'est pas tout, et l'altération du suc nerveux occupe une large place dans sa pathogénie ; ce suc peut devenir assez âcre pour irriter le cœur ; dès lors la fièvre s'allume, et tous les efforts du médecin doivent naturellement tendre à modérer cette prétendue âcreté.

Laurent Bellini (1643-1704), disciple de Borelli, participa aux exagérations du maître touchant l'influence de ce suc essentiellement corporel, qui a nom d'*esprit nerveux*. On le vit en outre invoquer de temps à autre les actions chimiques à l'appui de son argumentation en faveur des forces physiques, et sa théorie est un mélange fort confus de chimiatrie et d'iatro-mécanisme. Toujours et partout l'auteur s'est montré esclave de l'hypothèse ; ses longues études sur la contraction musculaire, la circulation du sang, la génération, sont toutes là pour l'attester,

Comme anatomiste, Bellini a droit à plus d'égards : il a localisé le siège du goût dans les papilles linguales [2], et

---

1. *De motu animalium, pars prima, in quâ copiose disceptatur de motionibus conspicuis animalium, nempe de externarum partium et artuum flectionibus, extensionibus, et tandem de gressu, volatu, natatu, et ejus annexis.* Rome, 1680. *Pars altera, in quâ de causis motus musculorum, et motionibus internis atque humorum, qui per vasa et viscera animalium fiunt.* Rome, 1681.

2. *Gustûs organum novissime deprehensum ; præmissis ad faciliorem intelligentiam quibusdam de saporibus.* Bologne, 1665.

nous lui devons la découverte des conduits urinifères du rein [1]. Ses ouvrages pratiques sont généralement fort défectueux ; on trouve cependant quelques judicieuses observations dans le *Traité des urines* [2].

Certains hommes portent gravée au front l'ineffaçable empreinte de leur nationalité. Georges Baglivi (1668-1706) est de ce nombre, et alors même qu'il n'eût point prononcé son fameux « Scribo hæc in aere romano », nous saluerions encore en lui le génie romain.

Ce fut à la fois le plus érudit et le plus sensé des sectaires, et on peut dire avec Daremberg « qu'il sema des fleurs de rhétorique sur une route hérissée de broussailles ». La droiture de son jugement, l'élégance de son style, son goût décidé pour l'observation directe, lui vaudront dans l'histoire équitable l'élogieuse dénomination de prince du Solidisme moderne. Digne précurseur de Hoffmann et de Haller, Baglivi a été à l'Italie ce que Sydenham fut à l'Angleterre ; et si ce dernier l'emporta par l'expérience pratique, Baglivi lui fut incontestablement supérieur par cette élévation de vues que donne seul le génie.

Professeur d'anatomie et de chirurgie au collège de la Sapience de Rome, il voulut explorer toutes les routes pour choisir la meilleure, et accorda, comme fruit de ses méditations, une préséance incontestable au naturisme Hippocratique [3]. Mais quel antagonisme entre la doctrine de Cos et les idées solidistes auxquelles Baglivi concédait manifestement une si grande faveur ! Le célèbre physiologiste fut assez logique pour le comprendre et fit de vains

---

1. *Exercitatio anatomica de structurâ et usu renum.* Florence, 1662.

2. *De urinis et pulsibus, de missione sanguinis, de febribus, de morbis capitis et pectoris.* Bologne, 1683.

3. « J'ai exploré toutes les routes, écrit-il lui-même, je n'en ai trouvé qu'une qui puisse mener à une méthode sûre dans le traitement des mala-

efforts pour concilier les deux doctrines. Ce n'est d'ailleurs pas chose nouvelle que de voir étayer des hypothèses sur des faits qui se trouvent en formelle contradiction avec elles ; l'histoire des systèmes abonde en exemples de ce genre.

Il existe, suivant Baglivi, deux centres d'impulsion dans l'organisme [1] : le cœur qui fournit le sang aux diverses régions du corps et transmet ses oscillations à toutes les fibres charnues, et les méninges [2] douées d'une force systaltique particulière, en vertu de laquelle elles se meuvent elles-mêmes et communiquent le mouvement à toutes les fibres membraneuses qui réagissent sur les liquides en se contractant à leur tour [3]. Le grand mérite de l'Hippocrate anglais consiste à avoir mis nettement en lumière la prééminence du système nerveux et à avoir reconnu la sensibilité et la contractilité comme facultés propres de la fibre vivante : c'est un pas de plus vers le dynamisme moderne.

Rénovateur en pathologie [4] des anciens principes méthodistes, Baglivi rapporta les phénomènes morbides à l'augmentation ou à la diminution de ton dans les solides ; tout se réduisait pour lui à une question de tension ou de relâchement contre nature. L'importance de l'indication thérapeutique ne lui échappa point : On doit la tirer, disait-il, du symptôme prédominant, de la nature de la maladie et de la cause morbifique [5]. Son indépendance pour les moyens à employer fut enfin au-dessus de tout éloge, et au lieu

---

dies, c'est la doctrine de Cos, que ma propre expérience m'a habitué à regarder comme le produit d'un oracle. »

1. Baglivi, *Traité de la force motrice*.

2. Baglivi appelait la dure-mère le *cœur du cerveau*.

3. Hoffmann transforma la théorie de Baglivi, en substituant le cœur aux méninges.

4. Baglivi, *Praxis medica*.

5. Galien avait à peu près reconnu lui-même ces sources d'indications.

de borner les modes de traitement aux étroites exigences du solidisme, on le vit faire un pressant appel à l'observation et ne dédaigner aucun des médicaments dont l'efficacité avait été proclamée d'une façon irréfutable par la grande voix de l'expérience. Il l'écrivit d'ailleurs lui-même : « Totus sum in observando ».

Loin d'avoir été un des coryphées de l'iatro-mécanisme [1], Bernard Ramazzini (1633-1714) fut surtout un éclectique, et on le vit adresser un aussi fréquent appel à la chimiatrie qu'aux doctrines solidistes [2]. Comme Baglivi son maître, Ramazzini devint profondément observateur, et sut d'ailleurs faire abstraction complète, au lit du malade, de toutes ses idées théoriques.

Les constitutions médicales l'intéressèrent à un haut degré ; aussi consacra-t-il toute l'ampleur de son talent à les bien étudier, et on peut l'envisager sous ce point de vue comme le digne émule de Sydenham.

Mais c'est surtout comme hygiéniste que brilla l'auteur italien ; outre ses savants commentaires sur le livre de Cornaro [3], nous avons encore de lui un Traité justement célèbre des maladies des artisans. Le nombre considérable d'éditions qu'a eu cet important ouvrage témoigne suffisamment du haut rang qu'il dut occuper dans la littérature médicale [4]. Reprochons néanmoins à Ramazzini de s'être montré un peu trop pessimiste dans les questions d'hygiène professionnelle.

---

1. Quelques auteurs, et notamment Puccinotti, dans sa *Storia della Medicina*, placent Ramazzini parmi les iatro-mécaniciens les plus exaltés.

2. La même remarque peut être judicieusement appliquée à son contemporain et ami Lancisi (1654-1720), que la variété de ses connaissances rendit à tout jamais célèbre.

3. *Discorsi della vita sobria*. Voyez Cornaro. *De la sobriété, Conseils pour vivre longtemps*. Paris, 1880, 1 vol. in 18 jésus.

4. Voyez Ph. Patissier, *Traité des maladies des artisans et de celles qui résultent des diverses professions d'après Ramazzini*. Paris. 1882, 1 vol in-8.

Un grand nom en médecine est celui d'Hermann Boerhaave (1668-1738) ; il nous rappelle un homme qui parvint à se créer la renommée la plus bruyante de son époque.

Nommé professeur à Leyde, son enseignement fut en effet le plus fameux de l'Europe entière. Boerhaave groupa autour de sa chaire un si grand nombre de disciples qu'on dut démolir les remparts de la ville, pour donner asile à cette jeunesse studieuse, qui affluait de toute part, captivée par le charme indicible de sa brillante parole, et la réputation du maître s'étendit de son vivant même dans les deux mondes : « Mecum Boerhaavium audivistis eloquentem, dit Haller, candidum, assiduum, omnium litterarum peritum, botanicum curiosissimum, chemicum incomparabilem, medicum non Urbis, non Belgii, sed universæ Europæ, communem Medicorum ex omnibus nationibus moratioribus confluentium præceptorem [1] ». Aucune dignité universitaire ne lui fit défaut ; il résumait en lui seul, comme l'ont dit ses panégyristes, la Faculté entière.

Le praticien parut d'ailleurs se montrer en lui à la hauteur du savant ; plusieurs souverains le consultèrent, et sa célébrité devint si grande, qu'un mandarin chinois put écrire un jour : « A. M. Boerhaave, en Europe ».

Tel fut l'homme étonnant qui voulut allier les doctrines de ses prédécesseurs et les études cliniques de ses contemporains aux théories mécanico-chimiques. Il admettait bien l'influence des lois mécaniques sur les phénomènes vitaux. « La fonction, écrivait-il [2], est soumise aux lois de la mécanique et ne peut s'expliquer que par elles » ; mais, pas plus que Baglivi, il ne se montra toujours conséquent

---

1. Hermanni Boerhaave, *Prælectiones academicæ in proprias institutiones rei medicæ* ; edidit et notas addidit Albertus Haller, 1745. Vol. IV, pars prima, pag. v.

2. Boerhaave, *Aph.* 40.

avec ses principes, et on le vit souvent concéder une large part aux idées humorales.

« Il est des gloires, a-t-on dit, qui, nées dans le tumulte, ont besoin du tumulte pour se soutenir » ; plus éloquent que profond, moins instructif qu'agréable, Boerhaave dut en effet à la lucidité et à l'éclat de son enseignement la supériorité dont il jouit sur ses rivaux de gloire [1].

Le temps a sourdement miné son œuvre ; si l'ordre et la méthode lui communiquèrent des dehors irréprochables, elle n'en resta pas moins, pour quiconque voulut y regarder de près, un chaos assez informe, et n'est guère aujourd'hui qu'un froid monument d'érudition, n'offrant plus qu'un fort médiocre intérêt.

Qu'a-t-il donc fait pour notre science, et quel héritage nous a-t-il légué ?

« L'anatomie nous enseigne, dit-il, que le corps humain se compose de liquides et de solides [2].

« Les solides sont ou des vaisseaux renfermant des humeurs ou des appareils fabriqués, organisés et reliés entre eux, de manière à pouvoir être mis en mouvement, d'après leur mécanisme particulier, s'il survient une cause mouvante. On trouve dans le corps des appuis, des colonnes, des poutres, des bastions, des téguments, des coins, des leviers, des ailes de levier, des poulies, des cordes, des pressoirs, des soufflets, des cribles, des filtres, des canaux, des auges, des réservoirs [3]. »

Cette longue énumération d'organes assimilés à des machines décèle évidemment les principes de l'École iatro-mécanicienne.

Dans l'acte de la digestion, les phénomènes d'ordre mé-

---

1. Hoffmann et Stahl formèrent avec Boerhaave une sorte de triumvirat.
2. *Aph.* 39.
3. *Aph.* 40.

canique sont d'ailleurs parfaitement distingués des phénomènes chimiques.

Les aliments subissent dans la bouche des transformations qui résultent du broiement, de la mastication et de
l'action combinée de la salive, du mucus et de l'air [1].

Plus tard, après avoir concédé une large part aux violentes contractions de la tunique musculeuse dans la digestion stomacale [2], Boerhaave ajoute :

« Il ne faudrait pourtant pas croire que les causes pré-
citées soient suffisantes pour transformer les‧aliments,
il convient de leur ajouter : 1º la chaleur continuelle des
parties voisines du cœur, du foie, de la rate, de l'aorte, du
pancréas, du mésentère, des artères, des veines ; 2º les battements innombrables de tant d'artères voisines du cœur
et qui se distribuent à l'estomac, au diaphragme, à l'épi-
ploon, à la rate, au foie, au pancréas, au mésentère, au péritoine ; 3º les violentes vibrations de l'aorte située au-
dessous de l'estomac ; 4º la force du fluide nerveux, qui se
trouve peut-être ici en plus grande abondance que nulle
part ailleurs ; 5º la compression continuelle, réciproque,
vigoureuse de presque tout le péritoine par le jeu du diaphragme [3]... »

« L'hématose est produite par les mouvements qu'imprime
l'air au liquide contenu dans les vaisseaux pulmonaires [4]. »

Et à propos de la circulation, Boerhaave nous dit :

« Il n'existe dans tout le corps aucune partie sensible qui
ne possède quelque petite artère ; les petites plaies, les
microscopes, les injections sont là pour l'attester. Jusque
dans la moelle des os on retrouve des membranes, des

---

1. *Aph.* 58.
2. *Aph.* 80.
3. *Aph.* 86.
4. *Aph.* 201.

vaisseaux, des humeurs. Toutes ces petites artères sont des ramifications de l'aorte [1]. »

La nature et les parties constituantes du sang sont étudiées dans les *aph.* 223 et suivants.

La circulation nerveuse se fait par la pénétration des esprits dans les radicules des nerfs ; ces esprits ou fluides deviennent les agents des fonctions nerveuses et sont l'unique cause du mouvement musculaire [2].

Les *aph.* 601 et ceux qui les suivent contiennent l'exposé du mécanisme de la respiration. Boerhaave passe ensuite successivement en revue, à partir de l'*aph.* 626, la voix, la parole, le chant, l'action de rire, de bâiller, d'éternuer, et termine par l'étude de la génération dans les deux sexes ses travaux d'anatomo-physiologie ; le professeur de Leyde y a semé peu de vérités, et s'y est fait au contraire le complaisant écho de toutes les erreurs de son siècle.

Pour le juger sainement, c'est le pathologiste qu'il faut chercher en lui, car c'est comme médecin surtout que Boerhaave occupa dans la science un rang élevé.

« La maladie, nous dit-il, est un état du corps vivant qui met obstacle au libre exercice d'une fonction quelconque[3]. »

Il reconnaît au reste trois grandes catégories d'affections :

1° Celles des parties solides de l'organisme ;

2° Celles des humeurs ;

3° Les altérations combinées de ces deux sortes d'éléments.

Les solides peuvent être lésés sous le rapport de la forme, du nombre (augmentation ou diminution), de la di-

---

1. *Aph.* 214.
2. *Aph.* 403.
3. *Aph.* 696.

mension, de la situation, des rapports, de la mobilité.

Les altérations des liquides concernent leur masse ou leur qualité.

Dans son étiologie, Boerhaave distingue les causes internes et externes, prochaines et éloignées, prédisposantes et efficientes.

Le symptôme est pour lui « un phénomène produit par la maladie dans l'organisme malade ».

On appelle *signes diagnostiques* ceux qui indiquent l'état actuel de l'organisme ; s'ils présagent ce qui doit se passer ultérieurement, ils prennent le nom de *pronostiques* ; dans le cas enfin où ils rappellent ce qui a eu lieu précédemment, ce sont des signes *anamnestiques*.

On entend par signe pathognomonique un signe spécial à une maladie qui ne se comprend pas sans elle et est tiré de sa nature même.

Les indications pour les maladies des solides concernent l'état de rigidité ou de laxité des tissus.

Quant aux humeurs, on doit s'étudier à les transformer, lorsqu'elles sont altérées dans leur qualité, et à les évacuer, s'il y a pléthore.

Un mot de pathologie spéciale :

La petite vérole provient, d'après Boerhaave, d'un miasme contagieux qui augmente la rapidité du sang et joue le rôle d'irritant inflammatoire.

Il existe deux espèces de péripneumonie : l'une a son siège aux extrémités des artères pulmonaires, l'autre aux extrémités des bronchiales.

Les esquinancies peuvent être aqueuses, inflammatoires ou convulsives. La fièvre enfin est due à la stagnation du sang dans les petits vaisseaux ; elle s'accompagne d'un certain degré de surexcitation de l'organe cardiaque.

En thérapeutique, Boerhaave se montre traditionnaliste décidé; aussi est-ce là encore une des parties les meilleures et les plus acceptables de son œuvre.

Nous sommes réellement surpris, en envisageant par un coup d'œil d'ensemble l'édifice Boerhaavien, de n'y rien rencontrer de nouveau et de saillant, rien qui dépasse les limites ordinaires de l'esprit humain ; le génie de son auteur s'évanouit à nos yeux, et, comme le dit Alibert, « la chute rapide de ces échafaudages systématiques est une leçon pour l'esprit humain ». Dans toutes ses théories, le champ reste ouvert immense à l'hypothèse, et à quelle hypothèse ! C'est précisément lorsqu'il fait table rase de ses idées iatro-chimiques, pour se conformer au bon sens et à l'observation de ses devanciers, qu'il nous semble le plus digne de louanges. En un mot, la réputation de Boerhaave ne doit pas plus longtemps survivre à celui qui en fut l'objet, et le prestige qui s'attacha à son nom ne saurait légitimement accompagner son œuvre [1].

Frédéric Hoffmann (1660-1742) appartint, ainsi que son camarade et rival Georges-Ernest Stahl, à cette célèbre Université de Halle [2], qui ne le céda, par la réputation des maîtres et le nombre des disciples, à aucune des académies voisines.

La diction pure de ce médecin, la facilité et l'élégance de son style, le firent préférer par quelques-uns à Boerhaave lui-même [3]. Quoi qu'il en soit de cette opinion, personne n'osera lui dénier une grande aptitude au travail, et de véritables succès pratiques.

---

1. Nous aurions peut-être hésité à donner sur ce point notre appréciation personnelle, si nous ne pouvions l'abriter sous l'égide d'un nom recommandable, celui de Ch. Daremberg, qui tire la conclusion suivante de son étude sur Boerhaave : « Je pense, dit-il, que si les historiens y regardaient de plus près, beaucoup de réputations médicales acceptées de confiance, mais créées par des circonstances accidentelles, s'évanouiraient en partie sous le regard d'une critique sérieuse et impartiale ».

2. L'Université de Halle fut fondée en 1693 par Frédéric Ier, à cette époque électeur de Brandebourg et plus tard premier roi de Prusse.

3. Boerhaave sembla reconnaître aussi la supériorité de son rival, lorsque, consulté par le roi de Prusse, il l'engagea à s'adresser à Hoffmann.

« Hoffmann a l'expression facile, dit le professeur La-
« sègue [1], il est éloquent et disert ; sa latinité est claire et
« limpide ; il écrit aussi bien, sinon mieux, que Stoll, sans
« périphrases, sans néologismes et surtout sans germa-
« nismes. Son esprit net ne se plaît pas aux circonlocutions,
« sa phrase a la décision de son intelligence ; tout ce qui
« dépasse la mesure le gêne ; il détourne les yeux des
« grandes visées, qui le troubleraient ; plus habile à tourner
« qu'à escalader les obstacles. Son esprit se réduit volon-
« tiers aux côtés pratiques, qu'il assaisonne de généralités
« toujours accessibles. En somme, c'est une nature peu
« philosophique ; s'il philosophie parfois, c'est presque
« malgré lui, et comme s'il se sentait frappé au coude par
« son collègue, qui l'avertit qu'il ne suffit pas de prescrire,
« qu'il faut encore dogmatiser ; qu'au-dessus de la prati-
« que il y a la théorie qui la résume ou qui l'éclaire, et
« que l'expérience s'acquiert, mais ne s'enseigne pas. »

Schulze [2] s'exprime en ces termes :

« Eluxit quàm maximè inter hæc sidera doctrinæ ele-
« gantis copia et varietate ornatissimus, splendidorum
« munerum meritorumque decoribus illustris et variis
« ingenii monumentis artisque felicissimis operibus incly-
« tus vir, Dominus Fridericus Hoffmannus, Comes Pala-
« tinus Cæsareus, etc.... »

La partie physiologique occupe dans la *médecine rationnelle* [3] une assez large place, et deux livres lui sont consacrés. Le premier d'entre eux embrasse à son tour trois
sections différentes : l'une traite de la vie, de ses causes, et
des mouvements qui en dépendent ; la seconde, des fonctions

---

1. *L'École de Halle : Fréd. Hoffmann et Stahl. Conférence faite à la Faculté de médecine de Paris, pendant l'année* 1865, par M. Lasègue.

2. Schulze, *Commentaires sur la vie de Frédéric Hoffmann.*

3. Friderici Hoffmanni *Opera omnia in sex tomos distributa.* Genève, 1740.

naturelles (sécrétions et excrétions); la troisième, des fonctions animales ou de celles qui ont pour instruments le cerveau, les sens et la puissance de l'âme sur le corps. Le livre deuxième comprend l'étude de la diète envisagée comme moyen propre à conserver la vie et la santé.

La pathologie générale est elle-même l'objet de trois divisions, à chacune desquelles correspond un chapitre spécial. Le premier se rapporte à la nature de la mort, des maladies et des mouvements morbides, ainsi qu'aux symptômes et aux causes; le second renferme les caractères et le mode d'action des venins et des poisons; l'auteur range dans le troisième les affections qui empruntent leur origine à l'état de faiblesse du corps humain, à la mauvaise qualité des aliments, au défaut d'excrétions, à la trop grande abondance et à l'impureté du sang et des humeurs; vient encore prendre place dans cette troisième partie l'étude des moyens thérapeutiques propres à être fructueusement employés contre ces diverses altérations de l'organisme.

Abordant ensuite la pathologie spéciale, Hoffmann passe successivement en revue les divers genres de fièvres, les hémorrhagies et la douleur, les maladies spasmodiques et convulsives, celles qui sont provoquées par quelque lésion viscérale ou par l'atonie des parties solides de l'organisme, enfin les affections qui se localisent de préférence sur les parties externes.

Dans toute son œuvre, le professeur de Halle se montre franchement solidiste. Pour lui, « la circulation du sang est la cause de la vie. On dit que le corps est vivant, tant que le sang et les humeurs se meuvent ; si leur cours vient à s'interrompre, la mort survient. Le corps est sain, si la circulation est libre, modérée et réglée ; lorsqu'il y a maladie, au contraire, elle devient précipitée, inégale et embarrassée. Les causes morbifiques n'exercent leurs ravage qu'en troublant la régularité des mouvements vitaux et en pervertissant les sécrétions et les excrétions. Les maladies aiguës sont provoquées par la stase du sang ; les maladies chroniques, par la stagnation du liquide nourricier, ainsi que par l'obstruction des viscères et des organes émonctoriaux ».

Ainsi qu'il est facile de s'en convaincre, le mouvement est tout aux yeux d'Hoffmann. C'est lui qui entretient la vie, c'est par lui aussi que le fluide nerveux circule dans l'organisme, et la maladie n'est qu'un vice du mouvement. Il la définit d'ailleurs lui-même « un trouble considérable dans la proportion et l'ordre des mouvements des solides et des liquides. Ces mouvements peuvent être accélérés ou retardés dans le corps entier ou dans une de ses parties. Leur désorganisation se joint parfois à une altération des excrétions et des autres fonctions... ».

Il existe des mouvements trop forts et des mouvements trop faibles : le mouvement trop fort produit le spasme ; le mouvement trop faible engendre l'atonie.

Toute la pathologie d'Hoffmann réside, au reste, dans cette distinction.

Le spasme peut être général ou partiel. Lorsqu'il se localise en une région riche en filets nerveux, il y provoque une douleur dont le nom varie suivant le siège (cardialgie, entéralgie, céphalalgie...). Parmi les spasmes généraux prennent place les inflammations, les fièvres, etc... Il existe enfin un spasme convulsif (vomissements, palpitations).

L'atonie est aussi générale ou partielle ; elle se révèle par la prostration des forces et l'absence de courage ; on la rencontre surtout dans les maladies chroniques et héréditaires.

L'indication thérapeutique se résume à administrer des remèdes convenables pour éloigner la cause morbifique et ses effets nuisibles, de manière à rétablir le libre cours du liquide nourricier.

Toujours et partout le médecin doit d'ailleurs imiter la nature.

L'eau simple est un des meilleurs remèdes ; elle relâche les spasmes, dérive les humeurs, excite la transpiration.

Les bains d'eau naturelle et les bains de vapeur sont appelés à rendre de grands services, mais il convient d'entourer leur usage de certaines précautions.

Les clystères eux-mêmes offrent de l'analogie avec les bains ; on peut les employer pour adoucir, évacuer, fortifier ou calmer.

Enfin les médicaments proprement dits sont rangés par Hoffmann en quatre grandes classes, auxquelles il convient d'ajouter celle des prétendus spécifiques :

ALTÉRANTS	ÉVACUANTS	FORTIFIANTS	CALMANTS
Absorbants Tempérants Atténuants Calmants	Emétiques Laxatifs Purgatifs Sudorifiques Diaphorétiques Diurétiques Emménagogues Expectorants Sternutatoires Apophlegmatiques Sialagogues.	Analeptiques Balsamiques Stomachiques Viscéraux Astringents et Corrosifs	Antispasmodiques Anodins Narcotiques

L'histoire abrégée que nous venons de faire des doctrines d'Hoffmann donne une idée suffisante des efforts tentés par ce médecin, dans le but de ramener sous une loi unique les diverses branches médicales ; mais la précision rigoureuse n'est malheureusement pas de mise dans les sciences naturelles, et c'est là l'écueil où vint sombrer le système du célèbre novateur.

Nous ne saurions nous défendre toutefois d'un grand étonnement en envisageant de près la doctrine iatro-mécanique et les noms illustres qui la représentèrent. Comment tant d'esprits distingués ont-ils pu, de sang-froid, réduire l'homme à une simple machine, et demander aux sciences exactes la solution de problèmes qu'elles seront éternellement impuissantes à leur fournir? Il existe assurément des phénomènes d'ordre physique, mais ce qui a trop souvent échappé aux médecins philosophes, c'est la distinction des phénomènes physiques et des phénomènes vitaux ; à notre point de vue, un abîme les sépare.

Le solidisme a encore revêtu de nouvelles formes qu'il n'est pas permis d'ignorer. On a considéré jusqu'ici la matière comme dominée par la force ; nous allons voir quelques physiologistes envisager la force comme inhérente à la matière. Une première tentative dans cette voie avait déjà été faite par Glisson [1] ; Albert de Haller essaya de remplir le programme de son illustre prédécesseur et fut regardé à bon droit comme l'inaugurateur du solidisme moderne.

Savant accompli, expérimentateur consommé, travailleur intelligent, Haller (1708-1777) posséda cette somme de qualités qui constituent l'homme remarquable. A tous les dons de l'esprit il joignit d'ailleurs une impartialité dans la critique et une noblesse de caractère qui lui attirèrent sans cesse l'estime des contemporains et réduisirent bien des envieux au silence ; car si nous rappelons ici qu'il eut des adversaires, c'est pour proclamer bien haut qu'il sut les terrasser [2].

---

1. L'anatomiste hollandais Jean de Gorter (1689-1762) avait remis en lumière les idées de Glisson ; il entreprit de nouvelles études sur l'irritabilité, sans cependant en déterminer les lois, et le mérite de cette détermination revient à Haller.

2. Lorsque parurent les Commentaires sur l'ouvrage de Boerhaave, Nortwick et Hamberger surgirent pour les attaquer ; Haller les combattit par des expériences décisives. Plus tard, de nouvelles discussions eurent lieu à

Parmi toutes les gloires de ce physiologiste aussi éclairé que modeste, la principale est sans doute celle qui nous le fait encore honorer aujourd'hui comme le fidèle commentateur de Boerhaave [1], de même aussi que le plus beau titre de Boerhaave lui-même consiste, à nos yeux, à avoir suscité Haller.

Durant longues années, le disciple respectueux se servit pour ses leçons des ouvrages du maître, lorsqu'en 1747 parut la première ébauche de physiologie [2], où Haller exposait ses vues célèbres et ses découvertes sur une force à peu près inconnue jusqu'à lui, que recèle l'organisme animal.

L'*irritabilité* Hallérienne est un moteur d'une nouvelle espèce ; c'est une propriété inséparable de la fibre elle-même, et cette propriété semble être l'apanage exclusif des organes musculaires [3]. Comme preuve convaincante de sa théorie, Haller invoque à son appui la persistance des battements du cœur séparé de l'animal [4].

En dehors même de cette irritabilité qu'il distingue avec soin de l'élasticité, et rend synonyme de contractilité, le savant de Berne reconnaît l'existence d'une autre propriété immanente aux tissus vivants qui se rattache directement au système nerveux, et à laquelle participent les nerfs eux-mêmes, c'est la *sensibilité :* « J'appelle fibre sensible dans

---

propos de physiologie avec Whytt, Lamure, Lorry, Lecat ; mais le succès final resta toujours du côté du savant de Berne.

1. Hermanni Boerhaave *Prælectiones academicæ in proprias institutiones rei medicæ ;* edidit et notas addidit.

2. Haller, *Primæ lineæ physiologiæ in usum prælectionum academicarum.* Gottingue, 1747.

3. « J'appelle *partie irritable du corps humain*, dit Haller, celle qui devient plus courte quand quelque corps étranger la touche un peu fortement... »

4. Cette explication ne serait plus acceptable aujourd'hui, puisqu'on rapporte avec juste raison la persistance des battements aux ganglions intrinsèques du cœur.

l'homme, dit-il, celle qui, étant touchée, transmet à l'âme l'impression de ce contact ».

Irritabilité musculaire, sensibilité nerveuse, tels sont en résumé les deux termes qui doivent servir d'échafaudage à tout le système physiologique d'Haller [1].

La doctrine de Guillaume Cullen (1712-1790) [2] procède à la fois de l'irritabilité Hallérienne et du nervosisme d'Hoffmann ; elle relie, pour ainsi dire, l'un à l'autre les deux systèmes. Dans cette théorie, l'irritation est un fait primitif, incontestable, dont il faut se garder de rechercher l'origine ; mais, peu conséquent avec lui-même, Cullen ne tarde pas à se demander si on ne pourrait légitimement rattacher ce phénomène à une action spéciale du fluide nerveux, et finit par convenir du peu d'intérêt qu'offre le point de départ des diverses fonctions vitales, puisque la vie elle-même se présente à nous sous la forme d'un cercle continu.

C'est en modifiant d'une façon variable le système nerveux qu'agissent à ses yeux les différentes impressions ressenties par l'organisme ; poussée à l'excès, l'irritabilité engendre le spasme, de même que son défaut produit l'atonie.

---

1. « Haller est moins mécanicien que ceux qui ne voient dans les nerfs que des cordes vibrantes, et que Hoffmann lui-même, qui n'admet dans les tissus que des propriétés de *chair morte ;* mais quoique l'irritabilité soit un progrès très important, elle dichotomise la physiologie qui oscille entre l'irritation et l'abirritation, comme dit plus tard Broussais ; entre la contraction et le relâchement, laissant dans l'oubli la plupart des autres actes vitaux. Tout inspiré de la philosophie de son temps, il a revendiqué au nom de la méthode expérimentale les droits légitimes des tissus à la vie, localisée presque exclusivement dans les nerfs sous le nom d'esprits animaux, mais l'expérimentation l'a réduit à de nombreuses et inévitables erreurs... » (*J.-B. Van Helmont ; sa biographie ; histoire critique de ses Œuvres et influence de ses doctrines médicales sur la science et la pratique de la médecine jusqu'à nos jours*, par le Dr Mandon).

2. Pour les détails biographiques sur Cullen, voir : J. Thomson, *An account of the Life, Lectures and Writings of W. Cullen*. 2 vol. in-8 (1832-1869).

« Le spasme de Cullen est issu de l'irritation de Haller.
« Il appartient à la fibre et au vaisseau, comme l'attraction
« à la pierre. Il procède de l'impression et non de la dila-
« tation, et cette impression n'a rien de physique ; c'est un
« acte de la sensibilité qui répond à l'action des corps
« extérieurs en vertu d'une spontanéité aussi essentielle
« aux tissus vivants que la chaleur aux corps en ignition.
« Les agents physiques excitent, mettent en jeu, détermi-
« nent d'une certaine manière cette propriété ; mais ils ne
« la communiquent pas comme ils communiquent leur
« mouvement, leur chaleur, leur lumière, leur électricité,
« aux corps ambiants de même nature qu'eux. Il y a plus,
« l'irritabilité reçoit ses déterminations véritables et fonc-
« tionnelles non de l'extérieur, mais d'une matière vi-
« vante, la matière nerveuse, douée essentiellement de la
« sensibilité, comme la fibre musculaire l'est de l'irrita-
« bilité ou faculté motrice. L'intervention de ces deux
« éléments fait des œuvres de Cullen quelque chose de
« tout nouveau et d'inouï jusque-là. On se sent tout à
« coup transporté à une distance infinie de l'antiquité,
« qu'on touche pourtant encore [1]. »

Cullen conçut l'audacieuse prétention de fonder un
système nosologique, et à l'exemple de ces nombreux in-
venteurs qui ne possèdent pas de notions suffisantes pour
étayer leurs théories d'une façon inébranlable, on le vit
faire appel aux ressources de sa brillante imagination pour
suppléer de la sorte aux connaissances solides.

Sa classification, fort arbitraire d'ailleurs, ne tient aucun
compte du siège et de la vraie nature de la maladie ; elle
repose sur quelques analogies vulgaires. Les espèces mor-

---

1. *Introduction* au *Traité de thérapeutique et de matière médicale*, par
Trousseau et Pidoux ; 9ᵉ édition, revue et augmentée avec la collaboration
de Constantin Paul. Page XIV.

bides y sont ramenées à trois grandes catégories les pyrexies, les névroses, les cachexies [1].

Mais s'il fut en principe un peu fantaisiste, les lumières cliniques ne lui firent jamais défaut, et le théoricien s'effaça souvent devant le praticien ; un exemple suffira, croyons-nous, pour confirmer ce que nous avançons. La fièvre résulte pour lui d'une faiblesse générale dans l'exercice des diverses fonctions, faiblesse qui se traduit au contraire par une sorte de stimulation du côté du système sanguin ; or en pratique Cullen néglige le phénomène initial de langueur pour ne s'occuper que de la réaction consécutive, et préconise chaleureusement la médication antiphlogistique. Que de fois d'ailleurs ne le vit-on pas aussi, malgré sa prétendue répugnance pour les spécifiques [2], tenter l'action de médicaments qui ont toujours été envisagés comme tels !

Ses théories exercèrent en résumé une assez heureuse influence sur la marche de la thérapeutique, elles inspirèrent au médecin expérimentateur un plus grand respect pour des tissus, dont la sensibilité et l'irritabilité se trouvaient mises désormais hors de doute :

« Les effets particuliers des substances en général, disait-il, ou de celles spécialement qui portent le nom de *médicaments*, dépendent de la manière dont elles agissent sur les parties sentantes et irritables du corps humain, lorsqu'elles y sont appliquées. »

Haller, l'illustre créateur de la physiologie expérimentale, avait exposé ses vues admirables avec tout l'éclat que

---

1. Une quatrième catégorie est réservée aux maladies locales. La classification de Cullen comprend 19 ordres, 250 genres et moins de 600 espèces.

2. Il proscrit l'emploi des spécifiques dans ses *Institutions of medecine, physiology, for the use of the students in the university of Edinburgh.*

comporte une grande découverte, et Guillaume Cullen venait d'introduire dans le domaine de la pathologie le phénomène mécanique de l'irritabilité [1] ; nous voici à l'heure actuelle en présence d'un esprit plus absolu encore et plus systématique peut-être que ceux qui l'ont précédé. S'il affirme avec une présomptueuse autorité, la contradiction le blesse, et son exclusivisme n'a d'égal que la rigueur de son principe. La doctrine de John Brown (1735-1788) brille en effet par deux qualités inappréciables : elle est simple [2], et elle est claire ; aussi se montre-t-elle merveilleusement séduisante. L'inflexible Écossais veut saper du même coup l'irritabilité de la fibre motrice, et la sensibilité du système nerveux ; il fait table rase des organes, et la maladie n'est plus à ses yeux qu'une abstraction absolue [3]. Mais on ne détruit généralement qu'à la condition de réédifier, et la faculté nouvelle issue du système de Brown prend le nom d'*incitabilité*. C'est une force de nature indéterminée, et de cause inconnue qui se confond, pour ainsi dire, avec la vie elle-même [4]. La santé résulte du rapport de cette force avec les stimulants, et la maladie se déclare lorsque cette corrélation vient à se rompre. Mais entre l'état hygide et l'état morbide, il existe toujours (au moins pour les maladies générales) une situation intermédiaire d'*opportunité*. Les maladies locales paraissent peu préoccuper l'élève de Cullen [5], et toute son attention se concentre du côté des

---

1. L'irritabilité engendra en pathologie la doctrine du spasme et de l'atonie.

2. Brown supprime en physiologie tout détail anatomique, en pathologie toute séméiotique et toute nosologie, en matière médicale toute idée de spécialité.

3. La doctrine de Brown est consignée dans ses *Elementa medicinæ*. Edimbourg, 1780.

4. L'incitabilité réside dans la moelle nerveuse et le tissu musculaire.

5. Brown fut disciple de Cullen, et ce dernier le prit comme précepteur de ses fils.

affections diathésiques. Ces dernières sont sthéniques ou asthéniques, suivant que l'excitation se montre trop énergique ou insuffisante, et la plupart des cas observés peuvent être légitimement rapportés à la seconde de ces catégories, puisque les maladies par asthénie sont à peine aux maladies par sthénie comme 97 est à 3 [1]. Au premier de ces états on devra naturellement opposer les excitants, au second les débilitants.

D'ardents prosélytes du Brownisme essaieront plus tard de pousser à leurs dernières conséquences les principes du maître, et on pourra, à l'aide de la fameuse table imaginée par Lynch, établir le diagnostic et le traitement d'une maladie quelconque avec autant de facilité qu'on fait une multiplication avec la table de Pythagore.

Mais tout excès doctrinal implique nécessairement une réaction contraire. Giovanni Rasori (1766-1837) prit le contrepied du Brownisme, et son système fut, comme on l'a dit, celui de Brown renversé. Pour l'un et l'autre en effet, la vie est entretenue par les stimulants et, contrairement à l'opinion du pathologiste écossais, c'est l'excès de stimulus qui, aux yeux de Rasori, provoque l'invasion de la maladie ; les affections par sthénie sont à celles par asthénie comme 97 est à 3 ; le rapport numérique établi par Brown se trouve ainsi retourné. Stimulants, controstimulants, tels sont les deux grands ordres de remèdes préconisés par le médecin d'Italie ; le second d'entre eux joue le principal rôle, puisque l'asthénie prédomine à un si haut degré. Quel que soit le jugement que l'on porte sur sa doctrine, l'auteur a manifestement bien mérité de

---

1. La goutte a été le point de départ du système pathologique de Brown ; elle provient de l'asthénie ; donc toutes les maladies doivent reconnaître la même cause.

la science, en reconnaissant à certaines substances, telles
que le tartre stibié administré à hautes doses,la remarquable propriété d'atténuer les phénomènes inflammatoires [1].

Avec Broussais (1772-1838), l'école physiologique va
faire son apparition dans le monde médical. La trempe
d'esprit originale et vigoureuse à la fois de l'éminent professeur, sa pénétration profonde, son zèle infatigable le
désignaient à tous comme le porte-drapeau d'un nouveau
système, et, par suite de l'énergique activité qu'il déploya
dans sa réforme, son nom devint à tout jamais synonyme
de combat sans trêve ni merci, de lutte et de lutte à ou-
trance [2].

« Broussais était admirablement doué de toutes les qua-
« lités nécessaires à un réformateur : la force et les ha-
« bitudes du corps secondaient puissamment l'énergie de
« ses convictions et l'impétuosité de son génie. D'une taille
« au-dessus de la moyenne, il portait une tête énorme sur
« un cou et des épaules de formidables dimensions; sa
« figure, où les os proéminaient sous un système muscu-
« laire moins prononcé, s'animait d'une manière étrange
« à la plus légère émotion, et ses yeux d'un gris fauve
« dardaient alors des regards qui leur étaient particuliers.
« Sa voix vibrante et sonore, soutenue par une mimique
« impétueuse, était infatigable et toujours au service de sa
« fougueuse imagination. Celle-ci était inépuisable et ap-
« pelait à son aide tour à tour ou en même temps la rail-
« lerie et l'enthousiasme,la science et la passion,la raison

---

1. La doctrine de Rasori est généralement connue sous le nom de *Raso-
risme* ou *Contro-Stimulisme*.

2. Voy. pour la biographie de Broussais : *Etude sur Broussais et sur son
Œuvre*, par Paul Reis. Paris, 1869. — *Notice historique sur la vie, les travaux,
les opinions médicales et philosophiques de Broussais*, par H. de Montègre.
Paris, 1839 — *Galerie médicale*, n° X. (Extr. de la *Gaz. méd. de Paris*.)

« et le cœur; ne dédaignant aucune arme, il visait autant à
« frapper fort qu'à frapper juste. Avec une organisation
« plus calme, Broussais eût rencontré des approbateurs,
« mais sa doctrine n'aurait jamais eu de prosélytes et
« même de martyrs. »

« Semblable à Minerve, dit Pariset [2], qui sortit tout armée du cerveau de Jupiter, on voit sortir tout à coup du
sien une médecine toute nouvelle. » Elle a son point de
départ dans les idées de Haller, et malgré de grandes analogies avec le Brownisme . peut-être confine-t-elle davantage encore aux vues de Rasori, puisque, comme ce
dernier, Broussais admet d'une façon indiscutable la prédominance certaine de l'élément stimulateur [3].

L'irritabilité est encore le pivot autour duquel gravite
tout le système [4], et la maladie consiste dans l'exagération
ou l'affaiblissement de cette propriété vitale; le mot d'*irritation* sert à désigner le premier de ces états [5], celui d'*abirritation* est appliqué au second. Mais comme les modificateurs organiques agissent le plus souvent en surexcitant
l'économie vivante, les maladies irritatives l'emportent
naturellement de beaucoup sur leurs antagonistes. Irrita-

---

1. Félix Roubaud, *Hist. de la médecine en France pendant la première
moitié du* XIXᵉ *siècle*.—Voir aussi l'*Eloge de Broussais*, par M. Mignet.

2. Pariset, *Discours prononcé, lors de l'inauguration de la statue de Broussais à l'hôpital du Val-de-Grâce, le* 21 *août* 1841, au nom de l'Acad. de
Médecine.

3. La réforme opérée par Broussais commence avec l'apparition de son
Histoire des phlegmasies, publiée en 1808.

4. « L'irritabilité, disait Bégin, est l'aptitude qu'ont certains corps à
recevoir l'impression des corps qui leur sont étrangers et à se mouvoir à
l'occasion de cette impression. »

5. L'irritation est, aux yeux de Broussais, « un accroissement de la con
tractilité des tissus, dont les contractions augmentées attirent une plus
grande quantité de fluides ».

tion inflammatoire, irritation hémorrhagique, subinflammation, névrose, telles sont les divisions auxquelles on essaye de ramener les différentes formes pathologiques. La maladie n'est plus dans cette hypothèse qu'un simple accident, d'où on veut bannir toute idée de spécificité, et les fièvres dites essentielles se trouvent rayées du cadre nosologique.

Non content de ses premiers exploits, l'ardent réformateur se montre plus radical encore ; il ne voit bientôt plus qu'un seul organe atteint et rapporte à des lésions du tube digestif la plupart des états pathologiques de l'économie ; tout n'est plus, à ses yeux, que *gastrite* ou *gastro-entérite*.

La thérapeutique de Broussais est d'ailleurs aussi simple que sa pathologie, et la polypharmacie reçut du physiologisme [1] un contre-coup nécessaire, quoique trop intense. Plus désormais, dans l'arsenal médicamenteux, de ces préparations aussi informes que monstrueuses qui l'encombrent de toute part ! Mais en niant toute spécialité, l'Ecole du Val-de-Grâce a eu le tort d'effacer du même coup les propriétés réelles des médicaments. Pour combattre l'irritation, on fit des antiphlogistiques et des évacuations sanguines en particulier un abus souvent déplorable ; aujourd'hui une réaction s'est manifestée, peut-être a-t-elle été même trop éclatante.

Comme théoricien, la gloire de Broussais fut brillante, mais passagère [2] ; la façon au contraire dont il étudia les lésions organiques, les lumières dont il environna le diag-

---

1. Le professeur du Val-de-Grâce nomma sa doctrine *physiologique ;* nous l'appelons aujourd'hui *physiologisme*, pour montrer qu'elle représente plutôt l'abus que l'usage de la physiologie.

2. Les *Lettres* de Miquel à un *Médecin de Province* portèrent un terrible coup au Broussaisisme, qu'attaquèrent d'ailleurs plusieurs journaux, en tête desquels il convient de citer la *Gazette médicale de Paris*.

nostic local, portent encore leurs fruits ; l'exploration
des organes, l'interprétation des symptômes, voilà les titres
assurés du célèbre professeur à la reconnaissance des générations futures !

CHAPITRE V

HUMORISME.

On rencontre des traces de ce système dès les temps les
plus reculés ; Galien en colligea plus tard les principes et
consacra l'alliance des éléments avec les quatre humeurs
dites cardinales. Puis, quand au xvi⁰ siècle parut l'iatro-
chimie, on vit le réformateur de Bâle susciter, en inau-
gurant cette forme nouvelle, une véritable révolution dans
les sciences médicales.

Bien que l'Ecole vitaliste revendique Van-Helmont [1]
(1577-1644), sa théorie des ferments lui a assigné une place
définitive parmi les coryphées des doctrines humorales, et
nous devons à ce titre le comparer à Paracelse. Mystiques
et prétentieux l'un et l'autre, ils se rapprochent en effet
par leur âpreté dans la polémique aussi bien que par la
haine implacable qu'ils vouèrent tous deux à l'antiquité.
Van Helmont fut néanmoins plus érudit et moins violent

---

1. Lordat l'a rangé parmi les *vitalistes superstitieux*. (Lordat, *Deux leçons de
physiologie...*) Né à Bruxelles en 1577, Van Helmont succomba, âgé de soixante-
sept ans, aux atteintes d'une pleurésie. Guy Patin prétend qu'il serait mort
dans un état de phrénésie, pour n'avoir pas voulu se laisser saigner. Son fils,
Francisque Mercure, fut chargé de réunir les fragments épars de son œuvre.
L'édition qu'il publia à Lyon en 1667 est intitulée : « *Ortus medicinæ, id
est initia physicæ inaudita, progressus medicinæ novus, in morborum ultio-
nem ad vitam longam*, authore J. B. Van Helmont ».

que Paracelse ; il repoussa les théories astrologiques et la fantastique pyrotechnie de son prédécesseur, mais se laissa séduire par le rôle chimique des agents fermentescibles, auxquels il attribuait l'importante fonction d'opérer les métamorphoses organiques. Il tint haut le drapeau de la philosophie médicale, mais sut cependant s'incliner devant Dieu et consacra sa vie à l'étude et à la prière.

La vivacité de son imagination, qui le plongeait sans cesse au sein même de la divinité, lui attira de véritables extases scientifiques, et l'activité de son esprit le poursuivit jusque dans les rêves [1]. Quelques médecins ont voulu voir dans Van Helmont un aliéné ; quoi d'étonnant, et la psychologie ne va-t-elle pas jusqu'à envisager le génie comme une dépendance de la folie [2] ?

Adversaire décidé du Galénisme [3], on ne peut lui refuser le mérite d'avoir largement contribué à l'expulser des

---

1. Le fait paraîtra peut-être paradoxal, mais Van Helmont travaillait endormi et interprétait à son réveil, suivant les principes de la raison et du bon sens, ses apparitions nocturnes.

2. « Eh quoi ! s'écrie Moreau (dé Tours), le génie, c'est-à-dire la plus haute expression, le *nec plus ultrà* de l'activité intellectuelle, n'être qu'une névrose ? Pourquoi non ?....

« A une foule d'égards, tracer l'histoire physiologique des idiots serait tracer celle de la plupart des hommes de génie, et *vice versâ*.

« Les dispositions d'esprit qui font qu'un homme se distingue des autres hommes par l'originalité de ses pensées et de ses conceptions, par son excentricité ou l'énergie de ses facultés affectives, par la transcendance de ses facultés intellectuelles, prennent leur source dans les mêmes conditions organiques que les divers troubles moraux dont la folie et l'idiotie sont l'expression la plus complète.

« L'assimilation de la folie et des plus sublimes qualités de l'intelligence, au point de vue de leur origine et de leur substratum physiologique, est parfaitement légitime, plus que légitime, nécessaire... » (*La psychologie morbide dans ses rapports avec la philosophie de l'histoire, ou de l'influence des névropathies sur le dynamisme intellectuel*, par le Dr Moreau, de Tours.)

3. Les Galénistes dénoncèrent Van Helmont à l'Inquisition, et la persécution exercée contre lui fut telle, qu'il ne lui fut même pas permis de soigner ses enfants à leur lit de mort.

Ecoles, tout en mettant aussi une égale ardeur à combattre, dans l'étude des sciences, la méthode syllogistique ou aristotélique [1].

Sans partager en définitive l'enthousiasme quelque peu outré peut-être de MM. Mandon [2], Rommelaere [3] et Tallois [4] au sujet du médecin de Wilvorde, nous ne saurions méconnaître sa supériorité sur Paracelse et les réels services qu'il procura, en rendant plus intime l'alliance de la chimie avec la médecine [5] ; son amour pour la science n'eut d'égal que son dévouement aux malades.

« Cet homme, dit Bordeu [6], moins éloigné de nous et moins incompréhensible que Paracelse, n'en fut pas pour cela moins extraordinaire. Il vécut, je dirai presque, il régna dans le xvi⁰ siècle.

« Emporté par son enthousiasme, piqué des lenteurs et des vaines promesses de la médecine galénique, dont il éprouva l'impuissance sur lui-même, aiguillonné par le sentiment de supériorité que son génie lui donnait sur tous les autres médecins, il jura la perte du Galénisme, et il acheva de

---

1. Bacon ne dévoila pas mieux que lui la stérilité du syllogisme.

2. « Van Helmont est la plus grande figure médicale des temps modernes. « Il rappelle à la fois Hippocrate et Aristote. La médecine n'eut jamais « d'observateur plus pénétrant et un aussi profond penseur. Son système de « dynamique, aussi peu connu que mal jugé, est une conception sans rivale. « Il a balayé de ses mains, pour emprunter son langage, le Galénisme et le « Péripatétisme des Ecoles ; et la science actuelle tient de lui une grande « part de ses progrès. Médecin, philosophe, réformateur et novateur, tel il se « présente, tout inspiré de l'esprit de son siècle. » (Mandon, *Mémoire auquel l'Académie royale de Médecine de Belgique a décerné une médaille d'or au concours de* 1865-66.)

3. Rommelaere, *Etudes sur Van Helmont.*

4. Tallois, *Rapport sur le concours relatif à Van Helmont.* Bruxelles, 1866.

5. Van Helmont découvrit en chimie l'existence des gaz.

6. Bordeu, *Hist de la Médecine.* — Voy. également à propos de Van Helmont : Caillau, *Mém. sur Van Helmont et ses écrits.* Bordeaux, 1819. — Littré, *Du système de Van Helmont. In Journ. Hebd. de méd.,* t. vi, 1830. — Spiess, *J. B. Van Helmont's System der Medizin, vergleichen,* etc. Frank., 1840.

réduire en poussière le monstre abattu par Paracelse.

« Il mit au jour une nouvelle médecine ; il réduisit en système les notions éparses de quelques chimistes ; renfermé dans son cabinet, il donna des lois à l'Europe ; inconnu à ses plus proches voisins dans la ville qu'il habitait, il faisait trembler les vieux professeurs de toutes les Facultés, qui le maudissaient, en mordant le frein qu'il leur donnait ; il en forma un nombre infini qui cultivèrent le nouveau champ qu'il défricha. »

Van Helmont admit l'existence d'un principe supérieur, immatériel et occulte, présidant aux diverses fonctions et jouant à la fois le rôle de bon et de mauvais génie ; il donna à cet être insaisissable le nom d'*archée* ou architecte [1]. L'archée est formé du souffle vital et d'un noyau spirituel ; il est l'artisan des générations et gouverne les divers viscères à l'aide d'archées subalternes, émanant de lui comme les rayons procèdent de la lumière. Les archées sont tenus à l'obéissance la plus stricte ; ils résident dans les reins, le foie, l'intestin, la matrice [2], etc., et leur révolte est susceptible de provoquer de graves désordres dans l'organisme. L'âme est unie à la vie aussi étroitement que le souffle vital au noyau spirituel. Le principe de la vie ou âme vitale a pour siège l'estomac et dirige de là l'économie entière [3]. « In stomacho tanquam centrali puncto, præsertim ejus orifice atque radice, stabilitur evidentissimè principium vitæ. » Du commun accord qui existe entre l'archée de l'estomac et celui de la rate résulte une sorte de duumvirat soumis à l'âme vitale.

---

1. Ce mot, inventé par Basile Valentin avait été employé déjà d'une manière moins claire et moins précise par Paracelse. — L'archée assigne sa place à chaque organe dans l'embryon.

2. Per solum uterum, id est quod est mulier.

3. Il est placé vers l'orifice cardiaque et ordonne de là au pylore d'ouvrir ou de fermer la porte, à la garde de laquelle il se trouve préposé.

L'aliment subit dans notre corps six digestions successives : la première s'opère dans l'estomac au moyen d'un acide sécrété par cet organe et d'un ferment spécifique dit ferment digestif ; la seconde se fait dans le duodenum, la bile neutralise l'acidité du chyme. Une troisième a lieu dans les veines mésaraïques ; la quatrième a pour agent un ferment venu du cœur. Par la cinquième, le sang artériel devient esprit vital ; la sixième enfin s'accomplit dans l'intimité des tissus et a pour objet la métamorphose du sang en chair. *Cruor fit caro.*

Au-dessous de l'archée vient donc le ferment, mais qu'est-ce que le ferment aux yeux de Van Helmont ? — C'est un être doué des facultés de la vie, qui emprunte sa puissance à la subtilité de ses atomes, et transmet lui-même l'influence vitale, comme la lumière communique la lumière.

Somme toute, la vie est tout dans ce système, et la vie se transmet par la digestion ; l'archée vainqueur s'assimile l'autre et la vie s'alimente de la vie.

La maladie est une affection actuelle et réelle de l'une des facultés de l'âme sensitive ; elle résulte d'un désaccord entre l'archée principal et les archées subalternes ou secondaires. Le médecin de Wilvorde nous a transmis des vues assez originales sur les différentes espèces morbides.

Ayant contracté la gale dans sa jeunesse, il proclama plus tard l'inefficacité de la saignée et des pugatifs, et reconnut la contagiosité de l'affection qui n'avait, suivant lui, rien de commun avec les altérations plus ou moins bizarres de la bile et de la pituite [1].

Nous le voyons signaler également la virulence des ul-

---

1. Ce sont là des germes de vérités qui sont devenues aujourd'hui le fondement essentiel de la dermatologie parasitaire.

cères et substituer un traitement général au traitement
local qui était alors en vigueur contre les maladies ulcé-
reuses de nature syphilitique.

Il admit aussi dans la peste deux variétés distinctes :
celle qu'engendre la peur et celle qui naît du ferment pes-
tilentiel.

Sa définition de la fièvre mérite encore d'être citée :
c'est pour lui une chaleur anormale qui a le cœur pour
foyer et se répand de là dans les différentes parties du
corps. « Calor præter naturam, accensus primùm in corde,
dein delatus per totum corpus. »

Atteint lui-même d'une pleuro-pneumonie, Van Helmont
s'observa avec un soin des plus minutieux et affirma hautement ensuite que les épanchements pleurétiques ne sont
pas dus, comme on le croit communément, à la pituite,
mais que la pleurésie reconnaît pour cause réelle une irritation locale, la colère de l'archée pleural.

Il n'est pas enfin jusqu'à la néphrite albumineuse qu'il
n'ait décrite sous les noms d'*hydropisie inconnue* ou d'*hydropisie rénale* [1]. Malheureusement le traitement qu'il conseillait en pareil cas nous ferait aujourd'hui sourire de pitié : « J'ai vu, affirmait-il en effet, un paysan guéri de son
hydropisie par une ceinture de serpents : l'irritation de
l'archée rénal fut dissipée par la peur [2] ».

Les causes spécifiques réclament une médication spécifique, mais en dehors d'elles, Van Helmont emploie la
méthode rationnelle. Comme celle du chef des Théosophes d'ailleurs, sa thérapeutique est fondée sur la vertu
des simples, et le tact du praticien consiste à instituer un

---

1. Ren artifex hydropis, dit-il.

2. Son admiration pour Van Helmont a, croyons-nous, singulièrement
illusionné le docte et compétent M. Mandon, lorsqu'il s'étonne de voir un
pareil récit traité de conte de vieille femme (Mandon, *loc. cit.*, page 63).

traitement qui soit toujours en harmonie avec les modalités pathologiques de l'archée.

Si la doctrine de Van Helmont fut fortement empreinte
de vitalisme, on n'en rencontra au contraire que de bien
faibles traces dans François Dubois, aussi appelé Sylvius
de Le Boë (1614-1672). Imbu des idées de Descartes en
philosophie, il subordonna en médecine tous les phénomènes organiques aux seules lois de la chimie.

Comme Van Helmont d'ailleurs, Sylvius admit divers
temps dans l'accomplissement de la fonction digestive, et sa
description, plus exacte au point de vue anatomique, offre
en outre le précieux avantage de ne pas faire intervenir d'archée ; c'est à la fermentation de la salive, du suc pancréatique et de la bile que l'auteur fait jouer le principal rôle.

La maladie provient de la distillation ou de l'effervescence de différents sels contenus dans les liquides animaux,
et toute sa pathogénie se résume dans l'altération des humeurs : les évacuer ou les neutraliser, tels doivent être
aussi les fondements de sa thérapeutique. On employa
dès lors les purgatifs pour combattre l'effervescence de la
bile, les narcotiques pour en corriger l'âcreté, les excitants
et les diaphorétiques, dans le but de s'opposer aux acidités
de la lymphe et d'en favoriser la sécrétion. Peut-être Sylvius, aussi peu conséquent avec ses principes que bon nombre de ses prédécesseurs, institua-t-il au lit des malades
une médication moins incendiaire que ne l'auraient com-
portée ses théories ; c'est du moins ce que font présumer
ses remarquables succès pratiques. Il professa brillamment
à Leyde [1] pendant longues années, et voulut attacher la
célébrité de son nom à la vulgarisation de l'enseignement

---

1. Sylvius gagna sans doute à être entendu, et son éloquence si vantée
contraste étrangement avec la désespérante monotonie de son œuvre.

clinique. « Il a donné, dit Eloy [1], l'idée de conduire les écoliers dans les hôpitaux ; de leur expliquer, auprès du lit des malades, la cause des maux qui affligent l'humanité, de leur en faire observer tous les symptômes, et de les instruire encore, par l'ouverture des cadavres, sur l'état des organes qui ont été le siège de la maladie. »

Dans ses conférences historiques [2], le professeur Gubler s'est plu à établir d'ingénieux rapprochements entre les conceptions de Sylvius et les idées modernes [3] ; mais Daremberg a prouvé, par des études subséquentes, que ces comparaisons sont parfois trop absolues ou tout au moins un peu forcées.

Thomas Willis (1622-1675), aussi habile praticien que célèbre anatomiste [4], modifia assez notablement dans son système chimiatrique [5] les doctrines de Sylvius de Le Boë.

---

1. Eloy, *Dict. de Médecine.*

2. Gubler, *Sylvius, ou l'iatro-chimisme.* Conférences historiques de la Faculté de Médecine de Paris. Paris, 1865.

3. Gubler attribue, entre autres choses, à Sylvius, la distinction du sens de la chaleur et du sens tactile proprement dit.

4. « Willis sépara le cerveau en deux grands départements, qu'il attribua chacun à l'une des deux parties de cet organe. L'une de ces parties forme le grand cerveau, et l'autre le petit, connu sous le nom de *cervelet.* Willis prétendait que le grand cerveau était le siège des fonctions animales, et le cervelet celui des fonctions vitales, c'est-à-dire de la respiration, du mouvement du cœur et de quelques fonctions qui en dépendent.

« Le cervelet, suivant Willis, étant beaucoup plus dur que le cerveau, ses fibres ou ses petits tuyaux sont moins sujets à l'affaissement, et voilà pourquoi il faut des causes considérables pour déranger et pour abolir les fonctions du cervelet. Le cerveau, au contraire, étant beaucoup plus mou, ses vaisseaux s'engorgent aisément, et étant engorgés, compriment les nerfs. De là vient que le cerveau étant fatigué par la veille et par les exercices de la journée, ses fonctions se font difficilement vers la nuit, ce qui occasionne le sommeil ; de là la théorie des maladies soporeuses ou d'affaissement, des paralysies et d'autres accidents, qui ne sont dus qu'à la compression du cerveau, tandis que le cervelet résiste, par sa dureté, aux causes capables d'affaisser le cerveau. » (*Recherches sur l'hist. de la méd.*, par Théoph. Bordeu. Nouvelle réimpression. Paris, 1882.)

5. Il nous paraît bon de rappeler ici que la médecine humorale est restée

Tout corps se compose, pour le physiologiste anglais, de cinq éléments : l'esprit, le soufre et le sel, l'eau et la terre.

L'esprit est une substance volatile, éthérée, émanant du souffle, divin et à la fois source de la vie, du sentiment et du mouvement.

Le soufre est un principe d'une consistance un peu supérieure à celle de l'esprit ; c'est après l'esprit l'élément le plus actif et celui aussi qui s'évapore avec le plus de facilité. Les corps empruntent au soufre leur chaleur, leur consistance et leur texture, aussi bien que leur beauté et la diversité de leurs couleurs.

Le sel a une nature un peu plus fixe que l'esprit ou le soufre, il est moins prompt à s'évaporer ; c'est lui qui donne aux substances leur poids et leur solidité. Il retarde la dissolution des corps, active leur congélation, résiste à la putréfaction, à la corruption, à l'inflammation. Il fixe et retient les particules trop ténues du soufre et de l'esprit ; aussi les bois durs, les pierres et les métaux qui sont riches en sel, s'enflamment-ils difficilement et sont-ils plus réfractaires à la corruption.

L'eau est le meilleur véhicule de l'esprit et du soufre ; grâce à son intervention, ces principes s'unissent au sel ; sans elle, pas d'union possible. — Comme l'eau s'interpose aux fluides, ainsi la terre remplit les pores des principes solides ; elle empêche un contact intime de leurs éléments actifs ; par sa viscosité elle retient ceux qui sont trop volatils et donne aux corps leur masse et leur volume [1].

---

celle des gens du peuple, et on surprend fréquemment dans leur bouche des raisonnements assez analogues à ceux que tenaient, il y aura bientôt trois siècles, les Sylvius et les Willis, au nom de la science.

1. *De fermentatione, sive de motu corporum naturalium inorganico.* Caput II.

Tel est le rôle qu'attribue Willis aux divers éléments constitutifs de l'organisme ; sa pathologie est toute en rapport avec cette physiologie chimique, et la fermentation suffit à expliquer tous les phénomènes morbides. C'est un mouvement intestin des particules ou des principes d'un corps quelconque, avec tendance au perfectionnement de ce corps ou à sa transformation en un autre [1].

La fièvre n'est plus, dans cette théorie, qu'une effervescence du sang provoquée par une véritable fermentation [2].

Les convulsions et les spasmes sont dus à une explosion du sel et du soufre avec les esprits animaux [3].

« Les ferments, dit encore Willis, recèlent les germes de toutes la maladies », et l'office du médecin offre à ses yeux de grands traits d'analogie avec celui du sommelier ; l'un doit surveiller la fermentation du sang et des humeurs, comme le second est chargé de surveiller celle du vin [4].

L'iatro-chimie fut une sorte de transition entre la période alchimique et la naissance de la chimie véritable. Cette dernière tendit néanmoins de jour en jour à devenir une science indépendante, et des travaux nombreux furent effectués dans ce but, tant en France qu'à l'étranger.

Vers le milieu du xviie siècle, un Anglais du nom de Robert Boyle (1626-1691) conçut la première idée des

---

1. « Fermentatio est motus intestinus particularum, seu principiorum cujusvis corporis, cum tendentiâ ad perfectionem ejusdem corporis, vel propter mutationem in aliud. » (*De ferment.* Cap. III.)

2. « Videtur enim quod febris sit tantum fermentatio, seu effervescentia immodica sanguinis, et humoribus inducta. » (*De febribus.* Cap. primum.)

3. *Pathologiæ cerebri et nervosi generis specimen, in quo agitur de morbis convulsivis et de scorbuto.* (Cap. primum.)

4. « Etenim pro tuendâ aut recuperandâ hominis sanitate, Medici fere idem est ac Œnopolæ officium ; sanguis et humores, æque ac vina, in æquabili temperie, et fermentationis motu conservari debent. » (*De ferment.* Cap. V.)

réactions chimiques [1], et distingua nettement le mélange de la combinaison :

« Dans un mélange, dit-il, les corps qui y entrent conservent chacun leurs propriétés caractéristiques et sont faciles à séparer les uns des autres ; dans une combinaison, les parties constituantes perdent leurs propriétés primitives et sont difficiles à séparer. »

Joachim Becher (1635-1682) imagina un peu plus tard sa fameuse hypothèse du phlogistique, qu'un de ses élèves, Ernest Stahl, devait formuler ultérieurement d'une manière plus précise. Cette théorie suscita dès son apparition l'enthousiasme des chimistes et des philosophes eux-mêmes, mais n'eut d'autre résultat que d'entretenir une émulation salutaire à l'évolution scientifique [2].

En 1774, Priestley (1733-1804) en Angleterre et Scheele en Suède [3] découvrirent en même temps, quoiqu'à l'insu l'un de l'autre, ce qu'ils appelèrent l'air déphlogistiqué ou le gaz pyrogéné [4], et l'éminent Lavoisier (1743-1794), l'un des hommes les plus prodigieux qui aient jamais paru et qu'auraient dû respecter nos discordes civiles, édifia sur des expériences indiscutables sa belle théorie de la combustion, dont il fit le fondement de tout un système. Ces trois savants ont fondé la chimie moderne : l'Angleterre, la Suède et la France peuvent revendiquer une part à peu près égale dans cette création.

La composition de l'air atmosphérique, la composition

---

1. Boyle fut le premier à se servir du sirop de violettes pour reconnaître si une substance est acide ou alcaline.

2. La combustion, pour ces chimistes, n'est autre chose qu'une décomposition ; tous les corps susceptibles de brûler sont des corps composés et renfermant un principe commun (phlogistique).

3. Scheele découvrit aussi le chlore et lui donna le nom d'*acide muriatique déphlogistiqué*.

4. Priestley proposa d'employer l'*air déphlogistiqué* (oxygène) dans le traitement de la phthisie pulmonaire.

de l'eau, l'étude de la respiration préoccupèrent Lavoisier, et la solution de ces divers problèmes ne se fit guère attendre,

Une sublime intuition, telle qu'en ont seules les intelligences d'élite, le conduisit à croire en 1770 que l'air n'est pas un corps simple, et il se livra dès lors aux expériences les plus variées, pour vérifier ce qui n'était encore chez lui qu'un simple soupçon. De nombreuses difficultés se présentèrent ; Lavoisier sut les vaincre noblement, et mit en évidence la portion salubre qu'il appela *oxygène*, et la portion insalubre à laquelle Guyton Morveau donna plus tard le nom d'*azote* [1].

On avait toujours et partout envisagé l'eau comme un élément, et les premiers doutes sur la simplicité de ce liquide se firent jour vers 1776. Sept ans après, l'éminent chimiste lisait à l'Académie des sciences un mémoire destiné à prouver qu'elle se compose d'air inflammable et d'air vital.

Enfin la respiration apparaît encore aux yeux de Lavoisier comme un simple phénomène de combustion, combustion lente sans doute, mais qui n'en a pas moins pour effet de brûler une partie du carbone contenu dans le sang, et la chaleur animale est due elle-même au calorique qui se dégage, lors de la transformation de l'oxygène en acide carbonique.

Tels sont les principaux titres de l'illustre savant et du grand citoyen, dont la hache révolutionnaire devait impitoyablement trancher les jours. Il prêta en outre sa part active de collaboration et de recherches aux principes de la réforme et du perfectionnement de la nomenclature chimique ; elle devint l'œuvre collective de quatre savants,

---

1. Le nom d'*oxygène* signifie générateur d'acide ; celui d'*azote*, gaz irrespirable.

et Guyton Morveau, Berthollet, Fourcroy s'associèrent dans une large mesure aux glorieux travaux de Lavoisier.

Guyton Morveau (1737-1816) était magistrat ; il joignit à la connaissance des lois humaines une notion assez étendue des lois qui régissent la nature, et conçut le premier la nécessité d'une réforme dans le langage chimique. Le travail où il la proposa est intitulé : *Mémoire sur les dénominations chimiques, la nécessité d'en perfectionner le système, les règles pour y parvenir, suivi d'un tableau d'une nomenclature chimique.* Dijon, 1782.

C'est aussi un honneur pour Berthollet (1748-1822) de figurer parmi les fondateurs de cette nomenclature, dont on a dit « que les idées étaient fausses, mais les signes fabriqués avec art ». Son œuvre, au point de vue chimique, fut d'ailleurs considérable. Il établit sur des données nouvelles la théorie des affinités dans la double décomposition des sels, préparant de la sorte la fameuse loi connue de nos jours sous le nom de *loi de Berthollet*, et reconnut en outre que l'ammoniaque, envisagée jusqu'à lui comme un corps simple, se compose d'hydrogène et d'azote, dans la proposition d'un quart d'hydrogène et de trois-quarts d'azote.

Fourcroy lui-même (1755-1809), « professeur d'un si rare talent que la science prit dans ses leçons tout le charme et tout l'éclat d'un sujet littéraire », voulut associer son nom au triumvirat qui s'était donné pour mission de rédiger une charte de la chimie moderne. De toutes les recherches qui occupèrent cet esprit à la fois si actif et si ingénieux, celles qui nous intéressent plus spécialement se rapportent aux substances animales. La plupart des liquides organiques (sang, bile, lait, chyle, larmes, mucus nasal, sérosité des hydropiques) furent soumis par lui à une minutieuse analyse, et ses travaux sur le tartre des dents, la composition chimique des os, les calculs urinaires, etc..., constituent un ensemble biologique dont les traces ne se sont pas encore effacées.

CHAPITRE VI

ANIMISME, VITALISME.

Il convient d'ajouter aux nombreux systèmes qui font jouer aux solides le rôle prépondérant, et à ceux où l'on envisage les liquides comme les agents les plus essentiels à l'entretien des fonctions de l'économie vivante, les théories non moins remarquables imaginées relativement aux forces. En les considérant par rapport à leurs causes, on a assigné à ces dernières deux sources distinctes : l'âme et le principe vital. De là aussi deux doctrines différentes : l'animisme, qui revendique pour chef Georges Stahl, et le vitalisme, personnifié dans Barthez.

Stahl naquit en 1660, et professa brillamment, durant longues années, à l'Université de Halle. Il parut au moment où l'iatro-chimie et l'iatro-mécanisme partageaient la médecine en deux camps bien tranchés, et résolut de théocratiser notre art, en donnant la psychologie pour fondement essentiel aux études physiologiques.

Tous les phénomènes de la vie sont sous la dépendance de l'âme : tel est le fait primordial qu'établit dans sa thèse inaugurale [1] l'illustre chef de l'animisme. Or qu'est-ce que l'âme, sinon le vrai principe, la cause première de toute

---

1. Cette thèse est intitulée : *Des intestins ; de l'art de bien connaître et de guérir leurs affections morbides et leurs symptômes.* A propos du mouvement péristaltique : « Je me plais, s'écrie Stahl, à déférer plutôt cette influence à l'âme et à son action immédiate ».

activité, dont l'autocratie se fait sentir d'une façon aussi absolue dans le domaine de la pensée que dans les différents systèmes organiques ? — Les actes vitaux ne dépendent donc, dans le Stahlianisme, ni de la texture des organes, ni des opérations physico-chimiques qui ont l'économie pour théâtre habituel, et c'est l'âme elle-même qui en réalité digère ou sécrète par l'intermédiaire de l'estomac et des glandes. Elle possède seule la direction de la vie et la connaissance des diverses modalités physiologiques. L'harmonie des fonctions ne lui est pas plus étrangère que l'ordre des facultés intellectuelles [1], et le mouvement sert de trait d'union entre elle et le corps : il est en quelque sorte la condition matérielle, l'instrument de la vie [2]. Comment, en effet, se rendre un compte exact de tous les phénomènes journellement observés dans l'organisme humain, si on n'accepte l'idée d'un régulateur ? — Ce principe immatériel se retrouve jusque chez les animaux, et c'est à tort qu'on a voulu assimiler les bêtes à de simples machines..... *Brutas esse nudas et absolutas quasdam machinas.....*

« L'âme, telle que Stahl la conçoit, dit Lasègue [3], ne
« se tient donc pas en dehors de ce monde, inutile aux
« usages de la vie, sans lien véritable avec la matière
« qu'elle habite. Active par essence, aussi bien que la ma-
« tière est passive, elle ne concentre pas ses facultés dans
« la contemplation des êtres spirituels, et, le voulût-elle,
« les conditions mêmes de la pensée ne le lui permettraient

---

1. Les actes fonctionnels, se trouvant subordonnés à l'âme, devraient logiquement être sous la dépendance de la volonté ; or chacun sait qu'un bon nombre d'entre eux s'accomplissent sans son intervention ; tels sont, par exemple, les mouvements du cœur, des intestins, etc...

2. Pour Stahl comme pour Descartes, le mouvement réclame un agent immatériel ; mais il est facile de se convaincre que cette assertion est tout à fait contraire à la vérité.

3. Ch. Lasègue, *De Stahl et de sa doctrine médicale.* Thèse pour le doctorat. Paris, 1846.

« pas. Le corps ne lui a pas été donné comme un compa-
« gnon muet, comme le geôlier de sa prison terrestre,
« mais pour qu'il fût le but et le moyen de son développe-
« ment. Obligée de recourir à des intermédiaires matériels,
« l'âme ne peut avoir d'intelligence sans les sens, de vo-
« lonté sans les organes locomoteurs. »

L'homme se compose essentiellement d'un corps et
d'une âme, et la maladie résulte de l'altération de l'un de
ces deux éléments ; d'où des lésions structurales et des
lésions fonctionnelles. « C'est une perversion ou une per-
turbation matérielle ou formelle des mouvements dans leur
vivacité, leur énergie, leur ordre et leur proportion. »
Comme Hippocrate, comme tous les anciens, Stahl admet
une force qui lutte contre le mal : c'est une sorte de nature
médicatrice, mais une nature raisonnable, et à côté des
mouvements provoqués par cette force, dans un but favorable aux malades, il en est d'autres d'ordre morbide,
qu'entraîne l'altération des solides et des liquides de l'é-
conomie [1].

La plupart des affections guérissent spontanément, et le
rôle du médecin se borne alors à seconder les efforts de la
nature. Il existe d'ailleurs sous ce point de vue trois ordres
distincts de maladies. Dans les unes, la force médicatrice
dévoile sa présence d'une façon plausible et régulière ;
dans d'autres, la nature fait opposition formelle à la maladie ; la troisième catégorie comprend enfin des affections
où l'énergie de la nature n'est pas convenablement et suffisamment constante à elle-même ; ce dernier cas seul
motive l'intervention du médecin [2].

---

1. Quelle confusion ! et comment le praticien, malgré toute sa sagacité,
pourra-t-il distinguer les mouvements qu'il doit respecter de ceux qu'il devra
entraver ?

2. *Du mixte et du vivant.*

Mais quelle fut l'application que fit de sa doctrine le célèbre professeur à la pathologie spéciale, c'est là le cadre que nous allons maintenant essayer de tracer ; à d'autres de le remplir !

Comme partout ailleurs les mêmes principes régissent tout le système ; nous avons vu en physiologie la multiplicité des phénomènes vitaux groupée autour d'un moteur unique, l'âme raisonnable ; de même aussi la diversité des dispositions causales est ramenée à une source commune, la pléthore [1], et après avoir imaginé un merveilleux accord de l'être vivant tout entier, Stahl proclame l'unité des causes pathogéniques, et étudie ensuite une à une les diverses entités morbides qui en dérivent.

Les hémorrhagies occupent parmi elles une des premières places [2] ; il y insiste avec complaisance et désigne sous le nom de *molimen hemorrhagicum* la fluxion qui précède tous les écoulements sanguins [3]. « On ne peut s'empêcher de regretter, nous dit Lordat, qu'il ait fait de ses opinions sur ce point le fondement de sa pathologie. »

Viennent ensuite les congestions locales (rhumatisme, inflammation , etc.) ; les spasmes.... Mais tenons-nous aux généralités [4].

---

1. « C'est une racine, dit-il quelque part, qui nourrit presque toutes les branches de la pathologie. »

2. « Le mélange vicieux des éléments sanguins offre bien ses inconvénients ; il en a moins cependant que l'abondance excessive. »

3. Nous voyons Stahl insister à tout instant sur l'utilité des hémorrhoïdes et le danger de leur suppression. Il eut le tort toutefois de confondre les hémorrhagies utérines avec le flux menstruel, dont il ignorait le mécanisme. Enfin, dans son Traité intitulé *De venâ portâ, portâ malorum*, le chef de l'animisme retrace tous les dangers inhérents à la gêne circulatoire de la veine porte, qui est pour ainsi dire la porte par laquelle entrent une foule de maladies aussi variées de nature que de siège.

4. Comme le fait remarquer Lasègue, Stahl se plaît surtout à décrire le début et le développement des maladies. Ainsi, à propos de la goutte, il note soigneusement le gonflement des veines qui précède son apparition

Accepter de plein gré le naturisme en thérapeutique revient à nier toute intervention de l'art ; aussi le traitement nous offre-t-il ici une merveilleuse simplicité [1]. Le rôle du médecin se réduit le plus souvent à celui d'un observateur ordinaire, et la méthode naturelle est alors l'expectation. Parfois, cependant, il sera utile d'expulser les liquides altérés, et ces évacuations se feront ou par des saignées, ou par des purgatifs et des diurétiques. Dans d'autres cas, le mouvement demandera à être favorisé ou réprimé. Par les toniques, les alexipharmaques, les astringents, on remplira la première indication ; les tempérants et les narcotiques serviront à l'effet contraire.

Stahl suscita d'ardents admirateurs, mais il eut aussi des adversaires passionnés. Porte-drapeau du spiritualisme, sa doctrine reflète les idées religieuses de l'époque où il a vécu. S'il eut raison de s'appliquer à mettre en évidence l'influence du moral sur le physique et la différence qui sépare la matière brute de la matière vivante, la science lui saura toujours mauvais gré d'avoir trop fortement réagi contre l'application des études physico-chimiques à la médecine, et de s'être montré peu soucieux, dans ses théories, de la composition et de la structure du corps humain.

Aussi la médecine française se montra-t-elle peu favorable au Stahlianisme ; ne prenant en considération qu'un seul élément de la nature humaine, cette doctrine parut forcément incomplète et peu durable [2].

(Sydenham avait déjà attiré l'attention de ce côté), les spasmes et les troubles sécrétoires qui surviennent ensuite. De même aussi, dans la phthisie pulmonaire, l'hémoptysie, les douleurs scapulaires lui apparaissent clairement comme phénomènes précurseurs.

1. Voir Caizergues, *Discours sur les systèmes en médecine.*

2. Une doctrine vraie doit, pour s'imposer, faire entrer en égale ligne de compte les divers éléments constitutifs de l'homme.

Un homme surgit alors, doué d'un génie incomparable, qui interposa son double dynamisme aux querelles des mécaniciens et des animistes. A côté de l'agrégat matériel confondu avec l'organisation même de l'homme, Barthez (1734-1806) [1] admit l'existence de deux éléments spéciaux concourant l'un et l'autre au grand acte de la vie : l'âme pensante et le principe vital.

L'être vivant offre aux regards scrutateurs du physiologiste un certain nombre de phénomènes élémentaires qu'on doit naturellement rapporter à des forces distinctes; or les forces physiques se montrent manifestement impuissantes à nous donner la clef de quelques-uns d'entre eux, et il faut de toute nécessité recourir à une force psychique et à une force vitale pour les voir expliqués d'une façon satisfaisante.

De nos jours, je le sais, les progrès de la science moderne ont péremptoirement démontré la transformation réciproque des divers agents physiques [2]. La chaleur, par

---

1. Paul-Joseph Barthez naquit à Montpellier le 11 décembre 1734. Il fit ses premières études à Narbonne et revint à l'âge de 16 ans dans sa ville natale, pour y commencer la médecine : avant vingt ans on lui décernait le bonnet doctoral. Barthez se dirigea ensuite vers Paris, entra en relation avec la plupart des grands hommes de l'époque, et collabora au *Journal des Savants* ainsi qu'à l'Encyclopédie. En 1760, une chaire devint vacante à Montpellier; il se présenta et sortit victorieux d'un brillant concours qui lui permit de prendre place parmi les professeurs de cette école, où il devait faire resplendir plus tard le prestige de son génie. (Voir Lordat, *Exposition de la doctrine de Barthez et mémoires sur la vie de ce médecin*, 1818.)

2. « La notion de l'équivalence des forces naturelles est toute moderne ; « la trace n'en a pas pénétré dans les langues, encore sous l'empire des « théories anciennes qui considéraient la chaleur et la lumière comme des « substances. Il n'y a pas longtemps que des expériences directes ont donné « une base solide aux nouvelles doctrines. Un physicien anglais, M. Joule, « recommença les expériences de Rumford sur le frottement, en les variant « de diverses manières : il obtint de la chaleur en faisant tourner une petite « roue à palettes dans l'eau et dans du mercure. Il fit aussi frotter un « anneau de fer sur un disque de même métal. M. Favre fit frotter de « l'acier sur de l'acier. Dans toutes ces expériences, le travail mécanique,

exemple, se métamorphose en lumière, et le rapport entre ces forces reste toujours constant. Mais de l'équivalence des forces physiques peut-on légitimement conclure à l'unité des forces physiques et des forces vitales, des forces physiques et des forces intellectuelles ? — J'ai de la peine à l'admettre, et la déduction des matérialistes paraît tout au moins bien anticipée, sinon complètement hasardée, dans l'état actuel de la science.

Poursuivons notre étude, et demandons-nous ce qu'entendit Barthez par principe vital :

« Je donne le nom de principes, dit-il [1], aux causes expérimentales des phénomènes du mouvement et de la vie.

« Ainsi, j'appelle principe vital de l'homme, la cause qui produit tous les phénomènes de la vie dans le corps humain. Le nom de cette cause est assez indifférent, et peut être pris à volonté. Si je préfère celui de principe vital, c'est qu'il présente une idée moins limitée que les noms d'*impetum faciens*, de sensibilité, d'irritabilité ou autres, par lesquels on a désigné la cause des fonctions de la vie. »

Passant ensuite en revue les divers principes du mouvement, on le voit s'élever graduellement des plus simples jusqu'à ceux qui engendrent et conservent les corps organisés des végétaux et des animaux, pour aboutir finalement à l'homme lui-même [2].

« l'effort du frottement est transformé directement en chaleur. Le rapport
« d'équivalence a été trouvé égal, tantôt à 424, tantôt à 425, tantôt à 413 ;
« mais ces faibles différences ne tiennent évidemment qu'à des erreurs, iné-
« vitables dans un tel genre d'observations. » (*Les Problèmes*, par Auguste Laugel. Paris, 1873.)

1. *Nouveaux éléments de la science de l'homme*, par Barthez, 1778. Tome I, page 1.

2. « L'homme, dit Barthez, s'élève au-dessus de tous les animaux par la perfection de ses organes et la perfectibilité de son intelligence. »

« Le principe vital de l'homme, ajoute-t-il alors [1], est sans doute uni intimement à son intelligence et à ses organes. Mais, pour mieux connaître les forces de ce principe, il faut les considérer séparément des affections de l'âme pensante et de celles du corps simplement organisé ; car, dans l'étude des sujets fort compliqués, la faiblesse de l'esprit humain lui rend de semblables abstractions absolument nécessaires. »

Peu importe le nom, peu importe aussi la nature du principe de la vie, pourvu qu'il existe. Est-il inhérent à la matière, ou est-ce un être distinct ? — Barthez se soucie peu encore de résoudre un pareil problème, mais fait néanmoins reposer son hypothèse sur l'existence des forces motrices et des forces sensitives, de la chaleur vitale et des sympathies organiques.

« Il faut distinguer dans le principe vital les forces sensitives d'avec les forces motrices, parce que ces deux sortes de forces produisent des effets entièrement dissemblables. C'est ainsi que, dans l'âme qui est une, les métaphysiciens distinguent l'entendement et la volonté, parce que les opérations de ces facultés sont évidemment diverses. »

S'agit-il de la chaleur animale ? — Sans tenir aucun compte des phénomènes physiologiques qui concourent à sa production, le médecin de Montpellier attribue de même les lois qui la régissent aux dispositions primordiales du principe vital.

« Ainsi, il paraît qu'il faut rapporter la conservation permanente du même degré de chaleur naturelle, dans l'homme qui peut être longtemps exposé à des degrés extrêmement divers de chaleur de l'atmosphère, à la faculté que le principe vital a d'augmenter ou de diminuer le mouvement de chaleur dans les solides et les fluides du corps vivant, et par conséquent d'accroître ou d'affaiblir la

---

1. Barthez, *loc. cit.*, page 5.

chaleur qui lui est communiquée par l'atmosphère. Ce principe varie pour cette fin les mouvements toniques des solides, et les mouvements intestins des fluides, suivant qu'il est dirigé par ses lois primordiales [1]. »

Ce n'est pas non plus l'altération imprimée par les substances toxiques à l'économie entière que Barthez envisage; il ne voit dans les poisons que des agents susceptibles de nuire à la cause de la vie.

« Les poisons sont des substances qui, étant appliquées même en petite quantité au corps vivant, y produisent des effets mortels ou extrêmement graves.

« Ce sont des imperfections relatives, et inhérentes au système des forces du principe vital, qui font que ce principe est susceptible de l'action des divers poisons, autres que physiquement destructeurs [2]. »

Les sympathies elles-mêmes ne sont que des communications particulières des forces du principe vital dans les divers organes du corps de l'homme ; on peut les étudier dans les organes similaires, et on peut envisager aussi les sympathies que les forces de chaque organe ont avec celles de tout le corps.

Autant enfin la nature du principe vital reste indécise, autant aussi la destinée qui l'attend après la mort est incertaine.

« Si ce principe n'est qu'une faculté unie au corps vivant, il est certain qu'il périt avec le corps. S'il est un être distinct du corps et de l'âme, il peut périr lors de l'extinction de ses forces dans le corps qu'il anime ; mais il peut aussi passer dans d'autres corps humains et les vivifier par une véritable métempsychose [3]. »

---

1. Barthez, *loc cit.*, page 129.
2. Ibid., page 262.
3. Ibid., page 347.

« Il est possible que la fin du principe vital soit relative à son origine. Ainsi, en supposant qu'il soit émané d'un principe que Dieu a créé pour animer les mondes, il peut, à la mort, se rejoindre à ce principe universel. Mais, dans cette supposition même, il peut périr sans que la puissance dont il est dérivé en soit affaiblie ; de même que les rayons du soleil se réfléchissent, et se perdent dans l'ombre des corps opaques, sans que cette source de lumière puisse jamais être épuisée.

« Quelle que soit à la mort la destinée du principe vital de l'homme, lorsque son corps est rendu à la terre, son âme retourne à Dieu qui l'a donnée, et qui lui assure une durée immortelle [1]. »

Somme toute, Barthez eut raison de distinguer les phénomènes physiques des phénomènes vitaux, mais il s'est trop complu dans les hautes sphères d'une spéculation nébuleuse, et on lui reproche à bon droit d'avoir immobilisé la science, en l'engourdissant dans l'idée d'un principe dont il ne connût lui-même ni la substance, ni l'essence propre [2].

Affirmer sans démontrer ensuite, c'est présumer trop de sa raison et de ses lumières, c'est vouloir persuader aux autres une vérité qu'on ne conçoit qu'imparfaitement soi-même. Le procédé peut être commode ou agréable, mais il est indigne de quiconque veut rallier à sa doctrine des esprits sérieux et ayant conséquemment des droits à être convaincus. Tel fut pourtant l'écueil où vint se heurter le système vitaliste, et le terme si pompeux employé par Barthez, poétisé plus tard par Lordat [3], ne

---

1. Barthez, *loc. cit.*, page 348.

2. On peut consulter à ce sujet la Thèse de Fichaux. Paris, 1858. *Ni l'animisme, ni l'organicisme, ni le vitalisme exclusifs ne sont la vérité.*

3. Lordat appela le principe vital *une âme de seconde majesté.*

servit trop souvent qu'à voiler l'ignorance des causes [1].

L'âme, la vie, l'organisation, voilà, suivant nous, les trois termes du problème à résoudre, les ressorts essentiels qui font mouvoir l'admirable machine humaine. A l'âme appartiennent les forces dites psychiques, à la vie les forces vitales ; l'organisation tient sous sa dépendance les phénomènes d'ordre physique. Et lorsqu'on a voulu dans un système faire prédominer l'un de ces éléments aux dépens des deux autres, le point de départ a été faux et la doctrine fatalement périssable !

Gardons-nous cependant d'entraver la tendance des esprits vers les études exactes, en faisant intervenir l'âme ou le principe vital pour expliquer chaque nouveau problème que soulève notre nature. Ce sont là des forces qu'il est bon de dénommer, pour la facilité du langage scientifique, et parce qu'elles servent à expliquer, dans l'état actuel de nos connaissances, certains phénomènes irréductibles aux lois de la physique générale.« Sans l'hypothèse, a dit le professeur Ribes [2], il n'y a ni théorie, ni pratique. » Les hypothèses en effet sont utiles, nécessaires même au progrès, et les sciences naturelles ne nous offrent-elles pas un grand nombre de phénomènes principes, admis comme causes productrices, dans l'impuissance où on s'est trouvé de remonter à des faits plus généraux ?

Mais avoir une doctrine médicale ne dispense en aucun cas d'observer ; c'est par l'expérimentation rigoureuse,

---

1. Bouchut, qu'on ne saurait taxer d'exagération contre le vitalisme, s'exprime en ces termes : « Tant que les philosophes ne sortiront pas du vague et des généralités de la question, il sera impossible que la doctrine du principe vital puisse rallier à elle tous les médecins désireux de voir les principes généraux de la science s'accorder avec les exigences de l'observation...

« En effet, le principe vital compris à la façon de Barthez n'est qu'une occasion de vaines discussions métaphysiques sur l'unité ou la dualité du principe de la vie. »

2. *Fondements de la doctrine médicale de la vie universelle.* Paris, 1835.

c'est par l'expérimentation seule que nous pouvons espérer surprendre les secrets de la nature et déterminer les conditions qui les produisent [1].

En pathologie, on ne saurait attribuer d'autre valeur au principe vital que celle qui se rattache à une supposition propre à aider l'intelligence des faits. Considéré de la sorte, il nous donne la clef de ces troubles que n'explique aucune lesion connue. Le cadre de ces affections se rétrécit, il est vrai, de jour en jour, à mesure que les sciences se perfectionnent. Mais ce que l'organicisme restera éternellement impuissant à analyser, ce sont ces actes morbides, dont l'appareil phénoménal peut varier sans doute, mais qui ne sont en définitive que des manifestations d'une cause unique, à la fois générale et latente, d'une lésion vitale [2] !

---

1. « L'expérimentation seule dans notre science peut conduire à des
« résultats sérieux ; il n'y a donc pas à choisir. Si nous ne l'avons vue inter-
« venir que tardivement en physiologie, c'est qu'elle avait besoin du secours
« incessant de sciences qui, comme la physique et la chimie, n'étaient pas
« dans un état assez avancé pour lui fournir les instruments, les moyens
« de mesure ou d'appréciation qui lui sont indispensables. Les conquêtes
« nombreuses et variées de la physiologie moderne montrent suffisamment
« aujourd'hui que les entraves tenant à l'insuffisance des moyens d'observa-
« tion vont en diminuant de plus en plus : nous avons maintenant de
« meilleurs instruments ; il ne faut plus que savoir s'en servir. » (Claude
Bernard, *Leçons sur la phys. du syst. nerveux.*)
Voir Hérard, *De l'expérimentation en médecine.* Thèse de 1857.
2. « Si l'organicisme méconnaît l'unité véritable qui fait le fond de la
« maladie, il est, d'un autre côté, incapable de distinguer des manifestations
« diverses qu'il est dangereux de confondre. Si la lésion fait la maladie,
« l'adénite sera une maladie. Or, Messieurs, ne voyez-vous pas tout de suite
« l'immense danger clinique qu'il y a à confondre une adénite syphilitique,
« une adénite scrofuleuse ou une adénite qui a succédé à une simple écor-
« chure ? Vous ne pouvez cependant distinguer ces choses si disparates et à
« indications si différentes qu'en dépassant le symptôme et la lésion, pour
« atteindre la cause profonde et intime de ces manifestations.
« Rappelez-vous toujours ce principe au lit du malade : quand vous aurez
« soigneusement analysé tous les symptômes présentés par un malade, quand
« vous aurez employé tous les moyens d'exploration physique connus, et que
« vous aurez ainsi déterminé la lésion, votre diagnostic ne sera pas encore

Quiconque ne voit que le symptôme et la lésion ne tient aucun compte de la nature du mal, et un semblable procédé engendre infailliblement le découragement thérapeutique. Aussi est-ce surtout dans l'art de traiter les maladies que le vitalisme triomphe ; c'est là le vrai criterium de la doctrine. L'organisme vivant explique à lui tout seul le mode d'action des substances ingérées, car les médicaments agissent en impressionnant la vie et peuvent ainsi la solliciter dans une direction salutaire.

Barthez consacra par son puissant génie la distinction si remarquable des forces en radicales et agissantes (*vires in posse, vires in actu*), distinction que l'Ecole de Montpellier envisage encore aujourd'hui comme un de ses dogmes les plus précieux, et nous lui devons en outre une théorie des éléments morbides, ainsi qu'une classification des méthodes thérapeutiques [1].

Notre peu de compétence en matière philosophique

« complet ; il faut de plus chercher la maladie qui tient cela sous sa dépen-
« dance. Vous ne pourrez poser vos indications qu'après ce dernier temps
« de votre étude diagnostique.

« Je ne saurais trop vous le répéter : la maladie n'est ni le symptôme, ni
« la lésion. Pour comprendre la maladie, comme pour comprendre la vie, il
« faut admettre que les phénomènes vitaux diffèrent des phénomènes physi-
« ques, qu'il y a dans l'organisme vivant une force spéciale, une force indi-
« viduelle, et que l'essence même de la maladie est dans l'altération de cette
« force vitale. » (Dr J. Grasset, *Maladies du système nerveux*. Première leçon.)

1. Barthez distingue les méthodes thérapeutiques en trois catégories : la méthode naturelle, la méthode analytique et la méthode empirique. La méthode naturelle a pour objet de favoriser, d'accélérer la tendance heureuse de la maladie ; elle est surtout applicable aux affections aiguës, où les tendances conservatrices sont très marquées. Dans la méthode analytique, on combat directement et successivement les divers éléments qui composent la maladie, suivant leur importance. Enfin la méthode empirique trouve son application lorsqu'on a lieu de craindre que le mouvement spontané de la nature ne soit pas assez énergique pour provoquer la guérison, ou bien encore quand la maladie ne peut se décomposer en éléments distincts. Il existe trois sortes de méthodes empiriques, et elles sont désignées sous les noms d'imitatrice, perturbatrice et spécifique.

nous empêchera de le suivre sur ce terrain, et nous nous garderions d'ailleurs d'invoquer en médecine des arguments d'ordre métaphysique.

Chancelier de l'Université de Montpellier, membre de l'Académie des sciences, de l'Académie des inscriptions et belles-lettres, du conseil d'Etat, médecin consultant du roi, etc..., aucune distinction ne fit défaut à Barthèz, et il se vit glorifié de son vivant comme peu de savants l'ont jamais été.

« Ses travaux auraient dû exercer sur le monde médical une influence qui ne s'est guère étendue hors de l'Ecole où il enseigna. Ailleurs on s'est borné le plus souvent à les condamner, et quelquefois sans les connaître [1]. »

Ce fut un éclectique d'une trempe spéciale que Théophile de Bordeu (1722-1776) ; voulant concilier dans son système l'animo-vitalisme et le dynamisme organique, il fit refleurir cette doctrine de la vie multiple qui devait trouver plus tard dans l'organicisme un appui salutaire [2]. « C'est une république fédérative, dit Daremberg, où règne assez souvent l'anarchie. » Aussi vit-on diverses Ecoles le réclamer pour chef, bien que leurs principes semblassent en contradiction formelle avec ses théories. « Nous avons essayé d'imiter l'abeille, écrivait-il, qui compose son miel des sucs combinés de différentes fleurs. »

Spirituel et original, plein de verve, mais railleur, il connut admirablement l'art de narguer ses adversaires

---

1. Dezeimeris, *Dict. hist.*

2. Bordeu fut, aux yeux de Richerand, l'homme qui devait jeter les premiers fondements de l'organicisme.

3. L'un de ses ennemis les plus acharnés fut sans contredit le fameux Bouvart, ce médecin tout défiguré par une cicatrice, qu'il avait dû se faire, disait Diderot, en maniant maladroitement la faux de la mort. Quoi qu'il en soit, Bouvart ne craignit pas de se faire l'écho des infâmes calomnies qui

par de mordantes et satiriques allusions. L'intérêt qui se rattache à la lecture de ses œuvres est d'autant plus incontesté que les personnes les moins versées en médecine sont susceptibles de les comprendre :

« Le style de l'Hippocrate du xviii⁰ siècle est clair et
« pétillant comme du champagne, de bonne compagnie
« quoique de bonne humeur, on ne peut plus français et
« de son temps. Cet écrivain préfère, on le voit tout de
« suite, le raisonnement, le trait fin, l'allusion souriante
« et la saine philosophie, à l'empirisme doctoral; il se
« montre, en l'art de bien dire, si facilement expert qu'on
« lui pardonnerait au besoin de n'avoir pas fait faire plus
« de pas à la science que la plupart des autres disciples
« d'Esculape en réputation. Il s'est tellement distingué de
« ceux qui n'arrivent que par la routine, il a tant contri-
« bué aux progrès réalisés en médecine par son siècle et
« par le nôtre, qu'il a encore mieux mérité de son pays que
« de son époque [1] ».

Dans son *Traité des glandes*, Bordeu posa les principes fondamentaux de la physiologie pathologique. Se refusant à accepter les explications mécaniques pour rendre compte de la sécrétion des humeurs glandulaires, il invoqua un état particulier de la glande elle-même [2].

Ses recherches sur le tissu muqueux (1767) et sur les maladies chroniques (1775) sont de magnifiques ébauches d'anatomie et de pathologie générales : « C'est en lui, dit

circulaient contre son confrère, l'accusa de vol et le fit rayer du tableau de la Faculté. Il ne fallut pas moins de deux arrêts du Parlement pour réinté·grer Bordeu dans ses fonctious.

1. *Notice* de M. Lefeuve *sur Bordeu*.

2. « L'excitation des glandes ne se fait pas, dit-il, par la compression du corps glanduleux, mais par l'action propre de l'organe ; action que certaines circonstances augmentent, comme les irritations, les secousses et les dispositions des vaisseaux du même organe. »

la *Biogr. méd.* de Panckoucke, que Bichat puisa toutes les grandes vues physiologiques qui ont fait la fortune de ses productions autant que ses propres travaux ».

Enfin ses études sur les crises (1753), le pouls (1756), le traitement de la colique métallique (1762) [1], l'*Histoire de la médecine* (1764) [2], révèlent à la fois l'historien érudit et le praticien consommé.

Le naturisme n'eut d'ailleurs jamais de partisan plus autorisé et plus convaincu, et « on peut dire que Bordeu renoua la grande tradition hippocratique, un instant interrompue par les médecins qui avaient adopté les théories iatro-mécaniciennes [3] ».

Les compatriotes du célèbre Bichat (1771-1802), dont Théophile de Bordeu avait été le précurseur, inaugurèrent, le 24 août 1843, une statue à l'homme éminent qu'une mort impitoyable avait, quarante ans auparavant, prématurément enlevé à cette science médicale dont jeune encore il aimait à mesurer, avec son regard d'aigle, toute la profondeur, et l'illustre secrétaire de l'Académie Royale de Médecine, M. Pariset, qui a si bien su s'élever lui-même en consacrant sa vie à la célébration de toutes les gloires, s'exprimait alors en ces termes :

« Ne croyez pas, disait-il [4], que Bichat s'endorme dans

---

1. Bordeu a colligé de précieux documents sur la façon dont on traitait à l'hôpital de la Charité la colique du Poitou. Les religieux italiens qui eurent longtemps ledit hospice en leur possession passaient pour avoir un remède infaillible et accablaient de saignées les malheureux patients.

2. Dans l'*Histoire de la Médecine*, Bordeu allie une piquante originalité à une profondeur de vues parfois surprenante.

3. *Coup d'œil sur l'histoire de la Faculté de Médecine de Montpellier*, par A. Castan, 1875.

4. *Histoire des membres de l'Académie Royale de Médecine, ou Recueil des éloges lus dans les séances publiques*, par E. Pariset. Paris, 1850. Tome second.

le sentiment de sa propre force. Il est comme l'architecte
athénien : ce que d'autres ont dit, je le ferai. Bientôt il
déploie ses ailes de feu, il prend son vol, il s'élance jusqu'aux régions les plus éthérées de la science de l'homme.
Il expérimente, il découvre, il décrit, il parle, il enseigne ;
et les traits qui s'échappent de ses mains, de sa plume, de
sa bouche, sont autant d'éclairs qui dissipent les ténèbres
et font pénétrer dans les âmes l'évidence, la foi, l'admiration, le ravissement, l'enthousiasme le plus passionné.... »

Quel plus magnifique portrait plus éloquemment tracé ?
— C'est qu'en effet le savant auquel la France entière rendit de si unanimes hommages poursuivit avec une merveilleuse sagacité ses études créatrices, et telle fut l'originalité de son talent, qu'il rencontra partout des admirateurs,
et que son nom lui survécut, affranchi de la fatalité des
temps et de l'oubli de la renommée.

Les *Recherches physiologiques sur la vie et la mort* [1] et
l'*Anatomie générale* [2], tels furent les chefs-d'œuvre de
Xavier Bichat !

« La vie, écrit-il, est l'ensemble des fonctions qui résis-
tent à la mort. » Il la divise en animale et organique, et
examine les différences générales de ces deux vies par rapport aux formes extérieures et au mode d'action de leurs
organes respectifs, par rapport aussi à la durée de leur action, à l'habitude, au moral, et enfin par rapport aux forces
vitales.

On le voit s'attacher spécialement à faire ressortir la
différence qui existe entre ces dernières et les forces physiques [3] ; puis il résume dans le tableau suivant les pro-

---

1. *Recherches physiologiques sur la vie et la mort.* Paris, 1800, in-8.
2. *Anatomie générale appliquée à la physiologie et à la médecine.* Paris,
1801, in-8.
3. « En considérant sous ce rapport les lois vitales, dit Bichat, le premier

priétés du corps vivant, et s'efforce d'établir une ligne de démarcation entre les deux vies, en étudiant le mode et l'époque de leur origine respective [1].

PROPRIÉTÉS	CLASSES	GENRES	ESPÈCES	VARIÉTÉS
	Iʳᵉ Vitales.	Iʳᵉ Sensibilité.	Iʳᵉ Animale.	
			IIᵒ Organique.	
		IIᵉ Contractilité.	Iʳᵉ Animale.	
			IIᵉ Organique.	Iʳᵉ Sensible.
				IIᵒ Insensible.
	IIᵉ De tissu	Iʳᵉ Extensibilité.		
		IIᵉ Contractilité.		

Bichat se demande encore, dans ses *Recherches physio-*

---

aperçu qu'elles nous offrent, c'est la remarquable différence qui les distingue des lois physiques. Les unes, sans cesse variables dans leur intensité, leur énergie, leur développement, passent souvent avec rapidité du dernier degré de prostration au plus haut point d'exaltation, s'accumulent et s'affaiblissent tour à tour dans les organes, et prennent, sous l'influence des moindres causes, mille modifications diverses. Le sommeil, la veille, l'exercice, le repos, la digestion, la faim, les passions, l'action des corps environnant l'animal, etc., tout les expose à chaque instant à de nombreuses révolutions. Les autres, au contraire, fixes, invariables, constamment les mêmes dans tous les temps, sont la source d'une série de phénomènes toujours uniformes. Comparez la faculté vitale de sentir à la faculté physique d'attirer, vous verrez l'attraction être toujours en raison inverse de la masse du corps, brut où on l'observe, tandis que la sensibilité change sans cesse de proportion dans la même partie organique et dans la même masse de matière. »

1. « S'il est une circonstance qui établisse une ligne réelle de démarcation entre les deux vies, c'est sans doute le mode et l'époque de leur origine. L'une, l'organique, est en activité dès les premiers instants de l'existence ; l'autre, l'animale, n'entre en exercice qu'après la naissance, lorsque les objets extérieurs offrent à l'individu qu'ils entourent des moyens de rapport, de relation : car, sans excitants externes, cette vie est condamnée à une

logiques [1], l'influence réciproque que peut exercer la mort des divers organes, et interroge cette mort sous toutes les formes qu'elle est susceptible de revêtir.

Il élève enfin par son génie l'anatomie générale au rang des autres branches de la médecine (1801). Son livre est un de ceux qui captivent en instruisant. Or, aux yeux de quiconque sait combien rarement de pareils ouvrages réussissent à charmer, le mérite de l'auteur n'est que plus éclatant [2].

A l'encontre de Barthez et de la plupart des vitalistes modernes, ce n'est donc plus à un principe général et de nature inconnue que Bichat rapporte les actes vitaux, mais il en demande l'explication aux phénomènes les plus divers de l'organisme, et établit ainsi les caractères propres aux tissus vivants. Comme Haller, comme Lavoisier, il naquit créateur, et le temps ne pourra rien sur ce nom consacré désormais par l'histoire.

---

inaction nécessaire, comme, sans les fluides de l'économie, qui sont les excitants internes de la vie organique, celle-ci s'éteindrait. »

1. Les *Recherches physiologiques* sont, à proprement parler, divisées en deux parties : la première s'occupe des fonctions de la vie animale et de la vie organique ; la seconde est consacrée au mécanisme de la mort.

2. « L'anatomie générale de Bichat est le premier travail scientifique sur l'histologie, et par cela même déjà elle est d'une grande importance pour cette science ; mais ce qui lui donne encore une haute signification, c'est que non seulement les tissus y sont envisagés au point de vue morphologique, et traités aussi complètement que possible, mais encore que les connexions des tissus avec leurs fonctions physiologiques et leurs états morbides s'y trouvent examinées dans tous leurs détails. » (*Introduct.* aux *Éléments d'Histologie humaine*, par Kolliker, 2ᵉ édit. française revue par Marc Sée.)

CHAPITRE VII

ÉTUDES CLINIQUES ET NOSOGRAPHIQUES DURANT LE XVIIe ET LE XVIIIe SIÈCLES.

Les systématiques n'absorbèrent heureusement pas, avec leur feu sacré de réforme, toute l'activité des esprits de l'époque. A côté d'eux, on vit des observateurs attentifs et prudents qui tinrent à honneur d'arborer bien haut l'étendard du naturisme.

Thomas Sydenham, surnommé l'*Hippocrate anglais*, occupa parmi ces derniers un rang aussi légitime qu'il fut honorable [1].

Rejetant dans sa méthode les données d'une philosophie purement spéculative et le terrain trop mouvant des hypothèses, il aima à proclamer surtout les bienfaits de l'observation et fit reposer tout son système sur les constitutions médicales.

Nous avons déjà vu Baillou créer le dogme des constitutions saisonnières; quant aux constitutions stationnaires, c'est bien au médecin anglais que revient l'honneur d'avoir attiré sur elles l'attention des praticiens.

« Il y a, dit-il, diverses constitutions d'années qui ne viennent ni du chaud, ni du froid, ni du sec, ni de l'humide, mais plutôt d'une altération secrète et inexplicable qui s'est faite dans les entrailles de la terre. Alors l'air se trouve infecté de pernicieuses exhalaisons, qui causent

---

1. Sydenham naquit à Winford-Eagle (Dorsetshire) en 1624. Il fit ses premières études à l'Université d'Oxford et, après avoir reçu le bonnet de docteur à Cambridge (1676), vint s'établir à Londres, où lui étaient réservés de brillants succès pratiques. Il mourut le 29 décembre 1689.

telle ou telle maladie, tant que la même constitution domine. Enfin, au bout de quelques années, cette constitution cesse et fait place à une autre. Chaque constitution générale produit une fièvre qui lui est propre et qui, hors de là, ne paraît jamais. C'est pourquoi j'appelle ces sortes de fièvres stationnaires ou fixes [1]. »

La plupart des faits révélés dans ce passage ont reçu de l'expérience leur sanction définitive ; mais il existe encore beaucoup de vague dans la description de Sydenham, et il faut arriver à Lepecq de la Cloture [2] pour voir les constitutions médicales parfaitement étudiées.

Les *Observationes medicæ* offrent plusieurs traits d'analogie avec les épidémies d'Hippocrate et sont, d'après Alibert, le meilleur commentaire qu'on ait pu donner des dogmes sacrés de cet homme presque divin ; néanmoins, ainsi que l'observe Daremberg, « les rapports qu'on peut signaler entre Sydenham et le vieillard de Cos ne semblent pas résulter d'une érudition bien digérée de la part du premier, qui ne cite pas une seule fois le père de la médecine et ne fait aucune allusion à ses œuvres ».

La constitution de 1661-1664 fut féconde en fièvres intermittentes et fièvres continues malignes.

« Le mouvement déréglé du sang, qui est la cause de la fièvre continue, ou qui l'accompagne, est excité par la nature, soit pour séparer une matière hétérogène et nuisible qu'il renferme, soit pour donner au sang quelque nouvelle disposition.... »

Dans le cas où les malades affaiblis ne reprennent ensuite leurs forces qu'avec lenteur, « j'ai essayé, ajoute Sydenham, de ranimer la chaleur en faisant coucher des jeunes gens auprès d'eux, ce qui m'a très bien réussi ; on com-

---

1. *Hist. et curation des maladies aiguës.* Sect. 1re, ch. II.
2. *Observ. sur les maladies épidémiques*, 1776-1778. Tome III, page 1032.

prend facilement qu'un corps sain et vigoureux transmet une grande quantité de corpuscules spiritueux dans le corps épuisé des malades ».

« Les fièvres intermittentes diffèrent beaucoup des continues, et les unes des autres, par rapport à leur espèce et à leur nature. Mais, en observant avec soin la méthode que la nature emploie d'ordinaire pour débarrasser de la maladie, il faut se régler là-dessus, afin d'achever la fermentation commencée, ou bien, en découvrant la cause spécifique des fièvres, il faudrait les combattre par des remèdes efficaces et spécifiques. »

L'année 1665-1666 vit sévir la peste [1]. « La peste est une fièvre d'un genre particulier, et qui vient d'une inflammation des particules les plus spiritueuses du sang.... La vapeur de la peste est beaucoup plus puissante et plus active que celle de l'érysipèle ; elle pénètre comme un éclair par son extrême subtilité les endroits les plus reculés. Elle détruit tout à coup les esprits du sang et cause quelquefois une entière dissolution de cette liqueur, avant que la nature accablée d'un mal imprévu ait eu le temps d'exciter l'ébullition fébrile, qui est le moyen ordinaire dont elle se sert pour débarrasser le sang de ce qui lui est nuisible [2]. »

Les varioles dominèrent pendant les années 1667, 1668 et 1669, et la description que nous en a laissée *ce grand peintre de la petite vérole*, comme l'appelle Anglada, est vraiment magistrale. Boerhaave l'eut en si haute estime [3], qu'il avouait n'avoir pu y faire que des additions peu im-

---

1. Malgré la description qu'il nous en donne, Sydenham n'avait pu observer cette peste, car la peur l'avait forcé à fuir.

2. Thomæ Sydenham *Opera medica*. Tom. I, sect. II, cap. I. Genevæ, 1769.

3. Boerhaave avait contracté l'habitude de se découvrir toutes les fois qu'il prononçait le nom de Sydenham.

portantes , bien qu'il en fût à la dixième lecture [1].

Sydenham distingua d'une façon admirable la petite vérole discrète de la petite vérole confluente [2]. Elles ont, il est vrai, une symptomatologie analogue ; mais, dans la seconde, les phénomènes se montrent plus intenses, et la fièvre subsiste à l'apparition de l'exanthème. Deux ordres de signes attirèrent particulièrement son attention : la salivation [3] chez l'adulte et la diarrhée chez l'enfant. L'auteur anglais différencia en outre la fièvre primitive de la fièvre secondaire [4], et substitua au traitement alors en usage la méthode rafraîchissante [5].

Pendant les années 1670-71-72, les varioles se montrèrent irrégulières (varioles noires, hémorrhagiques). Les pustules s'emplirent d'une sérosité limpide, et lorsque la pellicule qui les recouvrait vint à se déchirer, la sérosité s'écoula, et la peau parut au-dessous noirâtre et sphacélée.

Dans le cours de 1670, 1671, 1672, 1673, la rougeole exerça aussi de cruels ravages [6], et on rencontre dans le tableau, d'ailleurs fort remarquable de cette épidémie, les complications thoraciques et les diarrhées rebelles que provoque l'énanthème de la muqueuse intestinale.

La scarlatine elle-même reçut de Sydenham la dénomination qu'elle porte encore aujourd'hui [7].

« L'Hippocrate anglais, dit Anglada [8], qui n'a pas d'égal comme historien de la rougeole et de la petite vérole, se

---

1. Boerhaave (*Aphorismi de cognoscendis et curandis morbis*. Aphor. 1379).

2. Sydenham, *Observationum* sectio tertia, cap. II.

3. La salivation, le gonflement de la face, des pieds et des mains étaient aux yeux de Sydenham d'un favorable augure.

4. « La nouvelle fièvre qui survient le onzième jour est de nature toute différente de celle qui précède l'éruption : c'est une fièvre putride. »

5. Durant cette période, on vit aussi éclater des fièvres varioliques sans varioles (*variolæ sine variolis*).

6. Sydenham, *Observ.* sectio quarta, cap. V.

7. Febris scarlatina, scarlet fever.

8. Anglada, *Études sur les maladies éteintes et sur les maladies nouvelles.* Paris, 1869.

trouvait en présence d'une autre fièvre du même ordre, sur laquelle la science n'était pas aussi bien renseignée; mais il n'hésite pas à la poser comme une espèce à part, qu'il distingue formellement de la rougeole. »

Mais nous n'en finirions pas, si nous voulions énumérer ici tous les titres qu'il s'est acquis à la reconnaissance des médecins soucieux de leur art ; lisons pourtant encore ce qu'il nous dit du choléra nostras, qui prit à Londres une si prodigieuse extension l'an 1669 :

« Ce mal se fait aisément reconnaître par des vomissements énormes et des déjections alvines d'humeurs corrompues qui s'opèrent avec beaucoup de peine et de difficultés. Il s'accompagne en outre des symptômes suivants : violentes douleurs d'entrailles, gonflement et tension du ventre, cardialgie, soif, pouls vite et fréquent, avec chaleur et anxiété, assez souvent petit et inégal. A tout cela viennent s'adjoindre des nausées extrêmement pénibles, quelquefois des sueurs colliquatives, les contractions des jambes et des bras, des défaillances, le refroidissement des extrémités et autres symptômes du même genre qui terrifient les assistants et emportent souvent le malade dans le court espace de vingt-quatre heures [1] ».

Sydenham fut appelé un jour auprès d'un cholérique en proie à des convulsions si terribles et si généralisées, qu'il avoua lui-même n'en avoir jamais vu de pareilles. Il le guérit en lui administrant à plusieurs reprises une assez forte dose de ce laudanum [2] dont il avait autrefois indiqué la préparation, et qu'il s'est plu à recommander : « Ad laudanum, disait-il, tanquam ad sacram anchoram confugiendum est [3] ».

---

1. Sydenham, *Opera medica*. Tom. I, sect. IV, cap. II.

2. 25 gouttes dans une cueillérée d'eau de cannelle. — L'opium est de nos jours impuissant à combattre les accidents du choléra confirmé.

3. *Epistola Roberto Brady*.

La description de la goutte nous offre enfin une théorie nette et précise de l'origine et de la nature de la podagre [1].

Sydenham fut en définitive la personnification réelle des études nosographiques et cliniques à la fin du xviie siècle. On a dit « qu'il fit pour la pathologie ce qu'Harvey avait déjà fait pour la physiologie, ce que l'Ecole italienne et l'Ecole hollandaise ont fait pour l'anatomie [2] ». Au milieu des folles divagations de l'iatro-chimie et de l'iatro-mécanisme, il se montre en effet comme l'incarnation vivante du bon sens et de la saine pratique. Sans posséder un génie extraordinaire, il a laissé néanmoins un nom impérissable; les générations futures apprendront à le redire, et on ne pourra le séparer de la médecine elle-même, qu'il dirigea si puissamment dans la voie du progrès.

Son savant empirisme rencontra partout un admirable écho, et, définitivement affranchies de tout esprit de système, les études nosographiques et cliniques se trouvèrent repré-sentées dans nos annales par une phalange studieuse de médecins; on se croyait aisément revenu aux jours d'Hippocrate.

L'Angleterre, l'Italie, l'Allemagne, nous présentent toutes ici des noms également glorieux, et si nous avons le regret de ne pouvoir leur en opposer qu'un bien petit

---

1. « La goutte, dit-il, attaque le plus souvent les vieillards qui, après avoir passé la meilleure partie de leur vie dans la mollesse, les plaisirs et la bonne chère, dans les excès de vin et d'autres liqueurs spiritueuses, étant ensuite appesantis par l'âge, ont abandonné entièrement les exercices du corps auxquels ils étaient accoutumés dès leur jeunesse.... Le mal a été quelquefois augmenté par l'étude ou par une application qui détourne les esprits animaux et les empêche de fournir aux différentes coctions d'une manière convenable... La trop grande abondance de nourriture et les excès de vin corrompent les levains digestifs, précipitent les coctions, surchargent le sang d'une abondance excessive d'humeurs, causent les engorgements dans les viscères, affaiblissent et accablent les esprits animaux..... »

2. Ch. Daremberg. *Hist. des sciences méd.* T. II, page 733.

nombre, c'est qu'il existe dans l'histoire de laborieux enfantements et, comme notre voisine d'outre-Manche se préparait autrefois à engendrer l'illustre Harvey, la France se recueille pour donner le jour à l'immortel Laennec, qui déplacera de son bras vigoureux l'axe autour duquel gravite la médecine!

Les Italiens citent avec une légitime fierté le nom de Torti (1658-1741), le brillant défenseur du quinquina et l'auteur classique pour les fièvres intermittentes, qu'on n'a pas craint d'appeler l'*Hippocrate de Modène*, et celui non moins remarquable de l'éminent clinicien Borsieri (1725-1785).

En Angleterre, Morton (1635-1698), rival de Sydenham et épidémiographe des plus distingués, étudie avec soin les fièvres éruptives et dote la science d'une description de la variole, digne en tout point de figurer à côté de celle de l'Hippocrate anglais [1].

Huxham (1694-1768) pousse aussi à un haut degré le génie de l'observation. Outre son *Traité des fièvres* [2], nous avons de lui un excellent tableau de l'angine gangréneuse [3].

---

1. Morton, *Tractatus de febribus inflammatoriis*, a cap. III ad cap. XI.

Morton put également observer à Londres une épidémie de rougeole qui enlevait environ 300 personnes par semaine. En 1685, sa propre fille Sarah, âgée de 8 ans, fut prise de fièvre ; ses yeux s'injectèrent et une toux violente la saisit. A ces indices, Morton reconnut la rougeole et se contenta de prescrire un julep laudanisé pour calmer la toux ; la maladie suivit son cours normal et fut excessivement légère.

En 1689, son autre fille Marcia, âgée de sept ans, éprouva des frissons, des nausées, des vomissements, et entra dans un coma profond. La fièvre se déclara avec ce cortège habituel de symptômes qui indiquent la malignité. Morton prescrivit un julep, comme dans le cas précédent, et l'application d'un vésicatoire à la nuque. L'absence de diarrhée, de toux, de rougeur oculaire, le fit hésiter sur la nature du mal ; mais, le quatrième jour, une éruption couvrit toute la surface du corps et vint révéler à n'en pas douter la fièvre dite *scarlatine*.

2. *Essay on fevers, with their various kinds*, etc... Londres, 1739.

3. *Dissertation on the malignant ulcerous Sore-throat*. Londres, 1750.

Pringle (1707-1782) se fait remarquer surtout par ses études sur les altérations du sang, la fièvre des prisons et les maladies des armées [1].

Lind (1795) [attache son nom à des relations médicales justement appréciées sur le scorbut [2].

Rapprochons de tous ces médecins Guillaume Heberden (1710-1801), si célèbre par ses savantes recherches sur l'*angina pectoris* [3], et Edward Jenner (1749-1823), l'illustre inventeur de la vaccine.

Pratiquée de temps immémorial dans certains pays [4], l'inoculation s'était répandue en Angleterrre et en France dès le commencement du siècle dernier [5]. C'était là sans doute une innovation heureuse, vu les ravages exercés par la variole, et le monde n'était pas complètement désarmé contre le terrible fléau, lors de la découverte de la vaccine. Mais des inconvénients assez graves se rattachaient à ce procédé : il donnait lieu en effet à des dangers immédiats et créait en outre des foyers infectieux. Jenner étudiait encore à Sodbury ; une jeune fille se présenta, convaincue de son immunité à la petite vérole, parce que, disait-elle, elle avait eu le cow-pox. Frappé par cette parole, le savant anglais résolut d'en vérifier l'exactitude, et dès 1775 il faisait ses premières observations sérieuses sur le vaccin ;

---

1. *Observations on the diseases of the army, in camp and in garnison.*

2. *A treatise on scurvy*, etc. Edimbourg, 1752.

3. *Some account of a disorder of the Breast. In med. Trans. by the College of physicians of London*, 1768. Tome II, page 59.

4. Géorgie, Circassie, Turquie. Tartarie, Aiabie, Chine, Bengale, Hindoustan, etc...

5. C'est à Lady Montagu, femme de l'ambassadeur anglais à Constantinople, que revient le mérite d'avoir importé à Londres la pratique de l'inoculation ; elle l'expérimenta publiquement sur sa propre fille en 1721. La France accueillit cette méthode avec moins de faveur, et il fallut le zèle éclairé de La Condamine pour stimuler l'Académie des sciences sur cette question.

hâtons-nous d'ajouter qu'elles furent aussi concluantes que possible, et, le 14 mai 1796, l'inoculation vaccinale était régulièrement mise en pratique par son inventeur. Elle fut d'ailleurs fort bien accueillie en Angleterre, nul pays n'était mieux préparé à cette découverte, mais ne se répandit en France que vers l'année 1800[1], époque à laquelle le gouvernement envoya des médecins à Londres pour étudier la question de plus près. Là, comme ailleurs, Jenner rencontra des adversaires passionnés et des désillusions nombreuses ; on fit de la vaccine la source de tous les maux qui affligent l'humanité. Mais il se forma par contre une société à Paris qui, sous la direction habile du duc de la Rochefoucault, s'était donnée pour mission de propager la vaccine. Peu à peu son efficacité devint de moins en moins douteuse ; les voix qui osèrent s'élever contre elle n'eurent plus grand écho, et tous les témoignages devinrent favorables à Jenner : la postérité n'a fait que confirmer ce jugement en lui assurant les honneurs d'un triomphe sans fin.

La fameuse École d'Allemagne nous présente, elle aussi, trois grandes personnalités : Van Swieten, le savant commentateur de Boerhaave et le fondateur de l'enseignement clinique à Vienne (1700-1772), et ses deux élèves, de Haën (1704-1776) et Stoll (1742-1788), rivaux l'un et l'autre.

Gérard Van Swieten, premier médecin de l'impératrice Marie-Thérèse, n'usa de son crédit à la cour que pour le profit de la science et de sa profession. Il devint directeur de l'École de Vienne et fit preuve d'une érudition remar-

---

1. En 1800, le Dr Colladon, de Genève, porta à Paris du virus vaccin que l'on expérimenta infructueusement dans le service de Pinel à la Salpêtrière. (Voy. Lorain, *Jenner et la vaccine*. 1870, in-8.)

quable, en commentant les aphorismes de son maître Boerhaave [1].

Antoine de Haën, son élève de prédilection, appelé auprès de lui pour seconder ses grandes vues de perfectionnement et de réforme, s'associa avec une généreuse ardeur à l'impulsion communiquée par Van Swieten aux études cliniques, et lui succéda ensuite dans cet enseignement, où il déploya un talent immense et de rares qualités d'esprit. De Haën a laissé de bons écrits sur le tétanos, les hémorrhoïdes, la colique de plomb, etc.

Maximilien Stoll lui-même, chargé d'abord par le baron de Stoerk de suppléer de Haën, fut nommé plus tard professeur titulaire de clinique médicale à l'Institut de Vienne. Aussi grand clinicien qu'habile observateur, il donna d'excellents préceptes sur l'examen des malades et contribua puissamment à élucider la question si obscure des constitutions médicales [2]. Son *Ratio medendi* est un recueil d'affections diverses, empruntant un cachet commun à une influence atmosphérique spéciale. La constitution bilieuse prédominait à Vienne ; ce fut elle aussi qui occupa la plus large place dans les œuvres de Stoll. Le tableau particulier qu'il traça des maladies envisagées isolément se recommande par la précision et l'exactitude dont il est empreint, non moins que par les minutieux détails qui s'y trouvent consignés, et mettent véritablement sous les yeux du lecteur l'entité morbide dont il s'agit. Si, en définitive, l'insuffisance de l'anatomie pathologique et le peu de certitude du diagnostic enlèvent aujourd'hui une certaine

---

1. *Commentaires sur les Aphorismes d'Hermann Boerhaave, de la connaissance et de la cure des maladies*, par Van Swieten. Trad. en fançais par Moublet. 1770.

2. Nous renvoyons volontiers, pour sa biographie scientifique et pour l'étude de son œuvre, à la conférence faite par M. Parrot à la Faculté de médecine de Paris (1865).

notoriété aux célèbres leçons du clinicien de Vienne, leur lecture sera cependant profitable aux auteurs contemporains, puisqu'elle reflète en tout point le génie d'une scrupuleuse observation.

Parmi les médecins français de quelque réputation, il convient de nommer Chirac (1650-1732), Astruc (1684-1766), Sauvages (1706-1767) et Pinel (1755-1826). Ces deux derniers furent de véritables nosologistes. Encouragé par les conseils de Boerhaave, le professeur de Montpellier appliqua aux maladies la méthode usitée en botanique et décrivit 2,400 espèces ; son nom est demeuré célèbre, malgré les fâcheux présages qui environnèrent sa naissance [1].

La *Nosographie* de Pinel[2] éclipsa elle-même, dès son apparition, tous les autres travaux du genre. « Malheureusement, nous dit Daremberg, Pinel fut un naturaliste et non un clinicien. »

Les études séméiologiques se tinrent au niveau de la clinique et de la nosologie. Dès 1760, un Allemand plein de patience et de sagacité, Avenbrugger[3], traçait les règles de la percussion, et Corvisart, en commentant la méthode du praticien de Vienne, servit de trait d'union à Avenbrugger et à Laennec, le célèbre inventeur de l'auscultation[4], qui, lui, sut allier l'anatomie pathologique à la séméiologie, et « pratiqua, comme on l'a spirituellement répété, l'autopsie d'une personne malade sur le vivant ».

---

1. Sauvages naquit, dit-on, au moment d'une éclipse de soleil.

2. La *Nosographie philosophique* se composait des cinq classes suivantes de maladies : 1° fièvres essentielles ou primitives ; 2° phlegmasies ; 3° hémorrhagies ; 4° névroses ; 5° lésions organiques.

3. C'est dans son *Inventum novum ex percussione thoracis humani ut signo abstrusos interni pectoris morbos detegendi*, qu'Avenbrugger exposa son admirable découverte.

4. Voir *Traité de l'auscultation médiate et des maladies des poumons et du cœur*. Paris, 1819, 2 vol. in-8.

CHAPITRE VIII

CHIRURGIE ET ACCOUCHEMENTS.

Le xvie siècle avait été glorieux pour la chirurgie, et A. Paré l'immortalisa à tout jamais. De son vivant même, en 1577, les chirurgiens de Saint-Côme reprirent leur antique lutte contre la Faculté de médecine et contre les barbiers.

Plus tard, en 1655, jaloux des prérogatives de ces derniers, pour qui le bistouri et le rasoir établissaient une double source de revenus, le collège en corps implora la faveur d'être confondu avec eux. Quelques hommes surgirent cependant pour maintenir l'honneur de la chirurgie française : Mauriceau, Dionis et plusieurs autres se séparèrent fièrement de leurs collègues. Le xviie siècle fut d'ailleurs peu fécond en illustrations chirurgicales : Marc-Aurèle Séverin (1580-1656) [1] et Pierre de Marchetti (mort en 1673) sont à peu près les seuls noms dignes d'être mentionnés en Italie.

Nous rencontrons en France :

Pierre Dionis (1718), auteur d'un cours d'opérations qui, fort réputé jusqu'au commencement du siècle actuel, n'a plus aujourd'hui qu'un intérêt historique ;

Saviard (1656-1702) ;

Belloste (1654-1730), chirurgien d'armées ;

Et Mareschal (1658-1736), que nous verrons coopérer avec La Peyronie à la fondation de la célèbre Académie de chirurgie.

---

1. On a reproché à Séverin d'avoir abusé du fer et du feu.

Dans les contrées du Nord, les observations chirurgicales se montrent plus nombreuses. L'Allemagne possède quelques chirurgiens de haut renom ; tels sont :

Piermann et Scultet (1595-1645), connu par son *Armamentarium chirurgicum*, qui renferme la description de tous les instruments ou appareils usités jusqu'à lui.

En Angleterre parurent King, à qui l'on doit le premier essai fructuenx de transfusion du sang chez l'homme, et Richard Wiseman (1676), chirurgien de Jacques II, et dont l'influence sur la chirurgie anglaise fut assez analogue à celle de Paré sur la chirurgie de notre propre pays.

Le grand événement du siècle qui suivit fut la fondation de l'Académie royale de chirurgie [1]. Mareschal et La Peyronie [2], médecins tous deux de Louis XV, obtinrent ainsi pour leur art la faveur la plus insigne et la plus exceptionnelle. Le 12 décembre 1731, le roi reconnut la nouvelle société, qui tint sa première séance le 18 du même mois. Dans cette magnifique création, une part égale revient à la munificence du monarque et aux deniers privés de La Peyronie, qui supporta presque par moitié les frais de l'établissement [3]. Durant soixante années consécutives, l'Académie de chirurgie maintint à la France une supériorité incontestable sur tous les autres États, et l'illustre compagnie aurait même fini par éclipser la Faculté

---

1. La Faculté de médecine eut recours, pour soutenir ses droits, à une série de démarches que Quesnoy nous a retracées d'une façon plaisante. Les docteurs en robe assiégèrent l'amphithéâtre anatomique de Saint-Côme et ne se retirèrent que sous les huées de la multitude.

2. « La Peyronie, dit Bouisson, fut un grand cœur, un caractère généreux, et son passage fut signalé par des actes où le génie de la vertu ne brille pas moins que celui de la science. »

3. Il créa à Montpellier une école de chirurgie sur le modèle de celle de Paris.

de médecine, si un même souffle de mort ne les eût frappées l'une et l'autre.

Jean-Louis Petit (1674-1760) fut le plus grand chirurgien de l'époque. Aussi habile opérateur que pathologiste éminent, il ne posa jamais de principe que l'expérience ne lui eût permis de sanctionner. Ses travaux si remarquables sur les plaies de tête et de poitrine nous font regretter qu'il ait négligé de publier ses observations sur les plaies des autres régions du corps. Les tumeurs, les hernies, les maladies des os attirèrent encore l'attention de l'illustre chirurgien ; mais c'est surtout aux amputations qu'il rattacha son nom avec éclat.

Desault (1744-1795), poursuivant le même but que J.-L. Petit, continua la solution des mêmes problèmes chirurgicaux[1]. Il inaugura en France l'enseignement clinique et créa également l'anatomie chirurgicale. Après sa mort, un marbre funéraire fut placé à l'Hôtel-Dieu pour perpétuer sa mémoire. « Je donnerais trente ans de ma vie, s'écria Bichat, pour ressembler à ce grand homme[2]. »

Desault étudia avec soin les fractures et les luxations. Reconnaissant l'impuissance des bandages employés jusqu'à lui pour maintenir réduites les solutions de continuité de l'os claviculaire, il appliqua en 1768 pour la première fois le sien propre à la Salpêtrière. Nous lui devons une connaissance plus approfondie des fractures de l'olécrâne et l'introduction dans leur traitement d'un appareil en 8 de chiffre modifié et approprié à ces sortes de lésions.

---

1. « Lisant peu, livré corps et âme à son art, Desault méditait sans cesse ; sa passion était la chirurgie ; il s'en occupait sans effort et sans travail le jour et la nuit ; il devinait par instinct les solutions aux difficultés ; il créait des moyens nouveaux, se riant de la routine et profondément pénétré des nécessités de l'art ; les moyens qu'il imaginait pour suppléer à l'insuffisance de la science étaient toujours couronnés de succès. » (*Desault. Notice sur la vie et l'école de Desault*. Thèse de Paris, 1849.)

2. *Éloge de Bichat* par le prof. Larrey, 1845.

Il serait trop long d'énumérer même succinctement les divers perfectionnements qu'apporta Desault à la chirurgie française. Réparons seulement une injustice : c'est bien à lui qu'appartient la méthode de la ligature au-dessus de la tumeur anévrysmale, et il la pratiqua en juin 1785 , tandis que John Hunter, auquel on l'attribue trop souvent par erreur, ne l'employa qu'en décembre suivant.

Aux noms de Jean Louis Petit et de Desault ajoutons encore ceux de Louis (1723-1792), si longtemps secrétaire de l'Académie de chirurgie ; de Bordenave (1728-1782) ; de Goulard, qui a donné son nom à la solution d'acétate de plomb ; de Ténon (1724-1816) ; de Lecat (1700-1768) ; de Pouteau (1725-1775).

L'Angleterre suscite à la France des rivaux glorieux : Cheselden (1688-1752) [1], les deux Douglas, Monro (1697-1767) [2], Gooch (— 1780), Percival Pott (1713-1788), que son génie rapproche de Jean-Louis Petit, le célèbre John Hunter (1728-1793) et Benjamin Bell (1749 1806).

Percival Pott et John Hunter se complétèrent l'un l'autre, et si ce dernier se dévoila surtout comme un brillant théoricien, Percival Pott ne négligea, de son côté, aucun des minutieux détails que nécessite une intelligente pratique, dirigée par l'immortel axiome : « *Citò, tutò et jucundè* ». Les œuvres de ce chirurgien éminent comprennent une série de monographies distinctes ; elles se rapportent aux plaies de tête, à la fistule lacrymale, aux polypes nasaux, à la cataracte, aux affections du testicule, à la fistule anale, aux fractures et aux luxations,

---

1. Cheselden inventa l'opération de la pupille artificielle et perfectionna la taille latérale.

2. Monro introduisit les injections de vin chaud dans le traitement de l'hydrocèle.

à la carie vertébrale, vulgairement appelée *mal de Pott* [1].

John Hunter fut un des plus celèbres chirurgiens qu'ait eus au dernier siècle notre voisine d'outre-Manche. Doué de cet esprit généralisateur qui met à profit les découvertes des devanciers et des contemporains eux-mêmes, pour les vivifier par des déductions inattendues, il prit l'anatomie humaine et l'anatomie comparée comme point de départ de ses recherches, et s'appliqua à transporter dans le domaine médico-chirurgical les données fournies par ces deux sciences. C'est ainsi qu'il imprima à la chirurgie anglaise une direction nouvelle, en faisant entrevoir des lois générales, des applications heureuses qui découlent de faits universellement admis et scrupuleusement étudiés. En un mot, si nous nous proposions d'établir un parallèle entre Desault et Hunter, il nous serait facile de mettre ici en évidence la tendance presque exclusivement pratique donnée à notre art par Desault et les théories lumineuses, les grandes vues anthropologiques qui caractérisent si bien le génie original du chirurgien anglais. « La chirurgie de Hunter, a-t-on dit, est plus physiologique, plus théorique ; celle de Desault, plus anatomique, plus pratique. » Que dire maintenant de son œuvre si étendue et des voies fécondes qu'il ouvrit aux savants ? Avons-nous besoin de rappeler ses importantes études sur les inflammations et les plaies, qui forment encore la base de nos opinions actuelles ; sa distinction des phlogoses franches et spéciales ou spécifiques, et sa division devenue classique des inflammations en adhésives, suppuratives et ulcératives ? Les travaux modernes ont sanctionné la plupart de ces vues théoriques et les ont converties en

---

1. La carie vertébrale est appelée *mal de Pott*, parce que c'est ce chirurgien anglais qui l'a le mieux décrite, en la désignant par un de ses symptômes : la paralysie des extrémités inférieures.

dogmes fondamentaux de pathologie générale. Ses expériences sur la greffe animale sont devenues l'ingénieux prélude des opérations autoplastiques, et le traitement des anévrysmes par la ligature est aussi redevable à John Hunter d'une mention spéciale, sinon des honneurs d'une véritable découverte.

En Italie, nous voyons briller les noms de Bertrandi (1723-1765), Nannoni (1715-1790), Fontana (1730–1805), etc... Et l'Allemagne revendique pour elle Heister (1683–1758), Platner (1694-1747), de Siebold (1736-1807) et Richter (1742-1812).

Ce dernier a été une des gloires de l'Université de Gœttingue et le coryphée de la chirurgie allemande. Son grand *Traité* occupe un rang fort honorable parmi les ouvrages de ce genre publiés au dernier siècle, et son mémoire sur les hernies a conservé de la valeur jusqu'à nos jours.

Par suite d'un préjugé regrettable qui fit longtemps, sous prétexte de malséance, exclure les hommes des accouchements, l'obstétrique resta fort en retard sur la chirurgie. Les sages-femmes ne possédaient d'autre instruction que celle que voulaient bien leur donner quelques voisines ou parentes, et n'entrèrent dans la confrérie de Saint-Côme que vers le milieu du xviᵉ siècle. En 1745, mécontentes sans doute du collège de chirurgie, elles s'adressèrent à la Faculté, qui institua des cours à leur usage. Sur la fin du siècle précédent avait pris fin d'ailleurs, au grand bénéfice de l'humanité, l'espèce de monopole exercé par elles pour les soins à donner aux femmes enceintes [1], et c'est de cette dernière époque que

---

1. Il est probable que l'introduction de Clément à la cour, pour accoucher Mlle de La Vallière, devint la source de cette heureuse modification dans les mœurs de notre pays.

date l'immixtion directe des chirurgiens dans l'art des accouchements.

Déjà, en 1608, Louise Bourgeois, dite Boursier, sage-femme de Marie de Médicis, publiait un *Recueil d'observations diverses sur la stérilité, perte de fruit, fécondité, accouchements et maladies des femmes et enfants nouveau-nés*, et soixante-cinq ans plus tard, François Mauriceau, prévôt du collège de chirurgie, offrait à son tour aux praticiens son fameux *Traité des maladies des femmes grosses et de celles qui sont nouvellement accouchées.* Ce fut là un premier essor communiqué à l'obstétrique, et ce chirurgien eut de nombreux imitateurs.

Citons pour mémoire les noms de Paul Portal (— 1703)[1], maître en chirurgie de Paris; de Deventer[2]; de Philippe Peu (— 1707), qui fit à lui seul cinq mille accouchements; de Pierre Amand (— 1720), et de Guillaume Mauquest de Lamotte (1655-1737).

Les Chamberlen[3] imaginèrent le forceps, vers la moitié du xviie siècle; mais ils eurent le tort d'exploiter honteusement leur ingénieuse découverte, dont ils s'efforcèrent de ne divulguer le secret qu'à des fils ou à des neveux, disposés à en trafiquer eux-mêmes. L'invention des Chamberlen transpira néanmoins peu à peu au dehors; elle excita de bonne heure la curiosité des accoucheurs, qui s'occupèrent de modifier et de perfectionner le nouvel instrument : Levret (1703-1780) en France, et Smellie (1752) en

---

1. Portal prémunit les accoucheurs contre le prétendu danger de la présentation de la face, et fit voir que, dans la plupart des cas, on avait plus à attendre de l'abstention que d'une intervention intempestive.

2. Deventer se rendit célèbre en attirant l'attention de ses contemporains sur l'obliquité de l'utérus, comme cause fréquente des accouchements difficiles.

3. La famille des Chamberlen ormait en Angleterre une lignée de médecins accoucheurs.

Angleterre, agrandirent notablement son champ d'application,

André Levret fit subir une seconde courbure aux cuillers pour leur permettre de s'adapter à la forme des voies génitales[1], et si l'accoucheur français s'est vu contester la priorité de son invention par quelques auteurs, désireux de l'attribuer à Smellie, il n'en est pas moins vrai que la découverte de notre illustre compatriote remonte au 2 janvier 1747, et que le chirurgien anglais n'eut que plus tard l'idée de cette modification[2]. Rendons cependant un légitime hommage à ce dernier, pour la façon ingénieuse dont il articula les deux branches de son instrument, et mentionnons encore comme grands accoucheurs Puzos (1686-1753), l'inaugurateur des cours à l'usage des sages-femmes dans les écoles de chirurgie ; Rœderer (1727-1763) ; Solayrès (1737-1772), célèbre par sa classification et par les lumières dont il environna le mécanisme de l'accouchement naturel, et surtout Baudelocque (1745-1810), l'immortel inventeur du pelvimètre, qui joignit à tant d'autres mérites celui d'une profonde gratitude envers le maître auquel il devait son instruction médicale.

---

1. La pince à faux germe de Levret est restée jusqu'à nos jours dans l'arsenal des chirurgiens.

2. Séance du 2 janvier 1747. « M. Levret a présenté à l'Académie un nouveau forceps courbe imaginé pour dégager la tête de l'enfant enclavée au passage et arrêtée par les os pubis. Ce forceps est entaillé, de même que le forceps droit ; à sa jonction, il a les dimensions toutes semblables, et il est évidé dans toute l'étendue des ouvertures qui sont à chacune de ses branches. »

LIVRE SEPTIÈME

L'époque actuelle est appelée à sanctionner le règne de
l'expérimentation et de l'analyse. L'erreur, en effet, sert
parfois au triomphe de la vérité ; malgré leurs exagérations
incontestables, les systèmes en apparence les plus funestes
au progrès lui offrent un côté véritablement utile, et en
faisant ressortir l'existence chez l'homme des phénomènes
physiques, chimiques et vitaux, les théories du xviiie siècle
projetèrent de vives lueurs sur le dix-neuvième. Grâce à
elles sans doute la stérilité des discussions et la nécessité
de recourir aux lois expérimentales furent suffisamment
mises en évidence, et c'est à la recherche de ces lois que
s'appliquent tous les jours la plupart de nos maîtres, prenant pour guide dans leurs investigations une méthodo-
logie éclairée par le triple flambeau de l'induction, de la
déduction et de l'histoire ; ces procédés constituent d'ailleurs une trilogie indispensable au médecin philosophe. Par
leur étude et leur combinaison réciproque, l'homme de l'art
s'élève jusqu'aux plus hautes sphères de la science et
resserre de la sorte les liens qui unissent la spéculation
pure à une saine pratique. « Tout ce qui est vrai devient
utile dans la pratique, et cela seul est utile au fond qui est

vrai [1] ». L'expérimentalisme rationnel, l'expérimentalisme rigoureux, telle est aussi la bannière sous laquelle prennent place nos savants modernes. Quel que soit leur nom, quelle que soit la branche de connaissances à laquelle ils aient voué leur temps et leur vie, qu'on les appelle Cl. Bernard, Pasteur ou, Dumas, nous les retrouvons toujours groupés sous le même drapeau et soumis aux seules règles de l'analyse expérimentale :

« Pour l'expérimentateur, disait naguère l'éminent « professeur du collège de France, il ne saurait y avoir « ni spiritualisme, ni matérialisme.... Il n'y a pour nous « que des phénomènes à étudier, les conditions de leurs « manifestations à connaître et les lois de ces manifesta- « tions à déterminer. »

L'étude des forces auxquelles se rattachent les divers phénomènes régis par ces lois est une question d'ordre spécial, bien qu'ayant aussi son importance capitale, et quelle que puisse être la couleur doctrinale que l'on veuille arborer, il faut de toute nécessité qu'elle soit non seulement compatible avec tous les faits connus, mais qu'elle s'accommode encore de toutes les découvertes qui viendront dans la suite des temps honorer le génie de l'homme.

De profondes modifications dans les diverses branches de notre art se trouvèrent dévolues aux premières années de ce siècle, et puisqu'une révolution quelconque porte inévitablement l'empreinte du milieu où elle s'opère, il me semble utile de rappeler ici que, vers la fin du dix-huitième, deux opinions tranchées régnaient en médecine : tandis que les uns, sous l'empire du sensualisme de Condillac, se proclamèrent organiciens avec Cabanis [2], d'autres

---

1. Professeur Robin.
2. Consulter, en ce qui concerne Cabanis, l'excellente notice contenue dans *La Médecine et les Médecins*, par Peisse.

au contraire adhérèrent sans réserve aux tendances philosophiques de l'Ecole de Montpellier. Tel était à peu près l'état des esprits, lorsque les nouvelles générations médicales applaudirent au bruyant retentissement de la doctrine physiologique. Tout en restant organicien, le professeur du Val-de-Grâce se vit obligé d'admettre, à l'exemple de Barthez, une entité métaphysique, et bien qu'il poursuivit de ses sarcasmes insulteurs ceux qui refusèrent de céder aux systématiques exigences de son édifice doctrinal, et qu'il adressât en particulier la qualification d'ontologiste à Laennec, le clinicien érudit et perspicace, l'anatomo-pathologiste ingénieux par excellence, Broussais lui-même, disons-nous, a été contraint de s'incliner devant la réaction qui se manifestait de toute part contre le sensualisme.

Organicisme, *vitalisme*, *organo-vitalisme*, tels sont les systèmes qui se partagent encore aujourd'hui les esprits ; chacun d'eux compte des champions éclairés, et c'est assez dire qu'une conciliation absolue serait difficile à obtenir, dans l'état actuel de nos connaissances. Mais gardons-nous surtout de ce scepticisme dédaigneux qui ne saurait avoir d'autres principes que ceux que dicte une ténébreuse parodie du vrai. « Je crois, dit Grasset [1], que je préférerais un médecin avec une mauvaise doctrine à un médecin sans doctrine. » Etudions les faits, vérifions-les et faisons jaillir de ce libre examen, de ce sévère contrôle, une vérité conforme à l'universalité des travaux et des découvertes, que ne vienne jamais obscurcir l'enthousiasme de nos vues personnelles !

« La vérité est tellement nécessaire à l'homme, que « ceux-là mêmes qui s'arment contre elle ont besoin,

---

1. Grasset, *Introduction à l'étude des maladies du systeme nerveux.*

« pour se faire des sectateurs, de laisser croire qu'ils se pro-
«. posent d'étendre son règne, et c'est toujours au nom des
« lumières que sont proclamées ces doctrines qui frappent
« de mort les intelligences ou les plongent dans l'abîme
« du doute universel [1]. »

———

CHAPITRE Ier

ANATOMIE ET PHYSIOLOGIE.

ARTICLE Ier.

ANATOMIE.

La fin du dix-huitième siècle et le commencement du nôtre se glorifient assurément de bien des noms illustres, et de nos jours encore les Cruveilhier, les Béclard, les Giraldès, les Sappey, les Velpeau, les Richet ont enrichi de leurs travaux personnels cette anatomie à la fois exacte et pratique, si en honneur dans notre Ecole.

Mais ce qui fera la gloire de nos contemporains, c'est la tendance manifeste des esprits à vouloir simultanément pénétrer les mystères offerts par la structure intime des tissus et ceux qui ont pour objet « la connaissance des actes ou phénomènes qu'accomplissent les corps organisés à l'état dynamique ». La première catégorie d'études porte le nom d'Histologie, la seconde, celui de Physiologie. Elles s'appuient l'une et l'autre sur la méthode expérimentale, vers laquelle convergent tous les rayons lumineux qui éclairent la médecine.

---

1. Augustin Cauchy, *Sept leçons de physique générale.*

ARTICLE II.

HISTOLOGIE.

L'anatomie générale de Bichat fit naître dès son apparition l'enthousiasme le plus mérité, et reste encore la pierre angulaire de l'édifice histologique. Elle n'est pas seulement, en effet, une coordination plus ou moins parfaite de matériaux préalablement acquis, mais bien une de ces œuvres entièrement nouvelles et originales qui décèlent une fécondité de talent remarquable. Les propriétés des tissus s'y trouvent constamment rapprochées de leur étude structurale, et Roux a pu dire avec quelque raison que cet impérissable monument renfermait « autant et peut-être plus d'anatomie physiologique que d'anatomie ».

Il faudrait beaucoup d'espace et encore plus de temps pour rappeler ici toutes les découvertes qui se succédèrent à partir de cette époque ; les améliorations incessantes apportées à nos moyens d'investigation[1] communiquèrent à la science un essor rapide. Dès 1826, un savant Français Royer-Collard[2], indiqua les phases d'évolution subies par la matière organique (état amorphe, état globuleux, état fibreux), et vers la même époque (1825-1827), Raspail formulait, de concert avec de Mirbel, Turpin, Dutrochet, la théorie cellulaire (première du nom)[3]. Ces travaux de haute science laissèrent les médecins à peu près indif-

---

1. L'invention des microscopes achromatiques réalisa un véritable progrès ; de nombreuses tentatives avaient été déjà faites, lorsqu'en 1824, Selligue présenta à l'Académie des sciences un instrument de ce genre, construit par Charles et Vincent Chevalier.

2. *Bulletin de la Société anatomique*, 1828.

3. Raspail, *Recherches physiologiques sur les graisses et le tissu adipeux*. Cette théorie venait remplacer elle-même la doctrine des atomes d'Epicure, des monades de Leibnitz, des molécules organiques de Maupertuis et Buffon.

férents 1, et à part quelques investigateurs zélés, tels que Donné, qui institua un cours de microscopie pour vulgariser ce genre de connaissances [2]; Lereboullet et Küss, dont les noms sont inséparables des progrès réalisés dans l'histologie humaine [3]; Ch. Robin, Follin, Broca, élèves empressés de l'illustre Lebert, qui le premier introduisit la micrographie dans l'anatomie pathologique; à part ces hommes, disons-nous, ces sortes d'études ne rencontrèrent en notre pays qu'un faible écho et un petit nombre d'adeptes [4]. Mais il n'en était pas ainsi de l'autre côté du Rhin, où l'école micrographique jouit d'un prestige immense et put accomplir des travaux importants. Schwann émit (de 1840 à 1850), de concert avec Remak, Valentin, Reichert, Müller, la théorie connue depuis ces observateurs sous le nom de *théorie cellulaire* (seconde du nom). D'après elle, la multiplication des cellules se fait par bourgeonnement ou segmentation, et il ne peut y avoir ni génération spontanée, ni genèse par attraction élective dans un blastème. Mais le professeur Robin, cet infatigable tra-

---

1. Ils croyaient tout dire en appelant ces recherches des *illusions microscopiques.*

2. Donné, *Cours de microscopie*, 1844.

3. Parmi les brillants élèves formés à leur école, nous pouvons citer Beaunis et Mathias Duval.

4. Plus pratiques que les Allemands, les Français ne s'intéressèrent guère aux études histologiques que lorsqu'ils entrevirent la possibilité de leur application à la pathologie, et c'est à Lebert que nous sommes redevables de ce service signalé. (Voy. Broca, *Traité des tumeurs*.) Il fut d'ailleurs généreusement suivi dans cette voie de recherches; citons parmi les savants contemporains qui ont renouvelé l'anatomie pathologique : Robin, à qui revient le mérite d'avoir trouvé le mode de développement d'une série de tumeurs analogue à celui des glandes ; Virchow, dont la *Pathologie cellulaire*, après avoir régné quinze ans en souveraine dans la science, fut renversée par Recklinghausen et Cohnheim, qui montrèrent les mouvements spontanés des globules blancs et leur sortie hors des vaisseaux dans l'inflammation ; Vulpian et Charcot, qui ont successivement illustré la chaire d'anatomie pathologique à la Faculté de Paris ; Morel, professeur à la Faculté de médecine de Strasbourg, puis ensuite à celle de Nancy ; Cornil et Ranvier, dont les deux noms sont devenus désormais inséparables.

vailleur qui, après avoir illustré l'enseignement libre, est devenu une des gloires de la Faculté de médecine, protesta énergiquement contre la dernière partie de cette assertion, et pour lui de nouvelles cellules, semblables ou non aux cellules-mères, peuvent prendre naissance dans un blastème vivant, ayant lui-même une origine cellulaire et en état de rénovation moléculaire incessante.

Vers 1846, Reichert, s'inspirant d'idées qui étaient déjà en germe dans Bichat, fit une tentative infructueuse pour réunir dans un même groupe les tissus adipeux, fibreux, tendineux, élastique, cartilagineux et osseux, sous le nom de *substance conjonctive* [1]. Plus tard, les travaux de Kolliker et de Virchow, en apprenant aux savants que le tissu osseux peut dériver du tissu conjonctif, commencèrent à préparer les voies dans le sens de Reichert, et elles se trouvèrent entièrement aplanies, lorsqu'en 1851 Virchow et Donders aperçurent chacun de leur côté, bien qu'à l'insu l'un de l'autre, des cellules étoilées qui peuvent être envisagées comme l'équivalent des cellules cartilagineuses ; et pour démontrer péremptoirement ces connexions texturales, Virchow fit encore voir que, dans la genèse du tissu osseux, aux dépens du tissu conjonctif ordinaire, la néoformation s'effectue par les cellules étoilées de ce dernier.

Enfin la découverte des terminaisons nerveuses dans les muscles striés est encore une conquête de notre époque, et son histoire a eu diverses phases, avant d'arriver au point où nous la rencontrons aujourd'hui. En 1840, Doyère vit chez les tardigrades les fibres nerveuses se terminer par une petite éminence connue depuis sous le nom de colline de Doyère, et six ans plus tard Wagner faisait rejeter du domaine scientifique l'hypothèse des anses terminales pré-

---

1. De Blainville disait déjà, vers 1830, que le tissu celluleux devenait, en s'endurcissant, hypo-scléreux (tissus fibreux et tendineux), proto-scléreux (cartilagineux), deuto-scléreux (osseux).

cédemment décrites (1838) par Valentin et par Emmert. Kühn aperçut en 1860 sur les insectes des sortes de renflements terminaux assez analogues aux collines de Doyère, et le professeur Rouget annonçait en 1862 [1] que chez les vertébrés les nerfs se terminent, dans les muscles de la vie de relation, par des plaques de substance nerveuse. Ces plaques sont constituées par l'épanouissement du cylinder axis et se présentent sous l'aspect d'une substance granuleuse, de forme ovalaire, ayant de 4 à 6 μ d'épaisseur. La fibre nerveuse se dépouille de sa myéline à un endroit assez rapproché du point d'immersion, et la gaîne de Schwann ou périnèvre de Robin se continue à ce niveau avec le sarcolemme.

Il nous a semblé utile d'attirer l'attention sur ces études d'ordre morphologique; elles constituent sans doute une science encore neuve, mais qui n'en a pas moins réalisé de grands progrès, et pendant qu'à l'étranger les Kolliker, les Rokitansky, les Virchow, etc..., se sont efforcés de soulever peu à peu le voile qui nous dérobe la solution de ces problèmes ardus, MM. Ranvier et Ch. Robin, à Paris, exposent avec un rare talent, l'un au Collège de France, l'autre à la Faculté de médecine, les acquisitions nombreuses que fait l'histologie.

ARTICLE III

PHYSIOLOGIE.

L'histoire de la physiologie elle-même a enregistré de grands noms depuis le commencement du siècle, et le souvenir de Magendie, de Flourens, de Claude Bernard, vivra toujours parmi les savants, désireux de s'initier à la méthode expérimentale; ces hommes éminents nous en ont

---

1. *Journal de physiologie* de Brown Séquard, 1862. Tome V, page 574.

transmis le flambeau, sans qu'il ait jamais vacillé dans leurs mains.

Les théories de Bichat régnaient en souveraines, et ses disciples, mus par l'attrait des déductions anticipées, ajoutaient une foule de propriétés vitales imaginaires aux propriétés élémentaires admises par le maître, lorsqu'intervint Magendie (1783-1855). Il se déclarait ennemi des systèmes et déploya dans sa lutte contre les vitalistes toute l'ardeur de la jeunesse et l'énergie d'un vigoureux talent. Aux forces hypothétiques créées par ses antagonistes, cet esprit, aussi indépendant qu'inflexible, essaya de substituer le résultat expérimental, et la génération actuelle lui saura gré d'avoir habitué le public à l'idée de la nécessité scientifique des vivisections sur les animaux. Inutile de décrire ici la vive sensation que produisirent parmi les savants sa démonstration évidente du liquide céphalo-rachidien découvert par Cotugno et ses expériences pour prouver l'inertie de l'estomac dans l'acte du vomissement [1]; mais ce qui élève surtout Magendie, ce qui donne à son nom un éclat ineffaçable, ce sont ses découvertes sur le système nerveux, qui comptent parmi les plus belles du siècle. Les anciens eux-même soupçonnaient la distinction des nerfs moteurs et sensitifs, et dès 1811 un anatomiste anglais, Ch. Bell, fit de cette vérité une démonstration plutôt théorique qu'expérimentale ; mais l'honneur d'ouvrir le canal rachidien sur l'animal vivant et de prouver, par la section

---

1. « On a cru longtemps que le vomissement dépendait de la contraction « brusque et convulsive de l'estomac ; mais j'ai fait voir par une série d'ex- « périences que ce viscère y était à peu près passif, et que les véritables « agents du vomissement étaient, d'une part, le diaphragme, et, de l'autre, « les muscles larges de l'abdomen ; je suis même parvenu à le produire en « substituant à l'estomac, chez un chien, une vessie de cochon, que je rem- « plissais ensuite d'un liquide coloré. » (*Précis élémentaire de physiologie*, par Magendie, 1817. Tome second, page 139.) Voir le détail des expériences dans le *Mémoire sur le vomissement*. Paris, 1818.

des racines antérieure et postérieure, que la première est affectée au mouvement, la seconde au sentiment, était réservé au physiologiste français. Sa légitime curiosité ne se tint pas, au reste, pour satisfaite, et ayant constaté que la racine antérieure peut donner des signes de sensibilité, il émit en 1839 l'opinion que cette sensibilité était empruntée par elle à la racine sensible, et ainsi se trouva constituée la découverte de la sensibilité en retour ou récurrente des racines antérieures.

Pierre Flourens (1794-1867) rendit lui aussi à la physiologie des services mémorables, et la tâche de Cl. Bernard dut être facile, lorsqu'il voulut payer un légitime tribut d'hommages à la mémoire de son illustre prédécesseur[1]. L'éminent académicien, collaborateur de Cuvier dans ses études d'histoire naturelle, consacra en effet son existence aux vulgarisations scientifiques : populariser la vérité et démasquer l'erreur sous toutes ses formes, tel fut le but suprême qu'il poursuivit à toute heure d'une volonté ferme ; ses qualités réunies de professeur et d'écrivain l'aidèrent puissamment dans cette œuvre. Fut-il conduit à redouter pour la philosophie moderne le succès de la phrénologie ? Il écrivit contre les phrénologistes (1842) et réfuta leur système avec une heureuse habileté. Appréhenda-t-il plus tard une confusion regrettable entre le génie et la folie ? Flourens reprit aussitôt la plume pour combattre un système qui aurait pu devenir funeste, s'il avait fini par s'accréditer. Toujours et partout enfin, le premier sur la brèche pour la grande cause de la science, il se montra champion éclairé et fidèle interprète de la méthode expérimentale. Mais, pour si enviable que puisse

---

1. « ...Aux qualités du savant Flourens joignait les qualités de l'écrivain ;
« par ce côté encore il rendit service à la physiologie ; il a inspiré le goût de
« cette science et l'a fait aimer d'un public qui, sans lui peut-être, ne l'eût
« jamais connue. » (Cl. Bernard, *Discours de réception à l'Académie française*.)

sembler un pareil rôle, il n'eût assurément pas suffi à la gloire d'un esprit aussi élevé, et à ces vues si profondes de généralisation Flourens joignit les aptitudes et le mérite de l'inventeur. Qui ne connaît aujourd'hui ses laborieuses recherches sur le développement des os et ses remarquables observations sur les propriétés du système nerveux? Relativement à la marche de l'ossification dans les os longs, il a établi le premier que l'accroissement en longueur du corps de l'os se fait par addition de couches nouvelles à ses extrémités, et a définitivement prouvé, par des expériences plus décisives que celles de ses prédécesseurs, Duhamel et Hunter, que l'accroissement en épaisseur s'opère par superposition de nouvelles couches, et que le canal médullaire augmente de capacité, par suite de la résorption des couches anciennes. La chirurgie moderne a enfin mis à profit ses magnifiques travaux sur le rôle du périoste dans la formation de l'os, en les fécondant par d'ingénieuses applications, et dans le domaine du système nerveux, nous lui devons également une analyse exacte des mouvements que détermine une lésion cérébelleuse[1] et nos principales notions sur le siège de la conscience. C'est donc à double titre que nous l'honorons ici : comme généralisateur et comme inventeur, il fut un des physiologistes à la fois les plus populaires et les plus renommés de ce siècle.

Claude Bernard (1813-1878) personnifia brillamment la médecine expérimentale pendant longues années, et si aujourd'hui il a cessé de vivre, ses illustres élèves[2], ses collègues de la Société de Biologie, la France entière en un mot, s'associent aux éternels regrets qu'assurent à sa

---

1. Brown-Séquard attribue ces mouvements désordonnés à l'irritation des parties voisines du cervelet, et non à la lésion de l'organe lui-même.

2. Un des plus célèbres parmi eux est M. Paul Bert. Voy. pour la biographie de Cl. Bernard : l'*Œuvre de Cl. Bernard. Introduction*, par Mathias Duval. *Notices* par Renan, Paul Bert et Armand Moreau. Paris, 1881.

mémoire des travaux impérissables. Plusieurs bouches autorisées ont déjà rendu hommage à son glorieux souvenir : le Conseil supérieur de l'instruction publique, l'Institut, l'Académie de médecine, l'Académie française, tinrent à honneur d'être représentés sur sa tombe par des orateurs éloquents et dignes de retracer la vie scientifique de cet homme à la fois si grand et si simple. La solennité elle-même de ses funérailles, ces honneurs publics réservés jusqu'ici à d'illustres guerriers ou à des politiques en renom, redisent assez haut le respect dont nos gouvernants voulurent entourer le législateur de la méthode expérimentale. Mais, pour se faire une idée nette du rôle joué par Cl. Bernard dans l'évolution physiologique de son époque, ce sont ses principales découvertes qu'il convient de passer en revue, et l'une des premières dans l'ordre chronologique se rapporte à la fonction du pancréas. De belles expériences établirent nettement que le suc pancréatique jouit de la propriété d'émulsionner les corps gras et d'en favoriser l'absorption. Si M. Eberle avait entrevu le même fait plusieurs années auparavant, le mérite d'avoir fixé définitivement l'attention des physiologistes sur cet intéressant problème n'en revient pas moins à Cl. Bernard [1]. L'éminent observateur produisit en outre une fistule sur l'animal vivant, pour se procurer du suc pancréatique, et montra sur des chiens l'amaigrissement consécutif à l'ablation de l'organe [2]. De jour en jour ses regards investigateurs devinrent plus pénétrants, et son champ d'action s'agrandissait à toute heure ; aussi serait-il difficile d'insister également sur les diverses circonstances qui concoururent à le familiariser avec les phénomènes vitaux.

---

1. Les expériences de Bernard sur le suc pancréatique datent de 1846 et ont été publiées deux ans plus tard. Celles d'Eberle furent faites en 1834.

2. Dans toutes les observations de maladies du pancréas chez l'homme publiées par M. Eisenmann, il existait aussi un amaigrissement considérable.

Dès 1848, Bernard déterminait l'existence dans le foie
d'une matière spéciale et susceptible de devenir du sucre
sous des influences identiques à celles qui transforment la
fécule. Le voile qui dérobait aux savants de tous les siècles
la véritable fonction de la glande hépatique se trouvait
ainsi soulevé, et cette brillante découverte eut ses applications en pathologie : la glycogénie engendra une théorie
nouvelle du diabète sucré, d'après laquelle on cessa d'im-
puter cette maladie au défaut de combustibilité des aliments, pour l'attribuer à la suractivité fonctionnelle de
l'organe[1]. Une série d'expériences relatives à la chaleur
animale vinrent ensuite prouver qu'elle a pour foyer l'intimité des tissus ; la nutrition lui donne naissance, en produisant des phénomènes chimiques qui aboutissent constamment à une oxydation : si le muscle développe de la
chaleur lorsqu'il se contracte, c'est par suite de l'oxydation plus active qui a lieu dans sa profondeur. Pourfour
du Petit avait démontré (1727) que la section du sympathique cervical provoquait une contraction subite dans la
pupille de l'œil correspondant ; Bernard élargit encore cette
donnée, en faisant voir que tout le côté de la face qui
répond au nerf coupé devient rouge, se tuméfie et augmente de température. Si on excite ensuite le bout supérieur de ce même nerf, la scène change aussitôt, et des phénomènes exactement contraires se produisent sur-le-
champ. C'est là une action vaso-constrictive ; mais, à côté
des nerfs vaso-constricteurs, il existe aussi des nerfs vaso-
dilatateurs, que Cl. Bernard mit en évidence par l'excitation
du bout périphérique de la corde du tympan : il détermina
de la sorte une dilatation vasculaire très marquée et ana-

---

1. Cl. Bernard a en outre découvert qu'on pouvait, en piquant le plancher
du 4e ventricule, faire passer du sucre dans le sang en quantité assez nota-
ble pour que le liquide nourricier s'en débarrasse par la voie des diverses
sécrétions.

logue à celle qui suit la section du sympathique[1]. L'introduction d'une nouvelle méthode dans les études toxicologiques ouvrit enfin une voie féconde à la médecine ; elle était basée sur l'élection spéciale des poisons pour tels ou tels éléments anatomiques : l'action du curare par exemple se localise sur l'élément nerveux moteur ; l'oxyde de carbone s'attaque aux globules rouges du sang. Ces vues de génie piquèrent la curiosité des pathologistes qui, cédant au désir des déductions hâtives, virent modérer leur zèle par celui-là même qui en avait déterminé l'expansion. Pour rester scientifique, la médecine doit en effet se prémunir contre le danger des théories et faire toujours la part de ce qui est la science et de ce qui ne l'est pas. Généreuse confiance dans les faits, noble défiance dans les conclusions, telles furent les précieuses qualités de Cl. Bernard. L'activité de son génie ne l'abandonna jamais, et les nombreux volumes où débordent les flots de ses originales recherches témoignent de ses efforts constants pour subjuguer la nature vivante :

« Claude Bernard n'est pas un physiologiste, a-t-on dit, c'est la physiologie. »

ARTICLE IV.

EMBRYOLOGIE.

Il est une branche des études physiologiques qui a pris dans ces dernières années un essor remarquable. Fille de ce siècle, l'embryologie est née en 1827, lors de la décou-

---

1. L'irritation du lingual détermine des effets analogues par action réflexe sur les centres nerveux et la corde du tympan. L'excès de circulation que produit dans la glande sous-maxillaire l'excitation de cette dernière serait dû, d'après Bernard, à une sorte de paralysie par interférence, et suivant Schiff, à ce que la corde du tympan contient des nerfs dilatateurs, tandis que le sympathique renferme des nerfs constricteurs.

verte de l'œuf humain par de Baër [1], découverte que confirmèrent bientôt les beaux travaux de Coste [2]. En 1837, ce même savant fut conduit à croire à la chute spontanée des œufs chez les mammifères, à l'époque du rut [3] et Négrier publia peu après des observations concluantes tendant à prouver que les corps jaunes existent sur les ovaires des filles vierges, et que leur formation coïncide avec l'époque cataméniale, d'où son idée de la chute spontanée de l'œuf à chaque menstruation [4]. Les travaux de Pouchet, les recherches de Raciborski, de 'Bischoff, de Courty, etc..., vulgarisèrent ces faits nouveaux et les firent prévaloir dans la science. Enfin Coste les contrôla lui-même et publia les résultats obtenus sur l'état des organes génitaux de la femme aux diverses époques de la menstruation et de la période intermenstruelle [5]. Dès lors on put suivre pour ainsi dire pas à pas les transformations accomplies dans le développement de l'œuf [6], et les études embryogéniques agrandirent le domaine de l'anatomie philosophique, en même temps qu'elles fournirent des données solides à cette tératologie, pour l'avenir de laquelle Geoffroy Saint-Hilaire avait déja tant fait.

. 1. De Baër, *Epistola de ovi mammalium et hominis genesi.* Leipzig, 1827. *Lettre sur la formation de l'œuf dans l'espèce humaine et dans les mammifères*, traduite par Breschet, dans son *Répertoire général d'Anatomie et de Physiologie pathologique.* Paris, 1829.

2. Coste, *Recherches sur la génération des mammifères, suivi de recherches sur la formation des embryons*, par Delpech et Coste. Paris, 1834.

3. Id. *Embryogénie comparée.* Paris, 1837.

4. Négrier, *Recherches anatomiques et physiologiques sur les ovaires dans l'espèce humaine.* Paris, 1840.

5. Coste, *Hist. générale et particulière du développement des corps organisés.* Paris, 1847.

6. Voy. Longet, *Traité de Physiologie.* Tome troisième.

ARTICLE V

TRAVAUX DES PHYSIOLOGISTES VIVANTS.

Les contemporains n'appartiennent pas à l'histoire. Pourrions-nous cependant passer sous un silence absolu des noms qui à eux seuls équivalent à une révélation véritable, et que la postérité enregistrera avec éclat ? — A l'instar des progrès réalisés dans les sciences d'observation pure, ceux qui s'accomplissent en physiologie sont dus au perfectionnement des méthodes et des instruments employés. Que de services l'éminent M. Marey n'a-t-il pas rendus en appliquant les procédés graphiques à ce genre d'études, et en imaginant un grand nombre de nouveaux appareils qui sont devenus l'origine de plusieurs découvertes [1] ! Ses recherches d'une importance capitale portent sur la circulation du sang, la chaleur animale, la respiration, les mouvements du cœur, la fonction musculaire, l'action nerveuse, etc.... La plupart d'entre elles constituent son œuvre personnelle ; quelques-unes ont été entreprises en collaboration avec M. Chauveau : de ce nombre sont celles qui se rapportent à la détermination graphique des rapports du choc du cœur avec les mouvements des oreillettes et des ventricules, et celles qui ont trait à la force déployée par la contraction des différentes cavités de l'organe cardiaque.

La physiologie du système nerveux s'est aussi enrichie de données mémorables. Des remarquables expériences de Paul Bert sur la greffe animale, il paraît ressortir que les fibres nerveuses sensitives sont susceptibles de conduire les impressions aussi bien dans le sens centrifuge que dans le sens centripète, et les découvertes qui concernent la moelle épiniere, le grand sympathique, l'encéphale, figurent parmi les plus belles conquêtes du siècle. Schiff, Marshall Hall, Brown Séquard, Vulpian, ont beaucoup contribué à élargir le cercle de nos connaissances sur ces

---

1. Sphygmographe, cardiographe, thermographe, etc.

diverses questions. Les travaux de Schiff sont relatifs à
la dégénération et à la régénération des nerfs, à l'excitabilité des faisceaux postérieurs de la moelle, aux vaso-
moteurs, etc. ; ceux de Marshall Hall se rattachent au
mécanisme des phénomènes réflexes, et Brown Séquard
s'est appliqué à déterminer la direction suivant laquelle se
font dans le centre médullaire la transmission des excitations motrices et celle des excitations sensitives. Il a étudié
la sensibilité des faisceaux postérieurs, qu'il considérait
comme une sensibilité d'emprunt communiquée par les
racines postérieures, et a répété sur le cervelet les célèbres expériences de Flourens, en leur donnant toutefois
une interprétation nouvelle. Est-il besoin enfin de rappeler
les nombreuses recherches de cet homme d'études par
excellence, qui occupe avec tant d'honneur la chaire de
Pathologie expérimentale à la Faculté de médecine ? — Le
fait de la possibilité d'une réunion parfaite entre deux nerfs
de fonctions différentes, nié par Schiff et avec lui par d'autres observateurs, reçut sa confirmation décisive des belles
expériences qu'institua M. Vulpian en commun avec
M. Philippeaux, et dont le récit fut inséré dans les
Comptes rendus de l'Institut [1]. D'autres études ayant pour
but de fixer le mode d'origine réelle de plusieurs nerfs
crâniens conduisirent ce physiologiste à des données à
peu près analogues à celles qu'avait publiées Stilling sur le
même point. La durée des phénomènes réflexes après la
mort par décapitation, les effets croisés de la moelle épinière, l'excitabilité des faisceaux antéro-latéraux, servirent
de sujets à des communications spéciales, et il convient de
joindre à ces divers travaux les expériences non moins
remarquables qui concernent le système nerveux de la vie
organique, les nerfs vaso-moteurs et les nerfs glandulaires, la contractilité des muscles, etc...

---

1. *Comptes rendus de l'Acad. des sciences,* 1859, 1863, 1874.

CHAPITRE II.

CHIMIE.

L'Ecole française imprima à la chimie une impulsion vigoureuse ; les travaux se multiplièrent de tout côté, et on découvrit de nouveaux corps simples.

En inventant la lampe des mineurs, Humphry Davy (1778-1829) rendit à l'humanité un éclatant service. Il expérimenta en outre en 1799 les propriétés du gaz nitreux ou gaz hilarant, et décomposa au moyen des courants électriques les alcalis fixes et les terres alcalines pour isoler de la sorte des métaux inconnus.

Gay-Lussac (1778-1850) et Thénard (1777-1857), mettant à profit ce précieux moyen d'analyse, découvrirent à leur tour le bore et le fluor, par la décomposition des acides boracique et fluorique, et en 1814 Gay-Lussac faisait connaître un radical composé, le cyanogène, susceptible de jouer le rôle de corps simple dans toutes ses combinaisons. Vers la même époque, ce même chimiste se livra sur un produit spécial provenant des eaux-mères des soudes de varech, à une série de recherches qui le conduisirent à la découverte d'un corps nouveau auquel il donna le nom d'iode, et dont il détermina toutes les propriétés [1].

En 1826, Balard trouva le brome dans les eaux-mères des salines de la Méditerranée.

Enfin l'illustre Chevreul établit d'une façon péremptoire

---

1. La substance sur laquelle il fit porter ses expériences avait été signalée (1811) par Courtois, salpêtrier de Paris. Voy. le *Moniteur* du 12 décembre 1813. Une discussion s'établit au sujet de la priorité de la découverte de l'iode entre Davy et Gay-Lussac; on donne généralement gain de cause à ce dernier.

que les corps gras de la nature sont constitués par le mélange de plusieurs principes immédiats qui ne sont autres
que des éthers de la glycérine ordinaire.

Sertuetner signalait en 1817 le premier alcaloïde de l'o-
pium [1] et ouvrit ainsi la voie à Pelletier et Caventou,
qui découvrirent eux-mêmes un grand nombre de ces substances improprement appelées bases organiques. C'est
ainsi qu'ils parvinrent à extraire la strychnine (1818) et la
brucine (1819) de divers végétaux appartenant au genre
strychnos (noix vomique, écorce de fausse angusture,fève
de Saint-Ignace, bois de couleuvre); la vératrine [2] (1818)
de la cévadille (veratrum sabadilla) et de la racine de l'ellébore blanc (veratrum album); la quinine (1820) [3] et la
cinchonine (1821) du quinquina; la caféine ou théine
(1821) de la coffea arabica et de la thea sinensis [4].

Là ne se sont pas arrêtés d'ailleurs les progrès de la
science moderne, et la plupart des autres principes actifs
ont été isolés de leur gangue. Brandes découvrait la sola-
nine en 1821, Giseke la conicine six ans plus tard, Rei-
mann et Posselt la nicotine en 1828. Geiger et Hesse et
Mein retirèreut l'atropine de la belladone (1833), et Brandes
l'hyosciamine de la jusquiame. Enfin en 1854 Schützenber-
ger rencontrait dans la noix vomique un nouvel alcaloïde,
l'igasurine, distinct de la strychnine et de la brucine.

Ce furent sans doute des données capitales, et la science
s'enrichissait ainsi de précieuses conquêtes; mais nous
serions répréhensible de passer sous un silence absolu

---

1. La morphine, qui fut étudiée plus tard par Robiquet, Pelletier, Regnault,
Liebig.

2. La vératrine fut découverte presque simultanément par Pelletier et
Caventou et par Meissner.

3. Double ne tarda pas à substituer l'emploi du sulfate de quinine à celui
de l'alcaloïde lui-même.

4. La caféine a été trouvée par Pelletier et Caventou concurremment avec
Robiquet et Runge.

deux événements qui éveillèrent peut-être plus spécialement encore l'attention des médecins; nous entendons
parler de la découverte du chloroforme et de celle du chlo-
ral.La première remonte à 1831 et est due à Soubeiran; la
seconde fut faite l'année suivante par Liebig. Ces deux
agents restèrent des curiosités de laboratoire jusqu'en
1869, époque àlaquelle, grâce à Liebreich, ils firent leur
apparition sur la scène physiologique [1].

La chimie progressait et d'ingénieuses doctrines se
firent jour parmi ses représentants : à la théorie des radicaux préconisée par Berzélius, de Laurent et Gerhardt
substituèrent celle des types, qui dès 1839 se trouvait déjà
contenue en germe dans les travaux de Dumas, et de nos
jours enfin, une nouvelle théorie, connue sous le nom d'a-
tomicité, a été émise par un professeur éminent de l'École
de Paris, M. Würtz [2]; elle est basée sur la capacité de sa-
turation des radicaux.

Les applications de la chimie à la physiologie animale
ont été, nous pouvons le dire, poussées jusque dans leurs
dernières limites, et une place d'honneur dans ce genre
d'études revient de droit à Cl. Bernard pour sa belle découverte de la fonction glycogénique et pour ses expériences sur les alcaloïdes de l'opium.

Magnus et Meyer étudièrent les gaz du sang; Dulong et
Despretz, la chaleur animale, pendant que Regnault et Pe-
tenkoffer faisaient de la respiration au point de vue chimique l'objet de leurs recherches les plus minutieuses. Les
travaux de Dumas embrassèrent la plupart des liquides
organiques,et les théories de Pasteur sur la fermentation,

---

1. Le chloroforme est aujourd'hui notre meilleur anesthésique; le chloral,
un de nos plus précieux hypnotiques.

2. Würtz, *Histoire des doctrines chimiques*. Paris, 1869. — Id. la *Théorie
atomique.* 1 vol. in-8°, 2ᵉ édition.

ses controverses avec Liebig, ses luttes soutenues contre la génération spontanée, méritent à ce savant un hommage spécial d'admiration et de reconnaissance.

Signalons enfin le *Traité de chimie anatomique* dû à la savante collaboration de Robin et Verdeil, les *Leçons sur les humeurs* du professeur Robin, le remarquable travail d'Andral et Gavarret *sur le sang et l'organisation physique de l'homme*. Par leurs publications respectives, ces auteurs ont apporté à l'édifice biologique un de ses éléments les plus utiles, en étudiant mieux qu'on ne l'avait fait jusqu'à eux les humeurs normales et morbides du corps humain [1].

CHAPITRE III

PATHOLOGIE ET THÉRAPEUTIQUE.

Quelle plus brillante époque pour la pathologie que celle où une illustre pléiade de célèbres médecins préparaient le développement scientifique de leur art, en luttant pour le triomphe des idées qui seront l'éternel honneur de ce siècle ! Cette ère nouvelle pourrait être justement comparée à la Renaissance : si la révolution fut moins complète et la transformation moins éclatante, c'est que la confusion n'était pas aussi profonde ; mais ces deux périodes sont également intéressantes pour l'historien et glo-

---

1. Voy. pour plus amples développements : *Hist. de la Physique et de la Chimie, depuis les temps les p'us reculés jusqu'à nos jours*, par F. Hœfer. *De l'humorisme ancien comparé à l'humorisme moderne*. Thèse d'agrégation par Jaccoud. Paris, 1863.

rieuses pour l'humanité. On utilise en médecine les progrès accomplis dans le domaine des sciences dites accessoires ; l'observation clinique, l'expérimentation sur les animaux constituent deux puissants leviers, à l'aide desquels se communique une merveilleuse impulsion aux travaux d'anatomie morbide. Grâce aux découvertes de Laennec et de Piorry, concernant l'auscultation et la percussion médiate, grâce à la création de l'hématologie pathologique par Andral et Gavarret, à l'examen des variations de la chaleur animale et à l'introduction de l'histologie en médecine, la description des maladies se perfectionne et entre dans une voie nouvelle qui imprime au diagnostic une remarquable certitude ; du mécanisme de leur pathogénie et de leur physiologie pathologique on s'élève aux lois générales qui président à leur évolution.

Laennec (1781-1826) ouvre un monde inconnu, et malgré les sourdes oppositions dirigées contre lui, malgré les quelques vestiges de l'application de l'ouïe aux bruits respiratoires que l'on s'est plu à exhumer des livres Hippocratiques [1], le temps a confondu ses adversaires, pour faire revivre la valeur supérieure de son œuvre. Ce fils illustre de la Bretagne est devenu le maître de la médecine française, pour laquelle il inaugura un âge de splendeur, et « on peut sans crainte d'exagérer, dit Chauffard [2], appeler nationale la gloire de la découverte de l'auscultation ».

Citons Cruveilhier (1791-1874) au premier rang des

---

1. Laennec ne chercha pas à dissimuler d'ailleurs ces germes, qui fussent demeurés stériles, s'il ne les eût fécondés, et crut devoir rapporter en partie sa découverte au père de la médecine.

2. Chauffard, *Conf. hist. faite à la Faculté de médecine.* — Consulter encore, à propos de Laennec, Roger, *Discours prononcé à l'inauguration de la statue de Laennec à Quimper.* — Pariset, *Eloge de Laennec, lu à la séance publique de l'Académie de médecine du 1er décembre* 1839.

hommes qui représentèrent noblement ses principes, et auxquels l'anatomie pathologique se trouva redevable de ses plus réels progrès. Cette science le captiva de bonne heure, et c'est sur le vaste théâtre de la Salpêtrière qu'il rassembla les matériaux de son magnifique *Atlas* [1], puis de son *Traité* devenu classique [2]. Cruveilhier aimait à proclamer les bienfaits de l'observation, ne reconnaissant d'utilité à l'étude des altérations anatomiques que parce qu'elles sont susceptibles de révéler la cause productrice de la maladie [3].

A côté de Cruveilhier, il serait injuste d'oublier Herm. Lebert. Il professa à Zurich et à Breslau, mais recueillit à Paris les matériaux nécessaires à ses importantes publications, et « il nous appartient, comme l'a dit le professeur Cornil, par le milieu où se firent ses premières recherches et par la meilleure partie de sa carrière scientifique [4] ».

Andral (1787-1876) joua aussi un rôle actif dans le mouvement scientifique de ce temps si fécond [5] ; il exerça une action prépondérante sur tous ces débats qui passionnèrent les esprits du commencement du siècle, et au mi-

---

1. Cruveilhier, *Anatomie pathologique du corps humain, ou Description avec figures lithographiques et coloriées des diverses altérations morbides dont le corps humain est susceptible.* Paris, 1830-1842, 2 vol. in fol. avec 230 pl. col.

2. Cruveilhier, *Traité d'anatomie pathologique générale.* Paris, 1849-1864 5 vol. in-8.

3. « L'anatomie pathologique, dit-il, doit céder le pas à l'observation clinique, marcher avec elle et après elle. » Voy. l'*Éloge de Cruveilhier* prononcé le 4 mai 1875, à la séance publique annuelle de l'Académie de Médecine, par J. Béclard.

4. Lebert, *Traité d'anatomie pathologique générale et spéciale, ou Description et iconographie pathologique des affections morbides, tant liquide, que solides, observées dans le corps humain.* Paris, 1855-1861, 2 vol. in-fols avec 200 pl, col.

5. Pour sa biographie, voir : *Andral, la Médecine française de* 1820 à 1850 par P. Em. Chauffard ; — J. Béclard, *Éloge d'Andral* à l'Académie de Médecine (le 20 juillet 1880).

lieu desquels prit naissance l'admirable organisation de la médecine contemporaine. Puisque nous en évoquons le souvenir, rappelons la part qu'eurent dans ces luttes les deux fractions qui dès 1816 se partagèrent le monde médical. Légitimement émus par les investigations de Bayle et de Laennec, bon nombre de praticiens fondèrent une école qui s'attacha à l'étude des altérations anatomiques et fit reposer sur elles la distinction des espèces morbides. La maladie était à leurs yeux supérieure à la lésion qui figurait néanmoins parmi ses éléments essentiels. Leur doctrine en un mot était sagement progressive, mais non révolutionnaire ; aussi rallia-t-elle des esprits élevés. L'école du Val-de-Grâce convertissait au contraire l'anatomie pathologique en système médical, et considérait la lésion comme le fait primordial, la cause même de la maladie ; ou plutôt la maladie n'exista plus, il n'y avait que les cris des organes souffrants, et l'organe primitivement affecté ne variait guère : tout partait de l'estomac, tout aboutissait à l'estomac. — Andral défendit avec une énergique vigueur, dans sa *Clinique médicale*, les principes traditionnels battus en brèche par les disciples de Broussais, et eut le mérite de comprendre l'avenir que réservait à la médecine la belle découverte de l'auscultation. S'appliquant à vérifier à toute heure les préceptes de Laennec, il ne séparait jamais dans ses recherches personnelles l'étude des signes par lesquels les lésions se décèlent de l'étude des lésions elles-mêmes.

Chomel (1788-1858) ne put partager non plus l'enthousiasme qu'inspirait la doctrine physiologique aux générations nouvelles [1], et réfuta l'ouvrage de Broussais avec ce

---

1. *Éloge de Chomel*, par le prof. Grisolle (15 novembre 1858). — *Nécrologie de Chomel*, par le D<r> Ménière.

sens droit et cet amour de la vérité qui étaient la caractéristique de son esprit froid et tranquille.

A côté de lui, et dans son intimité même, vivait Louis
(1787-1872) [1], esclave des faits observés et respectable
champion de ce temps de luttes. Chomel mit à sa disposition son service de la Charité, et c'est là qu'il recueillit les
matériaux cliniques [2] à l'aide desquels il put faire conver-
ger toutes les fièvres continues vers l'unité admirable de
l'affection typhoïde [3].

Cette étude assidue et détaillée des malades, ces mêmes
habitudes de rigueur dans les procédés d'exploration, nous
les retrouvons dans Rayer (1793-1867), qui eut l'honneur
de signaler en 1837 le premier cas authentique de morve
aiguë transmise à l'homme par le cheval [4], et dans le savant praticien J. Bouillaud (1796-1881). Ce dernier appartint, il est vrai, à l'école de Broussais, mais il en modifia
les principes. La découverte de l'endocardite rhumatis-
male [5], la loi de coïncidence à laquelle son nom reste
attaché et qui constitue le plus important de ses titres
scientifiques [6], les localisations cérébrales et plus spé-

---

1. Woillez, *Le docteur Louis. Sa vie, ses œuvres* (1787-1872). Paris,
1873.

2. Louis, *Recherches anatomiques, pathologiques et thérapeutiques sur les
maladies connues sous les noms de fièvre typhoïde, putride, etc.* 2e édition.
Paris, 1841. — *Recherches anatomiques, physiologiques et thérapeutiques sur
la phtisie,* 2e édition. Paris, 1843.

3. Cette fusion et l'introduction de la méthode numérique en médecine
sont les véritables titres de gloire de Louis. Peut-être exagéra-t-il les avan-
tages de cette méthode?

4. Rayer communiqua le fait à l'Académie de Médecine le 21 février ; il y
rencontra des contradicteurs assez nombreux, surtout parmi les vétérinaires,
auxquels ces idées de transmissibilité répugnaient beaucoup. (*Eloge de
Rayer*, par le Dr Amédée Latour.)

5. Bouillaud, *Traité clinique des maladies du cœur,* 2e édition. Paris, 1841,
2 vol. in-8.

6. Bouillaud, *Nouvelles recherches sur le rhumatisme aigu en général,
et spécialement sur la loi de coïncidence de la péricardite et de l'endocardite*

cialement la localisation de la parole dans les lobes antérieurs du cerveau, des notions nouvelles enfin sur les maladies du cœur et des gros vaisseaux, rappellent ces grandes recherches qui éterniseront sa mémoire.

Ainsi la séméiologie éclairait le diagnostic de ses conquêtes inespérées, et l'observation objective tendait de jour en jour à se substituer aux phénomènes subjectifs.

Mais la thérapeutique, destinée à couronner cet édifice médical dont on s'appliquait encore à rassembler les matériaux, semblait vouloir rester sourde à l'impulsion générale, lorsque surgit un homme pour qui le traitement était le but suprême. Trousseau (1801-1867), le clinicien perspicace, sans méconnaître l'utilité de l'examen du malade, songea surtout à le guérir, et cette guérison devint le phare lumineux vers lequel convergèrent tous ses efforts[1]. Un jour viendra où ses disciples disparaîtront, mais il vivra toujours lui-même au milieu de nous, et par cette belle *Clinique*, immortel écho de son enseignement[2], et par ces opérations de trachéotomie et de thoracentèse, auxquelles il assigna une place définitive dans la pratique commune, et qui ouvrirent à tout jamais la voie à cette chirurgie médicale que deux praticiens justement estimés, MM. Potain et Dieulafoy, dotaient naguère encore de leurs inventions ingénieuses.

Rendons un hommage collectif aux médecins dont on ne saurait retracer l'œuvre dans une aussi rapide esquisse, et qui ont manifestement bien mérité de la science. Honneur à Rostan[3], à Grisolle, à Piorry, à Béhier ! Honneur

---

avec cette maladie, ainsi que sur l'efficacité de la formule des émissions sanguines coup sur coup dans son traitement, 1836. — *Traité clinique du rhumatisme articulaire.* Paris, 1840.

1. L'*Éloge de Trousseau* fut prononcé à l'Académie de Médecine par J. Béclard, et à la Faculté par le professeur Lasègue (séance du 14 août 1869).

2. Trousseau, *Clinique médicale de l'Hôtel-Dieu*, 6ᵉ édition. Paris, 1881.

3. Voy. *Éloge de Rostan*, par Béhier (séance du 14 août 1867).

encore à Barth [1], à Lorain [2], à Chauffard [3]! etc... Honneur à eux tous !

Ces hommes occupent sans doute dans les fastes de notre histoire un rang honorable, et n'ont-ils pas d'ailleurs aujourd'hui même des successeurs dignes d'eux dans cette noble Faculté qui reste ouverte à tous les mérites comme à toutes les gloires? — Jaloux de conserver intact ce pieux héritage, nos maîtres actuels de pathologie et de clinique, Hardy, Jaccoud [4], Peter [5], etc., professeurs aussi sympathiques qu'éloquents ; E. Bouchut, professeur agrégé, qui, après avoir longtemps et brillament enseigné dans les suppléances officielles, fait encore des cours libres suivis par les élèves et les praticiens [6], l'enrichissent du fruit

---

1. L'*Éloge de Barth* a été lu à l'Académie de Médecine par son collaborateur Henri Roger (1877).

2. Lorain, *Etudes de médecine clinique : le Choléra*. Paris, 1868. — *Le Pouls*. Paris, 1870. — *La température du corps humain et ses variations dans les diverses maladies*. Paris, 1877. — *Guide du médecin praticien*, par Valleix, 5e édition par P. Lorain. Paris, 1866.

3. Chauffard, *Principes de pathologie générale*. Paris, 1862. — *De la spontanéité et de la spécificité dans les maladies*. Paris, 1866. — *Sur la mortalité des nourrissons*. Paris, 1870. — *De la fièvre traumatique et de l'infection purulente*. Paris, 1873. — *Etiologie et pathogénie de la fièvre typhoïde*, Paris, 1877. — *La Vie. Etudes et problèmes de biologie générale*. Paris, 1878.

4. Jaccoud, *Traité de pathologie interne*, 6e édition. Paris, 1879. — *Leçons de clinique médicale faites à l'hôpital de la Charité*. Paris, 1874.*— *Leçons de clinique médicale faites à l'hôpital Lariboisière*, Paris, 1874. — *Nouveau Dictionnaire de médecine et de chirurgie pratiques*. Paris, 1864-1882, tomes I à XXXIII.

5. Peter, *Clinique médicale*. Paris, 1880. — *Traité des maladies du cœur*. Paris, 1883.

6. Bouchut, *Traité pratique des maladies des nouveau-nés, des enfants à la mamelle et de la seconde enfance*, 7e édition. Paris, 1878. — *Hygiène de la première enfance*, 7e édition. Paris, 1879. — *Nouveaux éléments de pathologie générale*, 4e édition. Paris, 1882. — *Nouveaux éléments de diagnostic et de séméiologie*, 4e édition. Paris, 1883. — *La Vie et ses attributs*, 2e édition. Paris, 1876. — *Atlas d'ophthalmoscopie médicale et de cérébroscopie*. Paris, 1876, in-4, avec 14 pl. — *Du nervosisme aigu et chronique et des maladies nerveuses*, 2e édition. Paris, 1877. — *Histoire de la médecine*. — *Dictionnaire de thérapeutique*.

de leurs labeurs et apportent à la science biologique un tribut
qui ne le cède en importance à aucun des services de
ceux qui s'honorent d'être des physiologistes ; ils mettent
même à contribution, dans un élan de générosité digne
de tous éloges, les travaux de provenance étrangère, pour
assurer les progrès de leurs études généralisatrices. Ainsi
le chaos se débrouille peu à peu : Duchenne de Boulogne [1], naguère encore Axenfeld, et après eux Charcot, Vulpian, Lasègue, ont fait des maladies nerveuses
l'objet de leurs patientes investigations, pendant que le
professeur Germain Sée, empruntant à l'expérimentation
physiologique tous les principes qui le guident dans ses
recherches originales, présentait sous un jour nouveau les
phénomènes constitutifs de l'urémie, la théorie de l'asthme [2], et se livrait à d'intéressantes études sur divers agents
médicamenteux, comme l'acide salicylique et le salicylate
de soude [3].

Dans ce domaine thérapeutique, un illustre élève
de Trousseau, le professeur Gubler, récemment enlevé par la mort, s'était, lui aussi, appliqué à vulgariser
certaines substances, telles que le bromure de potassium,
l'aconitine, la fève de Calabar, le chloral, et avait introduit l'Eucalyptus globulus et le bromhydrate de quinine
dans l'arsenal des Thérapeutes [4]. Les progrès de l'art de

---

1. Voir Lasègue et Straus, *Duchenne de Boulogne ; sa vie scientifique et
ses œuvres*. Paris, 1876. — Duchenne, *De l'électrisation localisée et de son application à la pathologie et à la thérapeutique*, 3ᵉ édition. Paris, 1872, 1 vol.
in-8. — *Physiologie des mouvements*. Paris, 1867. 1 vol. in-8. — *Mécanisme
de la physionomie humaine*, 2ᵉ édition. Paris, 1876, 1 vol. in-8, avec Atlas
de 74 pl. photographiées.

2. G. Sée, Art. *Asthme*, dans le *Nouveau Dict. de médecine et de chirurgie
pratiques*. Paris, 1865, t. III.

3. G. Sée, *Comptes rendus de l'Acad. des Sciences*, 9 juillet 1877, et *Acad.
de Médecine*, juillet et août de la même année.

4. Voy. *Notices sur les Titres et Travaux scientifiques* du Dʳ A. Gubler.
Paris, 1876.

guérir s'accentuent tous les jours ; ils sont intimement liés à ceux de la pathologie elle-même : l'emploi des anesthésiques, la connaissance des alcaloïdes, la notion de l'incompatibilité et de l'antagonisme, l'hydrothérapie, l'introduction de l'arsenic dans le traitement des fièvres intermittentes, la détermination plus précise des indications du fer, du mercure, de la digitale, de l'ergot de seigle, etc..., témoignent de l'essor qui, dans ces dernières années, s'est communiqué à cette importante branche des connaissances humaines [1]. Bien loin de mépriser l'expérimentation, elle l'appelle à son aide, pour faire à l'homme une application rationnelle des faits observés sur les animaux, et l'histoire de la médecine renferme d'irréfutables preuves de l'admirable efficacité de cette méthode, aussi bien en thérapeutique qu'en pathologie.

CHAPITRE IV

HOMŒOPATHIE.

Aucune époque n'a été entièrement sauvegardée contre l'envahissement des croyances pseudo-scientifiques, et aujourd'hui comme autrefois nous sommes travaillés au point de vue intellectuel par des fléaux véritables, qui viennent rappeler à l'humilité ceux qui voudraient afficher de trop hautes prétentions sur les conquêtes dévolues à leur pays et à leur siècle.

Parmi ces doctrines bizarres et ces mystifications surprenantes qui se sont fait jour dans des temps rapprochés de nous, il n'en est peut-être aucune de plus inepte,

---

1. Gubler, *Commentaires thérapeutiques du Codex medicamentarius*, 2ᵉ édition. Paris, 1874. — *Cours de thérapeutique.* Paris, 1880.

quant au principe, et de plus tristement funeste dans
ses résultats, que celle qui a nom d'*Homœopathie*[1].
« Lorsque, dans un demi-siècle, disait le professeur
Trousseau[2], l'histoire de la Médecine enregistrera les
prodigieuses élucubrations des adeptes de la doctrine, nos
neveux se refuseront à croire qu'il y ait eu des cerveaux
assez ingénieusement bizarres pour imaginer l'homœopathie. » Plusieurs traits d'analogie la rapprochent des anciennes sciences occultes : le dédain qu'elle professe pour
les vrais savants, l'élément merveilleux qu'elle renferme,
ses efforts enfin pour singer la science légitime, sont autant de points de ressemblance avec la magie et la sorcellerie du moyen âge.

Quant aux quelques succès qu'elle peut justement revendiquer en sa faveur, M. le Dr Rochard nous semble en
avoir indiqué les causes réelles. « L'homœopathie a pour
elle, dit-il[3] : 1° la bénignité séduisante de ses moyens d'action ; 2° l'incontestable talent de ceux qui l'exercent ;
3° l'ascendant irrésistible qu'ils savent prendre sur le personnel névropathique et crédule qui forme leur clientèle ;
4° l'habileté avec laquelle ils utilisent les moyens tout puissants de l'hygiène ; 5° enfin les ressources très réelles d'un
arsenal médicamenteux qui n'est pas aussi inoffensif que
ses petites dimensions le feraient croire. »

---

1. L'homœopathie est l'œuvre d'Hahnemann, sorte d'illuminé d'outre-
Rhin. — Voy. Hahnemann, *Exposition de la doctrine médicale homœopathique, ou Organon de l'art de guérir,* 5ᵉ édition. Paris, 1873. — *Doctrine
et traitement homœopathique des maladies chroniques,* 2ᵉ édition. Paris,
1846, 3 vol. — *Etudes de médecine homœopathique.* Paris, 1855, 2 vol. —
Traité de matière médicale homœopathique. Paris, 1877-1880, 3 vol. in-8.

2. Trousseau, *Discours à la séance d'ouverture de la Faculté de Médecine,*
in *Gazette des hôpitaux,* 1842. — Voy. encore, pour la Bibliographie :
Préface à la Thérapeutique de Trousseau et Pidoux ; — Peisse, *La Médecine
et les médecins.* Paris, 1857, art. *Homœopathie* ; — *Dict. de médecine* de Littré
et Robin, 14ᵉ édition. Paris, 1878.

3. Rochard, *Hist. de la chirurgie française au XIX* siècle. Paris, 1875.

CHAPITRE V

HYGIÈNE.

La santé publique est le signe certain d'une civilisation prospère, et cette partie de la médecine qui a pour objet la connaissance des moyens propres à la conserver est étroitement unie à l'économie sociale. D'immenses matériaux ont enrichi cet important domaine. Dès le début du siècle, les livres de Tourtelle, de Rostan et de Londe reflétèrent les tendances dogmatiques du milieu où vécurent leurs auteurs, et Parent-Duchâtelet posa plus tard les véritables bases de l'hygiène publique [1]. En 1844 parut pour la première fois le *Traité* de Michel Levy [2], et Alfred Becquerel publia dix ans après un ouvrage remarquable qui fut tenu au courant des progrès de la science; vers cette même époque, Tardieu faisait éditer son *Dictionnaire ou répertoire d'hygiène publique et de salubrité* [3]. Enfin le professeur Fonssagrives, de Montpellier [4], voua son existence à une tâche aussi utile qu'humanitaire, en s'appliquant à vulgariser des questions qui intéressent la santé indivi-

---

1. Parent-Duchatelet, *Hygiène publique, ou Mémoires sur les questions les plus importantes,* etc... Paris, 1836.

2. Levy, *Traité d'hygiène publique et privée.* Paris, 1844. — 6ᵉ édition, Paris, 1879.

3. Tardieu, *Dictionnaire d'hygiène publique et de salubrité.* Paris, 1852-54. — 2ᵉ édition, Paris, 1862.

4. Fonssagrives, *Traité d'hygiène navale,* 2ᵉ édition. Paris, 1877, 1 vol. in-8. — *Hygiène alimentaire des malades, des convalescents et des valétudinaires, ou du régime comme moyen thérapeutique,* 3ᵉ édition. Paris, 1877, 1 vol. in-8. — *Hygiène et assainissement des villes.* Paris, 1875, 1 vol. in-8. — *Entretiens familiers sur l'hygiène.* Paris, 1867. — *Dictionnaire de la santé.* Paris, 1785, 1 vol. in-8. — *Leçons d'hygiène infantile,* 1 vol. in-8. Paris, 1882.

duelle et collective. Il convient encore de signaler, pour s'en tenir aux productions principales , les *Traités* de MM. Motard, Fleury, Vernois [1], Lacassagne et Arnould [2], les thèses des divers concours et les nombreux travaux insérés dans les *Annales d'hygiène publique* [3].

L'enseignement de cette branche de la médecine trouva à Paris des représentants autorisés dans Desgenettes, Royer-Collard [4], et Bouchardat lui-même , qui, sans posséder un esprit aussi généralisateur que ses devanciers, maintient heureusement sa chaire à la hauteur du sujet qu'il professe.

CHAPITRE VI

MÉDECINE LÉGALE.

Longtemps confondue avec l'hygiène publique, la médecine légale donne lieu à un groupe d'applications se rattachant aux droits et aux devoirs des hommes réunis en société. Elle a acquis en France un admirable degré de développement, et nous pouvons citer avec un juste orgueil les noms d'Adelon (1782-1862), [5] d'Orfila (1787-1853), [6] de

---

1. Vernois , *Traité pratique d'hygiène industrielle et administrative.* Paris, 1860, 2 vol. in-8.

2. Arnould, *Nouveaux éléments d'hygiène.* Paris. 1882.

3. *Annales d'hygiène publique et de médecine légale.* 1re série, 1829-1853, 50 vol. — 2e série, 1854-1878, 50 vol. — 3e série, 1879 à 1883, tomes I à VIII.

4. « Supérieur par l'esprit, la culture, l'instruction, le talent à bon nom-« bre de ses confrères en science et en enseignement, il n'avait pas cepen-« dant l'autorité de la plupart d'entre eux ; il a été dans l'Ecole, dans l'Aca-« démie, dans la littérature et la profession médicale, un ornement plutôt « qu'un membre actif et utile. » (*La Médecine et les médecins*, par Louis Peisse. Paris, 1857.)

5. Adelon, nommé professeur de médecine légale en 1826, occupa sa chaire jusqu'en 1861, époque à laquelle Tardieu lui succéda.

6. Orfila fut l'organisateur des sociétés médicales de secours mutuels. Le

Legrand du Saulle, de Chaudé [1], de Tourdes, de Devergie [2], de Tardieu, de Brouardel [3], etc...

Orfila donna à la toxicologie médicale, dont il fut, pour ainsi dire, le fondateur, une direction forte et salutaire.

Par ses recherches sur l'avortement, les attentats aux mœurs, la strangulation, la pendaison, etc..., Tardieu [4] rajeunit des sujets sur lesquels la science semblait avoir dit son dernier mot.

Enfin Devergie et Brouardel ont récemment inauguré l'enseignement pratique de la Morgue, utilisant ainsi, au profit de la science, les autopsies et expertises si fréquemment nécessitées par la série nombreuse d'accidents dont la capitale est le malheureux théâtre [5].

---

compte rendu de la première séance tenue par les médecins de Paris pour établir cette institution est inséré dans la *Gazette médicale*, 1833. Voir, pour l'indication de ses travaux, son *Éloge* par F. Dubois (d'Amiens), *Mém. de l'Acad. de Médecine*, 1854.

1. Briand et Chaudé, *Manuel complet de médecine légale*, 10e édition, Paris, 1879, 2 vol. in-8.

2. Devergie fonda, le 10 février 1868, de concert avec Gallard et Andral, une société de médecine légale composée de jurisconsultes et de médecins.

3. Voy. Hoffmann, *Nouveaux éléments de médecine légale*. Introduction et commentaires par P. Brouardel. Paris, 1881.

4. Tardieu, *Étude médico-légale sur l'avortement*. Paris, 1856. — 4e édition, Paris, 1881, 1 vol. in-8 de 296 pag. — *Étude médico-légale sur les attentats aux mœurs*. Paris, 1857. — 7e édition, Paris, 1878, 1 vol. in-8 de 394 pages et 5 planches gravées. — *Étude médico-légale sur les maladies accidentellement ou involontairement produites*. Paris, 1864. — Paris, 1879. 1 vol. in-8 de 288 pages. — *Étude médico-légale sur les assurances sur la vie* (avec H.-S. Taylor). Paris, 1865, in-8. — *Étude médico-légale et clinique sur l'empoisonnement* (avec M. Z. Roussin). Paris, 1866. — 2e édition, Paris, 1875, 1 vol. in-8 de XXI-1236 pag., avec 3 planches et 4 fig. — *Étude médico-légale sur l'infanticide*. Paris, 1868. — 2e édition, Paris, 1879, 1 vol. in-8 de 372 pag., avec 3 planches coloriées. — *Étude médico-légale sur la pendaison, la strangulation et la suffocation*. Paris, 1870. — 2e édition, Paris, 1879, 1 vol. in-8 de 364 pag., avec pl. — *Étude médico-légale sur la folie*. Paris, 1872. — 2e édition, Paris, 1880, 1 vol. in-8 de XXII-610 p., avec 15 fac-simile d'écriture d'aliénés. — *Étude médico-légale sur les blessures*. Paris, 1872. — Paris, 1879, 1 vol. in-8 de 480 pages. — *Étude médico-légale de l'identité* dans ses rapports avec les vices de conformation des organes sexuels. Paris, 1873. — 2e édition, 1874, 1 vol. in-8 de 176 pages.

5. Consulter : Devergie, *Communication faite en 1878 au Conseil d'hygiène*

Par leurs études respectives, ces deux hommes ont d'ailleurs rendu d'immenses services à la médecine légale.

CHAPITRE VII

HISTOIRE DE LA MÉDECINE.

L'histoire de la Médecine elle-même, outre les publications nombreuses auxquelles elle a donné naissance, s'est vue officiellement représentée par de brillants professeurs.

La chaire qui a son enseignement pour objet à la Faculté de Paris, instituée en l'an III par la Convention, fut successivement occupée par Lassus (1741-1807), Goulin (1728 1799), Cabanis (1757-1808), Sue (1739-1846), Moreau de la Sarthe (1771-1826).

Supprimée en 1822, elle a été rétablie plus tard, et Ch. Daremberg[1], Lorain, Parrot dirigèrent leurs études vers les perfectionnements à introduire dans cette science, qui reçut dans notre pays une impulsion plus vive peut-être que partout ailleurs.

Enfin, lors de son élévation au professorat, M. Laboulbène[2], que recommandaient déjà ses travaux antérieurs

---

et de salubrité du département de la Seine ; et Brouardel, *Rapport adressé en 1878 à M. le garde des sceaux sur la réorganisation de la Morgue.* Paris, 1879. — Brouardel, par ses *Recherches sur les alcaloïdes cadavériques,* publiées dans les *Annales d'hygiène publique et de médecine légale,* dont il est le rédacteur en chef, a imprimé une nouvelle direction à la toxicologie.

1. Daremberg, *Histoire des sciences médicales.* Paris, 1870.

2. Outre des travaux aussi nombreux que variés sur les diverses parties de la médecine, et en particulier les *Nouveaux éléments d'anatomie pathologique descriptive et histologique,* Paris, 1879, 1 vol. in-8, M. Laboulbène est encore auteur d'un curieux mémoire sur *l'Hôpital de la Charité de Paris* (1606-1878), et bon nombre de ses leçons sur l'histoire de la Médecine ont été publiées dans la *Gazette des Hôpitaux.*

et son goût prononcé pour l'histoire, fit concevoir les belles espérances qu'il a si heureusement réalisées depuis.

S'il nous était permis de formuler ici un désir, nous nous associerions volontiers au vœu émis depuis longtemps par Amedée Latour, l'intrépide défenseur de toutes les bonnes causes, dans le but de voir l'Académie de Médecine ouvrir ses portes à l'histoire et à la philosophie médicales, en fondant une section spéciale à ces sciences.

CHAPITRE VIII

CHIRURGIE.

Le xixe siècle chirurgical ne le cède sous aucun rapport à ceux qui l'ont précédé ; des travaux nombreux, des découvertes de premier ordre, permettent à l'art de se développer librement, et la pathologie, la thérapeutique, la clinique elle-même, lui tendant une main secourable, apparaissent comme de puissants auxiliaires aux hommes qui le cultivent. Quelle étonnante rapidité dans cette évolution ! Nous avons vu naguère la chirurgie franchir d'un bon impétueux l'intervalle immense qui sépare l'enfance de l'âge adulte ; aujourd'hui les procédés dont elle dispose sont au moins aussi perfectionnés que ceux de la médecine elle-même. Généreuse initiatrice du progrès, la France a applaudi aux efforts des autres nations pour rivaliser avec elle ; mais n'oublions pas que notre patrie tenait le premier rang à une époque rapprochée de nous, et qu'elle n'a encore à ce sujet rien à envier aux peuples voisins. La plupart des auteurs se sont brusquement arrêtés dans le cours de leurs investigations au seuil de notre siècle, comme s'ils n'eussent osé le franchir ; seule parmi toutes les branches médicales , la chirurgie contemporaine a trouvé dans M. le docteur J. Rochard un historien véridique et éclairé. Ce savant s'est ainsi efforcé de combler une regrettable lacune, en retraçant brillamment dans un livre, que l'on aimerait à voir entre les mains de tous les praticiens, le prodigieux mouvement d'idées et les conquêtes remarquables qui, depuis quatre-vingts ans environ, ont transformé cet art [1].

Les places qu'occupèrent les chirurgiens éminents du xviiie siècle restaient vides, et c'est aux champs de batailles qu'il faut demander les noms des médecins militaires attachés à la fortune et au triomphe de nos armées : Heurteloup (1750-1812) [2], Percy (1754-1825) [3], J.-D. Larrey (1766-1842) [4] réprésentent ces opérateurs habiles et intrépides qui excitèrent l'admiration de l'Europe. Mais où chercher ce lien nécessaire, ce trait d'union indispensable entre l'Ecole de chirurgie déjà éteinte et l'avènement de Dupuytren qui se prépare, sinon dans ces hommes, fidèles continuateurs de l'œuvre de Desault et ennemis déclarés de toute innovation : Pelletan (1747-1829), Sabatier (1732-1811), Boyer (1757-1833) [5], etc.., étaient les plus

---

1. J. Rochard, *Histoire de la chirurgie française au XIXe siècle. Etude historique et critique sur les progrès faits en chirurgie et dans les sciences qui s'y rapportent, depuis la suppression de l'Académie Royale de chirurgie jusqu'à l'époque actuelle.* Paris, 1875.

2. Voy. *Notice biographique*, par Bégin.

3. Les œuvres de Percy se trouvent indiquées dans Ch. Laurent, *Hist. de la vie et des ouvrages de Percy*, composée sur les manuscrits originaux. Versailles, 1837. — *Eloge* par Pariset, *Histoire des membres de l'Académie de Médecine.* Paris, 1850.

4. Pour les détails concernant sa vie et ses ouvrages, voir *Biogr. méd..*, *Hist. du Consulat et de l'Empire*, de Thiers, etc.

5. Nous pourrions joindre à ces noms celui d'Antoine Dubois (1756-1837), si son caractère, diamétralement opposé à celui des hommes que nous venons de citer, ne lui créait une place à part. Aventureux et passionné pour l'indépendance, Dubois s'est surtout illustré comme accoucheur; il assista à la naissance du roi de Rome.

célèbres d'entre eux, et s'ils ne se firent remarquer ni par l'originalité de leur talent, ni par la profondeur de leurs vues, ils n'en coordonnèrent pas moins les conquêtes de leurs prédécesseurs pour donner à leurs élèves une instruction solide et des sentiments élevés.

L'aigle de la chirurgie contemporaine parut enfin et soutint vingt ans l'admiration du monde. Dupuytren (1778-1835) [1] sortit en effet victorieux de ces brillants concours que la valeur et la distinction même des candidats rendirent à tout jamais mémorables. L'anatomie normale, l'anatomie pathologique, séduisirent son esprit attentif et perspicace, et on croyait déjà entrevoir en lui un digne émule des Laennec et des Cruveilhier, lorsque la destinée lui réserva d'autres devoirs et par cela même d'autres triomphes. Appelé à occuper la chaire de clinique chirurgicale, on le vit déployer à l'Hôtel-Dieu une activité saisissante. La droiture de son jugement n'avait d'égale que la fermeté de sa main et son impassibilité dans le danger. Dupuytren fascinait ses élèves par l'admirable clarté et la méthodique précision de l'enseignement, non moins que par la profondeur et la hardiesse du diagnostic. Toujours en garde contre lui-même et se défiant de ses lumières, il ne se prononça jamais qu'après avoir tout prévu, calculé et mûri. Cette même réserve, cette prudence admirable, il l'apportait d'ailleurs dans les opérations, n'aimant à en user que lorsqu'une impérieuse nécessité le lui commandait, et les exécutant dans ce cas avec une dextérité remarquable. Clinicien complet en un mot, on lui a reproché avec raison d'être peu communicatif, froid et presque

---

1. Voir pour la biographie de Dupuytren : *Éloge*, par Pariset ; — *Essai historique* de Vidal de Cassis, Paris, 1835 ; — *Dupuytren*, par Malgaigne, dans la *Nouvelle Biographie générale*, Paris, 1856 ; — *Discours prononcé à l'inauguration de sa statue* par Hipp. Larrey. Paris, 1869.

ombrageux envers les élèves ; mais ces défauts réels furent
bien compensés par cet ensemble de qualités qui firent de
lui le promoteur d'une chirurgie nouvelle. Inutile d'interroger ses écrits pour se rendre compte de sa célébrité [1] ;
ses inventions ne firent pas non plus époque dans l'histoire [2], et c'est dans l'homme lui-même, dans le charme et
la profondeur de ses leçons, dans les nombreux élèves
qu'il·a formés et le niveau de l'art qu'il a relevé; c'est,
disons-nous, dans cet édifice chirurgical qu'il s'est étudié
à simplifier et à enrichir, qu'il convient de chercher le
prestige attaché à son nom et à son école.

De son vivant, plusieurs chirurgiens furent tenus à l'é-
cart, par suite du soin jaloux que mettait Dupuytren à les
éclipser : de ce nombre furent Richerand (1779-1840)[3],
personnalité plus remuante que considérable, et à laquelle
la chirurgie n'est redevable d'aucune invention; Roux
(1780-1854) [4], opérateur d'une extrême habileté, et malheureusement un peu téméraire, qui eut le mérite de vulgariser les résections osseuses, et introduisit la staphyl-
loraphie dans la pratique chirurgicale; Lisfranc (1790-
1847)[5], si honorablement connu pour la rigueur et la

1. Dupuytren a fort peu écrit : sa thèse de concours sur la lithotomie,
quelques mémoires se rapportant aux fractures du péroné, à une nouvelle
méthode de traitement des anus accidentels (*Mém. de l'Acad. de Méd.*
Paris, 1828, tome I, p. 259), aux étranglements herniaires, par le collet du
sac, constituent à peu près tout le bilan de ses œuvres. Il légua à ses disciples le soin de nous transmettre ses idées : Brierre de Boismont et Buet
publièrent ses *Leçons de clinique chirurgicale*. Paris, 1832, 4 vol. in-8. —
2ᵉ édition par Brierre de Boismont et Marx. Paris, 1836, 6 vol. in-8.

2. Parmi les rares innovations qui lui ont survécu, citons la résection des
os de la face, l'entérotomie, la section sous-cutanée du sterno-mastoïdien, la
substitution de la ligature à l'amputation dans les fractures compliquées par
des lésions artérielles.

3. Voir son *Eloge*, par Dubois (d'Amiens), *Mémoires de l'Académie de Médecine*.

4. Mentionnons parmi ses biographes Jules Cloquet, Dubois (d'Amiens),
Malgaigne, Marjolin.

5. Consulter, au sujet de Lisfranc, le *Discours prononcé à ses funérailles*

précision mathématique de ses méthodes, et à l'heureuse initiative duquel nous devons des règles utiles pour la désarticulation de l'épaule, du poignet, de la hanche, pour l'amputation partielle du pied, l'amputation du col de l'utérus, l'ablation du cancer rectal, l'excision des hémorrhoïdes, etc..... Signalons encore Sanson (1790-1841) et Jules Cloquet (1790) à Paris ; Delpech (1777-1832)[1] et Lallemand (1790-1853), à Montpellier. Ces deux derniers, envoyés à la province par la capitale, tinrent haut le sceptre de la chirurgie, et la réputation de Delpech ne fut pas sans porter ombrage à Dupuytren lui-même. C'était, en effet, un merveilleux opérateur, mais ses écrits sont diffus ; le manque de méthode, le défaut d'enchaînement déparent tous ses ouvrages. Lallemand, esprit aventureux, d'une originalité puissante, fut, dit Courty, « le type accompli du professeur de clinique », et ses œuvres resteront comme des modèles de logique et de profondeur. La science lui doit un procédé d'autoplastie par inclinaison du lambeau sans torsion du pédicule, l'idée de la transformation du tissu érectile en tissu fibreux à l'aide d'aiguilles qui le traversent, des modifications heureuses dans le traitement des rétrécissements uréthraux par les caustiques, et les premières recherches pour la guérison des fistules vésico-vaginales. Son *Traité des pertes séminales* est un des plus beaux monuments de la médecine contemporaine, bien que l'auteur y exagère la fréquence et la gravité de ces sortes d'accidents[2].

---

par Pariset. — Réveillé-Parise, *Galerie médicale*, in *Gazette médicale*, 1849.

1. Voy. pour sa biographie : *Parallèle de Delpech et de Dupuytren*, par le prof. Bouisson (1841). — *Éloge académique* par Béclard (*Mém. de l'Académie de Médecine*, tome XXVII. — Dezeimeris, *Dict. hist.*, etc.

2. Lallemand, *Des pertes séminales involontaires*. Paris, 1836-1842, 3 vol. in-8. Broca, à la Société de Chirurgie, et Courty, à la séance de rentrée de la

Les hommes qui se présentèrent pour recueillir l'héritage du chirurgien en chef de l'Hôtel-Dieu imprimèrent à l'art une impulsion réelle, bien qu'aucun d'eux ne pût encore prendre en main la direction du mouvement, à la façon d'un chef d'école. S'il fallait pourtant assigner un successeur à la glorieuse personnalité qui venait de s'éteindre, tous les regards se tourneraient assurément vers Velpeau (1795-1868) [1]. Lui seul en effet nous semble posséder une somme de qualités suffisantes pour faire oublier jusqu'à un certain point la grande figure de Dupuytren. Professeur et écrivain, Velpeau éleva l'art chirurgical à son apogée [2]. Doué d'une intelligence pénétrante, et homme du devoir avant tout, nul, plus que lui, n'apporta dans l'exercice de ses fonctions une exactitude rigide et une abnégation absolue. Son œuvre écrite est des plus vastes [3]. La pathologie des tumeurs et l'étude des maladies du sein lui sont redevables de précieux éclaircissements.

Faculté de Montpellier, ont fait l'un et l'autre un éloge de Lallemand qui ne laisse à peu près rien à désirer, ni pour le fonds, ni pour la forme.

1. On peut consulter, en ce qui concerne Velpeau : le *Discours prononcé à la séance annuelle de rentrée de l'Ecole de Médecine et de Pharmacie de Tours*, le 28 novembre 1867 ; l'*Eloge prononcé à la séance solennelle de la Société de Chirurgie*, le 20 janvier 1869, par U. Trélat ; l'*Eloge prononcé à la séance annuelle de l'Académie de Médecine*, le 15 décembre 1868, par J. Béclard ; les Discours de Nélaton, Richet, Longet, Husson, Guyon, insérés dans diverses revues médicales, et notamment dans la *Gazette hebdomadaire*, 1867.

2. « La parole de Velpeau, comme professeur, dit Richet, était claire, « abondante, facile ; c'était le professeur classique par excellence ; sa mé-« thode était sûre et rarement il en déviait. On lui a reproché de s'enfermer « toujours dans le même cadre. C'est un reproche immérité, et, de plus, « c'est une erreur de ceux qui ne l'entendaient que rarement. Son esprit, « au contraire, essentiellement chercheur et ami du progrès, se laissait sou-« vent aller loin des sentiers battus : il avait même une prédilection mar-« quée pour les esprits inventifs, qu'il recherchait avec ardeur. »

3. Velpeau, *Nouveaux éléments de médecine opératoire*, 2e édition, Paris, 1839. — *Traité complet d'anatomie chirurgicale, générale et topographique du corps humain*, 3e édition. Paris, 1837. — *Traité complet de l'art des accouchements*, 2e édition. Paris, 1835.

Velpeau contribua en outre à faire connaître l'infection purulente et à vulgariser les injections iodées ; signalons aussi ses travaux sur la fièvre uréthrale et sur les phlegmons de la main : « Jamais, dit Trélat, il n'entraîna la science qu'il cultivait dans des voies dangereuses ou décevantes ; il en accrut le domaine sans le compromettre ».

A ses côtés, mais sans pouvoir être mis en parallèle avec lui, nous trouvons :

Gerdy (1797-1856) [1], célèbre pathologiste, qui ne parvint jamais à devenir un grand chirurgien ;

Blandin (1798-1849) [2], réputé pour ses opérations autoplastiques, et dont le *Traité d'anatomie chirurgicale*, bien qu'inférieur à celui de Velpeau, n'est pas absolument dénué d'utilité et d'intérêt ;

Auguste Bérard (1802-1846), prématurément enlevé par la mort, et qui laissait déjà entrevoir une intelligence d'élite [3] ;

Stanislas Laugier (1799-1872) [4], esprit ingénieux, enclin aux recherches et aux innovations ;

Jobert de Lamballe (1799-1867) [5], auquel la vulgarisation de l'emploi du fer rouge dans les affections utérines, la suture intestinale avec adossement des séreuses et la cure radicale des fistules vésico-vaginales assurent la reconnaissance des chirurgiens [6] ;

---

1. L'*Éloge* de Gerdy fut prononcé à la Société de Chirurgie par Paul Broca, et à l'Académie de Médecine par Jules Béclard.

2. Voir discours de Laugier et d'Isidore Bourdon sur la tombe de Blandin, in *Gazette des Hôpitaux*, 1849.

3. Bérard le premier conçut l'idée de la fondation de la Société de Chirurgie ; elle se constitua sous sa présidence, le 23 août 1843.

4. Laugier eut pour panégyristes Nélaton, Broca, Félix Guyon, Verneuil.

5. Le prof. Richet a prononcé, le 14 avril 1868, l'*Éloge de Jobert de Lamballe*, à la Faculté de Médecine.

6. Voir son *Éloge* par A. Guérin et les discours prononcés sur sa tombe.

Amussat (1796-1856), dont le nom se rattache aux premiers essais de lithotritie ;

Et Vidal de Cassis (1803-1856) [1], l'auteur du fameux *Traité de pathologie externe*, qui a servi de guide à plusieurs générations médicales.

Mais il est un homme qui, par l'importance de ses études, et par son influence sur l'histoire de la chirurgie, mérite de nous arrêter : Malgaigne (1806-1865)[2] fut un esprit à la fois étonnant et insaisissable. Doué d'une prodigieuse aptitude pour le travail, ce n'est cependant ni comme clinicien, ni comme opérateur qu'il s'illustra ; il dut seulement à sa vaste érudition et à son talent éprouvé dans l'art de la parole, la grande part qui lui revint dans l'évolution scientifique de son pays. Plein d'un immense savoir, critique fin, polémiste hardi, Malgaigne joignait l'éloquence du tribun aux séduisantes qualités de l'homme de lettres. Une série de publications importantes témoignent de son zèle infatigable et de ses labeurs incessants.. Son *Manuel de médecine opératoire* atteignit huit éditions successives [3], et fut traduit en toutes les langues ; c'était, en effet, le traité le plus original et le plus au courant de la science qu'on eût jamais vu. Signalons encore son *Traité des fractures et luxations*[4], son ouvrage sur les hernies, ses

---

— Jobert, *Traité de chirurgie plastique*. Paris, 1849 , 2 vol. in 8, avec Atlas in fol. — *Traité des fistules vésico-utérines, vésico-utéro-vaginales, entéro-vaginales et recto-vaginales*. Paris, 1852, 1 vol. in 8. — *De la réunion en chirurgie*. Paris, 1864, in 8.

1. Vidal, *Traité de pathologie externe et de médecine opératoire avec des résumés d'anatomie des tissus et des régions*. 5e édition, par S. Fano. Paris, 1861, 5 vol. in 8.

2. Consulter pour sa biographie le *Discours* prononcé à ses funérailles par Velpeau ; l'*Éloge* prononcé par le prof. Jarjavay, à la séance de rentrée de la Faculté de médecine, le 3 novembre 1866 ; le *Discours* de Denonvilliers, à l'ouverture de ses *Leçons de médecine opératoire*.

3. Son gendre, le professeur Léon Le Fort, a publié la dernière.

4. Malgaigne, *Traité des fractures et luxations*. Paris, 1847-1854.

leçons d'orthopédie, son *Traité d'anatomie chirurgicale*[1]
et la belle édition des *OEuvres complètes d'A. Paré*,
véritable chef-d'œuvre historique, où la facilité et l'élégance du style rehaussent la profondeur des pensées[2].
Malgaigne, ainsi que l'a montré Velpeau, attira l'attention
des praticiens sur les inconvénients et les difformités finales,
qui peuvent être les conséquences naturelles des opérations, et s'efforça de faire prévaloir les statistiques bien
faites en chirurgie.

S'il fut avant tout un savant, Nélaton (1807-1873)[3], lui,
n'a été qu'un praticien, mais un praticien que la fortune
parut environner de ses plus singulières faveurs; sa vraie
popularité, sa renommée universelle datent de l'époque où
il fut appelé auprès de Garibaldi[4]. Cet événement imprévu,
la perspicacité dont il fit preuve en cette circonstance, donnèrent tout à coup à son nom un retentissement sans égal,
et le temps seul lui fit défaut pour suffire à toutes les exigences d'une clientèle aussi nombreuse que choisie. Entraîné par le tourbillon d'une vie active, Nélaton n'eut pas

---

1. Malgaigne, *Traité d'anatomie chirurgicale et de chirurgie expérimentale*,
2ᵉ édition. Paris, 1859.

2. Paré, *Œuvres complètes*, revues et collationnées sur toutes les éditions,
avec les variantes. Paris, 1840, 3 vol. gr. in 8.

3. Voy. pour Nélaton : la *Notice historique lue à la séance publique de
l'Académie de Médecine*, le 4 juin 1878, par J. Béclard, et l'*Éloge* prononcé le
19 janvier 1876, à la Société de Chirurgie, par Félix Guyon. Consulter également l'art. Nélaton, in *Dict. encycl. des sciences médicales*, IIᵉ série,
tome 12.

4. Au combat d'Aspromonte, le général Garibaldi avait reçu un coup de
feu dans l'articulation tibio-tarsienne droite. Ses médecins ordinaires
(Cipriani, Ripari, Albanesse) niaient la présence de la balle, et l'état du
malade s'aggravait tous les jours. Le chirurgien anglais Patridge et le chirurgien russe Pirogoff, appelés auprès de Garibaldi, partagèrent l'opinion de
leurs confrères italiens, et l'amputation était décrétée, lorsqu'on manda
Nélaton par dépêche. Après un examen minutieux, ce dernier parvint à
déterminer le siège précis de la balle, dont un traitement approprié favorisa
l'expulsion.

le loisir d'écrire. Rappelons pourtant, parmi les sujets qu'il s'appliqua plus spécialement à approfondir, l'étude des polypes naso-pharyngiens et des hématocèles retro-utérines; .mentionnons aussi ses ingénieux procédés autoplastiques, ses remarquables leçons sur l'ovariotomie, les modifications qu'il apporta à l'opération de la taille (taille prérectale).

Avant de clore cette liste abrégée des chirurgiens défunts, il convient d'accorder au moins un souvenir à Jarjavay (1819-1868) ; à Alphonse Robert (1801 1862)[1] ; à Michon (1802-1866); à Bouvier[2]; à Chassaignac (1804-1879)[3]; à Demarquay[4]; à Follin (1823-1867)[5]; à Broca (1824-1880), illustres morts, dont la science conserve les noms avec respect, parce qu'ils ont vigoureusement travaillé à l'édification de ses monuments! Broca, l'homme éminent, le chirurgien érudit qui, hier encore, captivait ses auditeurs de l'hôpital Necker par l'attrait irrésistible d'une parole pure, concise et correcte; le fondateur de cette école d'anthropologie qu'il dota de curieuses recherches sur les origines ethnologiques de notre population, sur le poids relatif du cerveau des Français et des Allemands, sur la

---

1. Verneuil a lu l'*Éloge* d'Alph. Robert à la Société de Chirurgie, le 20 janvier 1864,

2. Bouvier, *Leçons cliniques sur les maladies chroniques de l'apparei locomoteur*. Paris, 1858, 1 vol. in-8, avec Atlas in folio de 20 pl.

3. L'inventeur de l'écrasement linéaire et l'ingénieux créateur du drainage chirurgical. Voy. l'*Éloge* prononcé à la Société de Chirurgie par M. Horteloup, secrétaire général, le 18 janvier 1882.

4. Demarquay, *Essai de pneumatologie médicale, Recherches physiologiques, cliniques et thérapeutiques sur les gaz*. Paris, 1866, 1 vol. in-8. — *De la régénération des organes et des tissus en physiologie et en chirurgie*. Paris, 1873, 1 vol. in-8. — *Traité des tumeurs de l'orbite*. Paris, 1860. — *De la glycérine et de ses applications à la chirurgie et à la médecine*. Paris, 1868,

5. Les recherches de Follin sur l'ophthalmoscopie ont fait justement époque, et ce savant a dévoilé, par sa collaboration à un des ouvrages qui tiennent le plus de place dans l'histoire de la chirurgie contemporaine, un jugement droit et un profond savoir. Voir *Éloge* de Follin par Verneuil.

capacité des crânes prussiens à diverses époques, etc. ;
Broca, disons-nous, que sa précieuse collaboration au
magnifique Atlas d'anatomie descriptive suffirait à immortaliser, s'il n'était l'auteur de ce beau *Traité des anévrysmes* (1856) couronné par l'Institut, et de cet ouvrage
sur les tumeurs (1866) que n'eût pas renié le plus grand
d'entre les écrivains chirurgicaux [1].

De nos jours, d'illustres représentants de l'enseignement
officiel attirent encore autour de leurs chaires un groupe
nombreux d'élèves et de praticiens, dont l'assiduité redit
assez haut dans quelle estime ils tiennent ces maîtres de
la chirurgie française.

Richet, l'infatigable travailleur, l'élève éminent de
Velpeau, a conquis une brillante position non moins par
la publication de son *Traité d'anatomie chirurgicale* que
par les aperçus élevés et les idées lumineuses qu'il a su
répandre sur diverses questions pratiques, et vouloir
dresser un inventaire de toutes ses recherches, revien-
drait à parcourir le cadre tout entier de la chirurgie [2].

La *Clinique chirurgicale* de Gosselin [3] est aujourd'hui entre
les mains de tous, et chacun peut juger par lui-même de la
remarquable expérience et du réel talent de son auteur.

Quant à Verneuil, il s'est fait l'apôtre autorisé de l'in-

---

1. Dans ses localisations cérébrales, Broca a marqué la place de l'organe
de la parole et lui a assigné pour siège la troisième circonvolution frontale,
dite *circonvolution de Broca*. Voy. les *Discours prononcés à ses obsèques* par
MM. Verneuil et Trélat.

2. Signalons ses études sur les ankyloses, les tumeurs blanches, les
luxations, ses remarquables leçons publiées dans diverses revues. Voy.
les articles *Anévrysmes, Carotides, Clavicule* du *Nouveau Dictionnaire de
médecine et de chirurgie pratiques* publié par le Dr Jaccoud.

3. Gosselin, *Clinique chirurgicale de l'hôpital de la Charité*, 3e édition.
Paris, 1878. — Voyez aussi les articles *Anus, Blepharite, Conjonctivite, Crurale, Erysipèle, Ophthalmie, Os, Rectum*, du *Nouveau Dictionnaire de
médecine et de chirurgie pratiques*, publié par le Dr Jaccoud.

fluence exercée par les diathèses sur les affections dites chirurgicales , déduisant de cette influence même de précieuses données relatives aux indications et aux contre-indications thérapeutiques. Verneuil est d'ailleurs le maître à suivre pour la pratique journalière ; il s'étudie toujours, aussi bien dans ses opérations que dans ses leçons cliniques, à se mettre à la portée de ceux qui le regardent et l'écoutent.

Le Fort et Trélat se sont conciliés l'estime et l'admiration même de leurs disciples par la remarquable lucidité de leur enseignement et le soin qu'ils y apportent.

Félix Guyon [1] et Duplay , bien que derniers venus dans notre école , s'y étaient déjà honorablement fait connaître par leurs travaux antérieurs.

Nous citerons encore Armand Desprès [2], élève de Velpeau et de Nelaton, à qui ses nombreux travaux sur la chirurgie, la syphilis, etc., assurent une place dans la science contemporaine [3].

Mais ce serait une erreur de croire qu'il suffit de retracer l'évolution de la chirurgie parisienne, pour donner

---

1. Félix Guyon, *Leçons cliniques sur les maladies des voies urinaires.* Paris, 1880, 1 vol. gr. in-8. — *Éléments de chirurgie clinique, comprenant le diagnostic chirurgical, les opérations en général, l'hygiène, le traitement des blessés et des opérés.* Paris, 1873.

2. A. Desprès, *Traité de l'érysipèle,* Paris, 1862. — *La Chirurgie journalière, leçons de clinique chirurgicale,* 2e édition. Paris, 1881. — *Dictionnaire de thérapeutique médicale et chirurgicale* (avec le Dr Bouchut). — *La Prostitution en France.* Paris, 1883.

3. En dehors même de cet enseignement officiel, il est des hommes qui se sont acquis une juste notoriété en chirurgie. De ce nombre sont :

Maisonneuve, dont le nom se rattache à de nombreux et importants travaux, tels que le cathétérisme sans conducteur, la cautérisation en flèches pour l'ablation des cancers, etc... ;

Alphonse Guérin, à qui revient l'honneur d'avoir préconisé les pansements ouatés (ils offrent le double avantage de filtrer l'air au voisinage de la plaie et d'exercer une douce compression sur la plaie elle-même) ;

Péan, l'élégant opérateur, l'ovariotomiste distingué, dont les brillants succès sont connus de tous.

Galezowski, professeur d'ophthalmologie à l'Ecole pratique, qui occupe parmi les spécialistes un rang aussi élevé qu'honorable, etc.

une idée à la fois exacte et complète de ce que dut être le mouvement chirurgical du monde. La province, l'étranger eurent des praticiens dignes de rivaliser avec la capitale de la France et apportèrent leur contingent de travaux et de découvertes à l'édifice commun.

Nous avons signalé Delpech et Lallemand à Montpellier; Bouisson [1], Courty, Dubrueil [2], etc., continuent leurs glorieuses traditions dans la célèbre Faculté du Midi.

C'est à Strasbourg que Sédillot [3] s'est fait sa renommée, et Rigaud, Hergott, aujourd'hui professeur à la faculté de médecine de Nancy, Kœberlé [4], etc..., s'y sont illustrés de même dans les diverses branches de la chirurgie.

Gensoul, Amédée Bonnet [5], Valette [6], Ollier, assurèrent enfin à l'École de Lyon cette position favorable qu'elle occupe avec honneur depuis un demi-siècle.

Quelque brillantes que puissent être les illustrations chirurgicales étrangères de la période que nous étudions, il en est une qui les efface toutes, c'est celle d'Astley Cooper (1768-1843), l'émule de Dupuytren et le plus célèbre représentant

---

1. Bouisson, *Tribut à la chirurgie.* Paris, 1858, 2 vol. in 4. — *Traité de la méthode anesthésique appliquée à la chirurgie et aux différentes branches de l'art de guérir.* Paris, 1850, in-8.

2. Dubrueil, *Des anomalies artérielles.* Paris, 1847, 1 vol. in-8, avec Atlas in-4 de 17 pl. col.

3. Sédillot, *De l'infection purulente ou pyoémie.* Paris, 1849, 1 vol. in-8. — *Traité de médecine opératoire, bandages et appareils,* 4e édition. Paris, 1870, 2 vol. in-8. — *De l'évidement sous-périoste des os,* 2e édition. Paris, 1867, 2 vol. — *Contributions à la chirurgie.* Paris, 1869, 2 vol. in-8.

4. Kœberlé, *De l'Ovariotomie* (*Mém. de l'Acad. de méd.,* in-8. Paris, 1863, tome XXVI, p. 321 à 472, avec 6 pl.), et *Des maladies des ovaires et de l'Ovariotomie.* Paris, 1878. 1 vol. in-8.

5. Amédée Bonnet, *Traité des sections tendineuses et musculaires.* Paris, 1841, 1 vol. in-8. — *Traités des maladies des articulations.* Lyon, 1845, 2 vol. in-8, avec Atlas in-4 de 16 pl. — *Traité de thérapeutique des maladies articulaires.* Paris, 1853, 1 vol. in-8. — *Nouvelles méthodes de traitement des maladies articulaires,* 2e édition. Paris, 1860, in-8. — *Traité pratique de la cautérisation.* Paris, 1856, 1 vol. in-8.

6. Valette, *Clinique chirurgicale de l'Hôtel-Dieu de Lyon.* Paris, 1875.

de l'école de Hunter [1]. Après lui surgirent encore en Angleterre Lawrence, Brodie, Travers, Liston, Th. Holmes [2], Henry Thompson, [3] etc., [4].

L'Amérique se glorifie de Valentine Mott (1785-1865), de Ashurst, [5] de Hamilton [6] ;

La Suisse, de Mayor de Lausanne (1775-1846).

L'Allemagne s'est distinguée elle-même par des productions originales émanant d'hommes tels que de Græfe (1787-1840), Langenbeck (1776-1850), Dieffenbach (1795-1847), etc...

En embrassant par un coup d'œil synthétique les innovations chirurgicales de ce siècle, on est vivement frappé de leur nombre et de leur importance. L'introduction dans la pratique de l'anesthésie chirurgicale [7], la découverte de

---

1. A. Cooper s'adonna spécialement à l'étude des hernies et des fractures.

2. Holmes, *Thérapeutique des maladies chirurgicales des enfants*, trad. et annoté par le Dr O. Larcher. Paris, 1870, 1 vol. in-8.

3. H. Thompson, *Traité pratique des maladies des voies urinaires*, 2e édition. Paris, 1881, 1 vol. in-8.

4. Un chirurgien de Londres, Lister, se basant sur les expériences si concluantes du grand chimiste français, M[r]. Pasteur, relativement aux germes et ferments atmosphériques, susceptibles d'arriver au contact du pus et de déterminer sa putréfaction, a imaginé un pansement antiseptique, dont le but est d'empêcher, au moyen de l'acide phénique, le développement des bactéries au niveau des plaies.

5. Ashurst, *Encyclopédie internationale de chirurgie*. Paris, 1883-1884, 6 vol. gr. in-8, avec figures. Œuvre considérable qui réunit les plus grands noms de la chirurgie française et étrangère.

6. Hamilton, *Traité des fractures et des luxations;* trad. par le Dr G. Poinsot. Paris, 1883.

7. A l'instigation du Dr Jackson, le dentiste Morton employa le premier et avec plein succès l'éther sulfurique comme moyen d'anesthésie dans l'extraction des dents (1846). L'année suivante, Malgaigne et Velpeau firent part de leurs résultats obtenus par l'éthérisation, le premier à l'Académie de Médecine, le second à l'Institut, et presque en même temps, Flourens constatait les effets physiologiques à peu près analogues d'un corps jusqu'alors peu connu, le chloroforme (*Comptes rendus à l'Acad. des sciences*, 1847, tome XXIV), que Simpson, professeur d'obstétrique à Edimbourg, ne tarda pas à substituer à l'éther dans la pratique chirurgicale.

nouveaux moyens explorateurs [1], l'invention de la lithotritie [2], la constitution sur des bases scientifiques de la chirurgie réparatrice, des modifications heureuses destinées
à augmenter la rigueur et la précision de certaines opérations spéciales, des progrès réels dans la thérapeutique des
affections utérines [3], de nouveaux modes de pansements [4],
tel est en résumé le bilan des conquêtes qui ont élevé la
chirurgie au niveau des autres parties de la médecine.

CHAPITRE IX

OBSTÉTRIQUE.

L'obstétrique elle-même s'est transformée, sous l'influence d'esprits aussi originaux que hardis dans leurs
conceptions. Mme Lachapelle (1769-1821), Mme Boivin
(1773-1841). Paul Dubois en France ; François Charles
Nægelé [5] (1777-1851), Hermann Franz Nægelé [6] et E.-C.-J.

---

1. Ophthalmoscope, otoscope, laryngoscope, etc...
2. Plusieurs noms se rattachent à cette découverte : Gruithuisen (1813)
signala la possibilité de l'opération et indiqua la route à suivre ; Amussat
(1822) parvint à broyer les calculs sur le cadavre, mais ses instruments
furent inapplicables à l'homme vivant ; Leroy d'Etiolles introduisit la lithotritie dans la pratique ; son appareil instrumental nécessitait des perfectionnements, réalisés par Civiale, à qui revient la gloire d'avoir obtenu la
première guérison (1824).
3. C'est à Récamier (1774-1852) que l'on doit en grande partie rapporter
les améliorations modernes, en ce qui concerne la gynécologie. Il a réin-
venté le speculum et introduit l'usage des applications topiques dans le
traitement des ulcérations du col de la matrice. A de vrais talents chirurgicaux, Récamier joignit les aptitudes du clinicien (il établit en 1796 les
leçons cliniques à l'Hôtel-Dieu) et la perspicace ingéniosité de l'anatomo-
pathologiste. (Voy. pour sa Biogr. l'*Éloge* qu'en a fait Gouraud et la *Notice*
du Dr Padioleau, 1853.)
4. Pansements antiseptiques, pansements par occlusion.
5. Nægelé, *Des principaux vices de conformation du bassin ;* trad. par
A.-C. Danyau. Paris, 1840, 1 vol. gr. in-8 avec 16 pl.
6. Nægelé, *Traité pratique de l'art des accouchements.* 2e édition fran-

Siebold [1] en Allemagne ; Simpson (1811-1870) [2] et Fleetwood Churchill [3] dans les îles Britanniques, ont dirigé l'art des accouchements dans la voie du progrès, où l'entretient de nos jours l'association intime de la théorie à la pratique obstétricale : « La théorie, disait naguère un de nos plus illustres accoucheurs [4], n'est que de la pratique expliquée ; la pratique n'est que de la théorie appliquée ».

Est-il besoin de rappeler ici les grands noms de :

Cazeaux, si prématurément enlevé à cette science, pour l'avenir de laquelle il avait déjà tant fait ;

J.-A. Stoltz [5], qui a professé les accouchements à Strasbourg, puis à Nancy, pendant cinquante ans, et qui a formé de nombreuses générations de praticiens distingués ;

Depaul, dont les travaux sur l'auscultation obstétricale sont devenus classiques ;

Pajot, le professeur sympathique et brillant par excellence ;

Tarnier, qui résume avec impartialité et talent, dans son *Traité* en cours de publication, les progrès accomplis en France et à l'étranger. Tarnier est en outre l'inventeur d'un nouveau forceps qui se compose de deux branches de préhension et de deux tiges de traction, articulées entre elles et implantées sur une poignée transversale [6] ;

çaise par G.-A. Aubenas et Stoltz. Paris, 1880, 1 vol. in-8 avec 1 pl. et 229 fig.

1. Siebold, *Lettres obstétricales*. Paris, 1866.

2. Simpson, *Clinique obstétricale et gynécologique ;* trad. par G. Chautreuil. Paris, 1874.

3. Fleetwood Churchill, *Traité pratique des maladies des femmes*, 3ᵉ édition. Paris, 1881.

4. Le professeur Pajot.

5. Voyez articles *Accouchement, Césarienne (opération), Couches, Dystocie, Grossesse, Leucorrhée, Puerperal (état)*, du *Nouvau Dictionnaire de médecine et de chirurgie pratiques*, publié sous la direction du docteur Jaccoud.

6. Ce forceps a été présenté à l'Académie de médecine le 23 janvier 1877.

Alph. Charpentier, dont les cours à la Faculté de Médecine sont si justement appréciés de tous les auditeurs [1] ?

CHAPITRE X

SOCIÉTÉS SAVANTES.

Parmi les institutions médicales qui ont pris naissance au xix⁰ siècle, l'Académie de médecine prime toutes les autres. Créée par ordonnance du 20 décembre 1820 [2], elle eut pour secrétaire perpétuel P. A. Béclard, auquel succéda Pariset en 1822, qui fut lui-même remplacé par Dubois (d'Amiens). M. Jules Béclard s'acquitte depuis 1873, avec habileté et talent de ces délicates attributions [3].

Signalons la Société de chirurgie, fondée en 1843, et dont les séances publiques sont suivies et intéressantes ;

La Société de biologie (fondée en 1848), longtemps présidée par le Dʳ Rayer, son fondateur, puis par Claude Bernard, et à la tête de laquelle se trouve aujourd'hui M. Paul Bert ;

La Société anatomique, fondée l'an XII par Dupuytren, supprimée quatre ans après et rétablie par les soins de Cruveilhier en 1826 ;

---

1. Charpentier, *Traité pratique de l'art des accouchements*. Paris, 1883. 2 vol, in-8°.

2. Elle remplaça l'Académie Royale de chirurgie (Voyez Ant. Louis, *Éloges lus dans les séances publiques de l'Académie royale de chirurgie, de 1750 à 1792, avec une Introduction* par Fréd. Dubois d'Amiens. Paris, 1859) et l'Académie Royale de médecine, supprimées en 1793.

3. On consultera avec intérêt *Bulletin de l'Académie de médecine*. Collection complète du 1ᵉʳ oct. 1836 au 31 décembre 1871, 36 vol. in-8. — 2ᵉ série, 1872 et suiv. — *Mémoires de l'Académie de médecine*. Paris, 1828-1882, 32 volumes in-4 avec pl. — Pariset, *Histoire des membres de l'Académie de médecine*. Paris, 1850, 2 vol. in-18 jésus.

La Société médicale des hôpitaux (1848) ; la Société de thérapeutique ; la Société d'anthropologie, créée par Broca ; la Société de médecine de Paris (1796) ; la Société de médecine légale, créée par Devergie, Gallard, en 1868 ; la Société de médecine publique et d'hygiène professionnelle (1876); la Société clinique (1877), etc....

Si les temps ont fait justice des prérogatives qu'ont pu s'attribuer gratuitement certaines classes sociales, l'héritage scientifique se transmet au contraire dans son intégrité à tous les travailleurs. Il faut donc scruter consciencieusement les annales du genre humain, et lorsqu'un rayon lumineux percera la nuit qui les couvre, nous renouerons avec joie les fils à demi rompus de notre histoire médicale : « Un homme qui ne lit point, a dit Zimmermann, ne voit dans le monde que lui-même, et souvent il n'y voit pas grand'chose ».

L'édifice scientifique peut être comparé à un immense dédale, où les événements nous dirigent à la façon du fil de Thésée et du bâton de l'aveugle : « L'histoire, suivant Bacon, est une forêt de faits » ; c'est un champ fertile en salutaires exemples ; à nous d'apprendre à y glaner !

La science n'eut jamais de patrie ; elle est de tous les lieux comme de tous les temps ; elle se présente à nous sous mille formes, comme le Protée de la fable, et on peut, dans certains endroits, contester la valeur de tel ou tel titre nobiliaire : mais un savant fut et restera toujours un savant.

Gardons-nous de sacrifier au présent les richesses que nous tenons du passé ; le présent nous instruit, le passé nous honore, et si l'homme de l'art fut jadis un simple empirique, le médecin est aujourd'hui doublé du savant !

FIN.

LIBRAIRIE J.-B. BAILLÈRE & FILS

ANGLADA (Ch.). **Étude sur les maladies éteintes et les maladies nouvelles**, pour servir à l'histoire des évolutions séculaires de la pathologie, par Charles Anglada, professeur à la Faculté de Montpellier. 1 vol. in-8, 700 pages. 8 »

BERGER (Ch.) et REY (H.). **Répertoire bibliographique** des travaux des médecins et des pharmaciens de la marine françaises, suivi d'une table méthodique des matières. 1 vol. in-8, 282 pages. 6 »

CARUS. **Histoire de la zoologie**, depuis l'antiquité jusqu'au XIXᵉ siècle, par Victor Carus, professeur d'anatomie comparée à l'Université de Leipzig. Traduction française par P.-O. Hagenmuller, docteur en médecine. Notes par A. Schneider, professeur de zoologie à la Faculté des sciences de Poitiers. 1 vol. in-8. 15 »

COCCHI. **Le Régime de Pythagore**, d'après le docteur Cocchi. — De la sobriété, conseils pour vivre longtemps, par L. Cornaro. — Le vrai moyen de vivre plus de cent ans dans une santé parfaite, par L. Lessius. 1 vol. in-18 jésus de 243 pages, avec 5 planches. 3 »
Le même, sur papier de Hollande, tiré à 100 exemplaires. 6 »

DAREMBERG. **Histoire des sciences médicales**, comprenant : l'anatomie, la physiologie, la médecine, la chirurgie et les doctrines de pathologie générale, par Charles Daremberg, professeur d'histoire de la médecine à la Faculté de médecine de Paris, membre de l'Académie de médecine, bibliothécaire de la Mazarine, etc. 2 vol. in-8, avec figures. 20 »

— **Notices et extraits des manuscrits médicaux grecs, latins et français**, des principales bibliothèques d'Europe : *Bibliothèque d'Angleterre*, 1 vol. in-8. 7 »

ÉCOLE DE SALERNE (l'), Traduction en vers français par Ch. Meaux Saint-Marc, avec le texte latin, précédé d'une Introduction par le docteur Daremberg, et suivie de commentaires. 1 vol. in-18 jésus de 600 pages, avec 7 figures. 7 »
Le même, sur papier de Hollande, tiré à 100 exemplaires. 14 »

GALIEN. **Œuvres anatomiques, physiologiques et médicales**, traduites sur les textes imprimés et manuscrits, accompagnés de sommaires, de notes, de planches, etc., par Ch. Daremberg. 2 vol grand in-8. 20 »

GUARDIA (J.-M.). **La Médecine à travers les siècles**, histoire et philosophie, par J.-M. Guardia, docteur en médecine et docteur ès lettres. 1 vol. in-8 de 800 pages. 10 »

HIPPOCRATE. **Œuvres complètes**, traduction nouvelle avec le texte grec en regard, collationné sur les manuscrits et toutes les éditions, accompagnée d'une introduction, de commentaires médicaux, de variantes et de notes philologiques; suivie d'une table générale des matières; par É. Littré, membre de l'Institut (Académie des inscriptions et belles-lettres et Académie française) et de l'Académie de médecine. Ouvrage complet, 10 vol. in-8 de 700 pages chacun. 100 »

HOUDART (S.). **Histoire de la médecine grecque depuis Esculape jusqu'à Hippocrate exclusivement.** 1 vol. in-8 de 320 pages. 3 »

— **Études historiques et critiques** sur la vie et la doctrine d'Hippocrate et sur l'état de la médecine avant lui, 2ᵉ *édition*. 1 vol. in-8. 5 »

LABOULBÈNE. **L'Hôpital de la Charité de Paris**, 1606-1878, in-8, avec un plan en héliogravure. 3 »

LEFÈVRE (A.). **Histoire du service de santé de la marine militaire** et des Écoles de médecine navale en France, depuis le règne de Louis XIV jusqu'à nos jours. 1 vol. in-8 de 500 pages, avec 13 plans, cartes et fig. 8 »

LOUIS (Ant.). **Éloges lus dans les séances publiques de l'Académie royale de chirurgie**, de 1750 à 1792, avec introduction par Fréd. Dubois (d'Amiens). 1 vol. in-8 de 548 pages. 7 50

MALGAIGNE (J.-F.). **Essai sur l'histoire et la philosophie de la chirurgie**, in-4. 1 50

— **Histoire de la chirurgie en Occident**, depuis le VIe siècle jusqu'au
XVIe siècle, et histoire de la vie et des œuvres d'Ambroise Paré. 1 vol.
grand in-8° de 351 pages.   7 »

ORI...SE. **Œuvres**. Texte grec, en grande partie inédit, collationné sur les
manuscrits, traduit pour la première fois en français, avec une introduction, des notes, des tables et des planches, par Bussemaker et Ch.
Daremberg. Paris, 1851-1876, 6 forts vol. in-8.   72 »

PARÉ (Ambr.). **Œuvres complètes**, revues et collationnées sur toutes les
éditions, avec les variantes; accompagnées de notes historiques et critiques,
par J.-F. Malgaigne. 3 vol. grand in-8, avec 117 figures.   36 »

PARISET (E.). **Histoire des membres de l'Académie de médecine**, ou
Recueil des éloges lus dans les séances publiques, par E. Pariset, secrétaire
perpétuel de l'Académie de médecine, etc. ; édition complète, précédée
de l'éloge de Pariset. 2 vol. in-12.   7 »

PATIN (Gui). **Lettres**. Nouvelle édition, augmentée de lettres inédites,
précédée d'une notice biographique, accompagnée de remarques scientifiques, historiques, philosophiques et littéraires, par Réveillé-Parise, membre de l'Académie de médecine. 3 vol. in-8, avec le portrait et le fac-
simile de Gui Patin.   12 »

PEISSE (Louis). **La Médecine et les Médecins**. Philosophie, doctrine,
institutions, critiques, mœurs et biographies médicales. 2 vol. in-18
jésus.   7 »

PÉTREQUIN, **Chirurgie d'Hippocrate**, par J.-E. Pétrequin, professeur à
l'École de médecine de Lyon. 2 vol. gr. in-8.   32 »

RACIBORSKI (A.). **Histoire des découvertes relatives au système
veineux**, envisagé sous le rapport anatomique, physiologique et thérapeutique, depuis Morgagni jusqu'à nos jours. 1 vol. in-4, de 210 pages.   3 »

RENOUARD (P.-V.). **Lettres philosophiques et historiques sur la
médecine au XIXe siècle**. Troisième édition, in-8 de 240 pages.   3 50

RENZI (Salv. de). **Storia della medicina in Italia**, del dott. Salvator de
Renzi. 5 vol. in-8.   40 »

RISUENO D'AMADOR. **Influence de l'anatomie pathologique sur la
médecine**, depuis Morgagni jusqu'à nos jours, par Risueno d'Amador,
professeur à la Faculté de médecine de Montpellier. 1 vol. in-4 de 291
pages.   3 »

ROCHARD. **Histoire de la chirurgie française au XIXe siècle**. Étude
historique et critique sur les progrès faits en chirurgie et dans les sciences
qui s'y rapportent, depuis la suppression de l'Académie royale de chirurgie
jusqu'à l'époque actuelle, par le docteur Jules Rochard, inspecteur général
du service de santé de la marine, membre de l'Académie de médecine.
1 vol. in-8 de XIV-880 pages.   12 »

ROSENBAUM. **Histoire et critique des doctrines des maladies de la
peau**, traduit de l'allemand par Ch. Daremberg. Gr. in-8.   2 »

RUFUS. **Œuvres**. Texte collationné sur les manuscrits, traduit pour la
première fois en français, avec une introduction ; publication commencée
par le docteur Charles Daremberg, continuée et terminée par Ch.-Émile
Ruelle, bibliothécaire à Sainte-Geneviève. 1 vol. de LVI-678 pages. 12 »

SAINTE-MARIE. **Dissertation sur les médecins poètes**. In-8.   2 »

SAUCEROTTE. **Quelle a été l'influence de l'anatomie pathologique
sur la médecine**, depuis Morgagni jusqu'à nos jours. Paris, 1837, in-4. 2 50

— **Histoire critique de la doctrine physiologique**, suivie de considérations sur l'histoire philosophique de la médecine et sur l'hippocratisme
moderne. 1 vol. in-8.   5 »

SEGOND (A.). **Histoire et systématisation générale de la biologie**,
principalement destinées à servir d'introduction aux études médicales, par
L.-A. Segond, professeur agrégé de la Faculté de médecine de Paris. 1 vol.
in-18 jésus.   2 50

TRÉLAT (U.). **Recherches historiques sur la folie**, par U. Trélat,
médecin de l'hospice de la Salpêtrière. In-8.   3 »